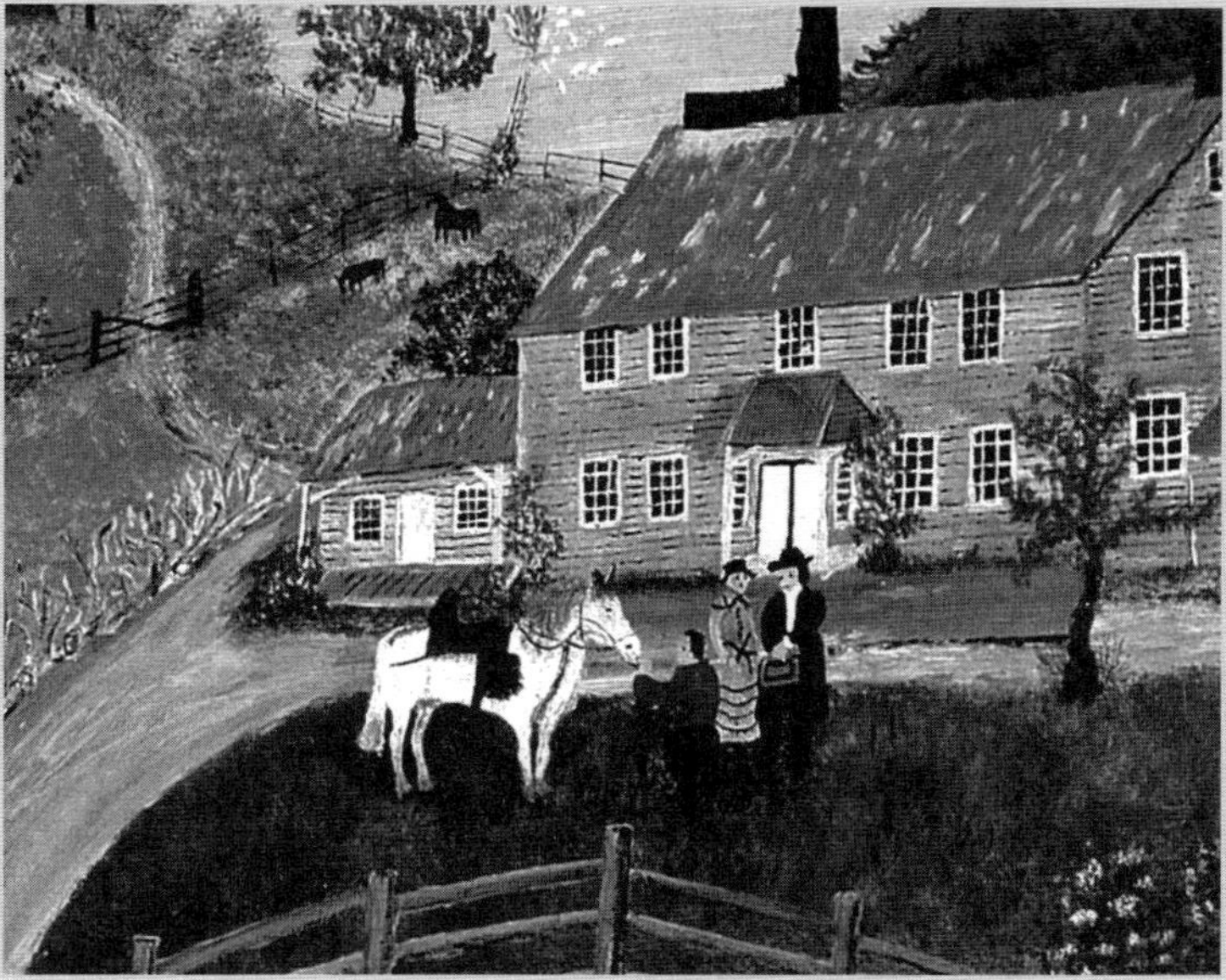

グローバル化時代の精神病理学

精神科臨床の基本視座

Kato Satoshi
加藤 敏

Ψ
金剛出版

序

私は一九七五年（昭和五〇年）六月からの研修を皮切りに、精神科医として仕事を始め、通算五〇年の節目を迎えている。大学医学部を定年退職した後、二〇一五年四月から精神科病院へ移り、一臨床医として新たな経験を積んでいる。これまで相当数の患者さんの診療にあたっているのだが、こんな事例があるのかといまだに驚かされることがよくあり、患者さんを師とする新鮮な学びを続けさせてもらっている。いまでも診断、治療に難渋する事例に出会うことも少なくなく、精神科臨床の奥深さを思い知らされている。

「明《あした》に道を聞かば、夕べに死すとも可なり」（孔子）という言葉がある。精神医学の知はそのように単純なものではない。精神医学の知は不断の生成を続けるもので、絶対的真理に達するなどということはない性質のものだろう。二一世紀に入り一層加速する高度産業社会、核家族化・高齢化などといった社会の著しい変化、また地球の温暖化といった自然の大きな変化、コロナ禍に代表される世界を席巻する集団感染症など、人間をとりまく環境は不断の生成を続けている。

そうした環境に相即する形で、遺伝子は変異し、言葉はリゾーム（地下茎）状の増殖を続け、「遺伝子－言語複合体」としての人間存在は絶えざる動きのなかにある。それに伴い、臨床事例を対象にした生物学的研究をはじめとした精神医学の知は、「いま、ここ」でのものであると留保をつけるのがふさわしい、ローカルな性状をもつ。ポストモダンといわれる知の動向の中にあって、揺るがない普遍的真理を明らかにするとこれまで一般に信じられていた哲学は、「私はこう考える」という思索者自身の行為遂行性の言説であるという見解が優勢になっている。同様に科学の領域でも行為遂行性の要素をもつことが明らかなる知見がふえてきており、普遍的真理にかかわるという考え方は相対化を強いられている。

学生時代から哲学や文化人類学をはじめとした人文科学全般に関心を持っていた私は、医療実践の傍ら時々哲学の研究会に参加していた。精神科臨床は、私にとり、（健常人の）主体図式の内に「狂気」を裡に含みこむ人間知を探究する貴重な機会ともなっている。そしてこの「狂気内包性人間学」に根差して患者に接することを通し、臨床技倆の奥行きが増しているように思う。なかんづくドイツ、フランス、そして日本の精神病理学は、哲学知と臨床知が循環的に影響を及ぼしあって発展してきている。人間存在が「遺伝子－言語複合体」である以上、精神医学は脳科学と人文科学が交差する場所を定常点とするはずで、それゆえ学際的な広がりを持った方法論が模索されてしかるべきだろう。

本書はこのような問題意識のもとに、この一〇年の間に、特に二〇二〇年に入って執筆した論文や行った学会発表を基に、新たに一冊の本となるよう加筆・修正をして出来上がったものである。

主要には四つの論点がある。一つは、私がこれまでの臨床において自分なりに導いてきた精神科臨床の視座を提示し、ごく最近世界保健機構（ＷＨＯ）から公表された『ＩＣＤ－11 精神、行動ないし神経発達症のための臨床記述と診断要件』と照らし合わす作業である（第一部）。スイス・ジュネーブを本部とする世界保健機構からＩＣＤ－11が作成されているという地政学的な影響も関係してか、ＩＣＤ－11が打ち出している新機軸は、ドイツ・フランスの精神病理学を学んでいる者には親しみやすい。しかし、反スティグマの運動など、「精神衛生運動」の土壌をもつアメリカ精神医学からまだまだ学ぶことが多い。

二つ目は、あらためて、グリージンガーやクレペリン、ヤスパースの古典に立ちかえって、感情障碍や統合失調症の病理に光を当てる作業である（第二部）。同時に私の精神病理学的視座からグリージンガーやクレペリン、ヤスパースが言わんとしたことを解釈する作業である。

三つ目は自閉症で、現在、またたくまに日常語にまで定着した「自閉スペクトラム症」（ＡＳＤ）の概念を吟味し、乳幼児期・顕在発症事例の臨床経験をふまえ、精神病理学的見地から創造性を含め考察を行いたい（第三部）。

四つ目は、グローバル化が進む現代において注意をひく病態変遷について考えることである（第四部）。二一世紀に入り、先進国民の間ではさらに軽症化が進んでいる観のある統合失調症について分子生物学と疫学の最新の知見を考え、職場結合性双極障碍についてリワークデイケアの実践も紹介し、さらにコロナ禍で発症した事例について考えたい。

このアウトラインから窺われるように、論点は多岐にわたる。現在でも外来・病棟で診療にあたっており、本書を書く際の私の立脚点は常に臨床現場にある。主治医となることは、患者に対し責任をもって治療に取り組むという倫理的な課題を引き受けることでもある。依頼原稿を書く際、また学会講演を行う際、日々の臨床現場の経験がいつも陰に陽に基盤になっていて、書く作業に実体感を与えてくれている。本書の各章の論考も臨床実践に触発されて書かれている。コロナ禍の時期、多数のコロナ関連の外来・入院事例の治療にあたった。最終章「激動の時代のなかでグローバル世界と共に動く精神障碍」は私の視座からなされたコロナ関連事例の記述である。

最近、特に日本では、できるだけわかりやすい本が好まれる。たとえば、自閉スペクトラム症（ＡＳＤ）や注意欠如・多動症（ＡＤＨＤ）の解説本の類が増えている。哲学の領域でも、難解な本の刊行が減ってきていると聞く。その理由の一つは売れないので出版社が敬遠するのだという。かたや欧米では、今でも刺激的な厚みのある思想書が多数刊行されている。フランスのラジオ放送「フランス・キュルチュール」（フランス文化放送）を、私はわからないながらよく聞いている。スピノザやキルケゴールの哲学を巡る議論やボードレール、マラルメの詩についての議論など、いまだに私の青年時代に学生の間で流行った人間存在の謎にせまる思想がとりあげられ、熱心に皆で考えている。現代日本のマスメディアからは、難解な思想を遠ざける風潮が横行しているように思う。かつて平成の時代、「ワンフレーズ」を地でいく政治家がいた。日本において人間存在の「不透明性」を大切にした思想、あるいは制度化された見方に対し異議申し立てをする「批判」の思想が退潮し、わかりやすい平板化した思想が著しい増長を始めたのはこの頃かもしれない。私は、青年時代に新左翼の学生運動に多少とも参画し、現在も異議申しての姿勢をもっているつもりである。本書にも、たとえば、診断閾値を下げたパーソナリテイ症の規定をＷＨＯによる生政治（biopolitique）とみる批判、あるいは、日本の精神保健福祉法の批判など、その一端が見て取れるだろう。

精神科臨床では毎日のように、常識的な理解を超える不可解な語りや逸脱行動に接する。担当医としては、最終的に人間存在の不可解さに焦点をあてる考察が要請される。そのため、本書は哲学あるいは精神分析学などからの考察が入り、複雑な論述は避けられないかもしれない。ご理解いただきたい。

各章は独立しているので、必ずしも最初から読む必要はない構成になっている。精神医学を学ぶ研修医、医療関係者の方、また精神医学に関心のある方にも是非一読いただければ幸いである。

目次

第四部　グローバル化が進む二一世紀の病態変遷

第一部

総論

第一章　精神科診断の基本視座——私の場合

医師は臨床の経験を通じ、患者さんにどのような言葉を発するのか、いかに話を聞くのか、どのように言葉を返すのかなどについて自分なりの流儀をもち、患者さんとの出会いの場面で言葉がいかに大切であるのかをよく知っている。特に精神科では、診断、治療に直結するだけに、患者との言語的コミュニケーションの技倆は大きな意味をもつ。

アメリカ精神医学会刊行のＤＳＭ、世界保健機構（ＷＨＯ）刊行のＩＣＤといった国際的診断体系は、精神疾患を国際的に共通の物差しで分類することを目指している点で、大いに評価すべきである。しかし、そうした分類自体、あらたな版を重ねていることからわかるように、あくまで暫定的なもので、「われわれは（今回さしあたり）このように精神疾患を切り分ける」という行為遂行性の言語体系である。ＤＳＭ、ＩＣＤの診断体系に照らして診断を下す場合でも、幻覚や妄想など主観的な症状の存在の是非は、患者が語ってくれないと判断が難しいため、突き詰めれば医師がいかに患者に接し、どのように話し、耳を傾けるのかにかかっていると言える。

そうした問題意識のなか私は、患者の病態を捉える際に導きの糸になる基本視座をいくつか提出してきた。①生命力動／人格（・認知・言語）構造[15]、②裂開相／内閉相[16・17]、③うつ病‐認知症中間（移行）領域などの中間（移行）領域[18]、④精神科コミュニケーションにおける多言語[19・20]などである。いずれも精神病理学の領域で何らかの形ですでに論じられている事項にかかわるもので、日々の私のささやかな臨床経験をふまえ発展させた視座である。

そのおかげで、私は外来で入院適応となる事例を含む初診の患者を診る際に、たとえば話がまとまらず激しい興奮状態にある場合であれ、全く元気がなく言葉をなかなか発しない場合であれ、「真剣勝負の毎回の患者との出会い」という緊張感を持ちつつ、頭の片隅ではこれを楽しみながら考えをめぐらすゆとりを持って患者に接し、多少なりとも治療的な方向へと導きながら面接ができるようになったと感じている。一般に精神病理学からする診断の視座は、ＤＳＭやＩＣＤを補完する役割を果たすものと思う。人を驚かす患者の特異な振舞いや言語表出などが、専門的な術語でもって名付けられることの意義は大きい。

まだ駆け出しの頃、私は、当直で回診時に患者の部屋を訪れた途端に、緊張病状態のため入院したばかりの若い患者（男性）から突然抱きつかれ（なんと全裸であることが分かったのだが）、不意打ちの不安・恐怖に襲われたことがあった。自治医科大学で研修医として働きだして以来、私の最大の師である宮本忠雄先生は、統合失調症の急性期に患者が突然、周りの様子が一変し異様な雰囲気に襲われるなど、ラディカルな周囲変容を前にして言葉を失う事態を「言語危機」と命名した(28)。常軌を逸した、とりわけ切迫感を伴う振舞いや言動をする患者を前にした精神科医は、言葉を失い、なんとも表現しがたい不気味な不安に襲われる事態に陥ることは珍しいことではない。この現象を私は、構造上は「言語危機」と相似の関係にあることから「ミニ言語危機」と呼んでいる。患者に接する際、ミニ言語危機という現象があると知っていれば（私の場合がそうだったが）、医師の精神的な余裕はだいぶ違うと思う。

通常の理解を超える高い「強度」の病的表出をする精神病圏の患者に、また、激しい陽性（・陰性）転移を来す神経症圏の患者に丸腰で接することは、医師の精神衛生面からしても無防備で乱暴である。精神科診断をするための面接をする上で、医師は、精神病理学の視点から導かれる患者の病態を構成する複数の座標軸をある程度知っておき、脳科学だけでなく精神分析を含む精神病理学に根差す「多言語」の備えを最低限しておくことが要請される。内科、外科にも原則あてはまることでもあるが、とりわけ精神科では、診断の段階で暗黙の裡に精神療法過程がすでに始まっていることにも配慮が必要である。

若手の医師のなかに、自分の関心から精神科研修を始めたものの、次第に患者と接するのに恐怖感を覚え、精神的不調に陥る事例が散見される。初診の当番が一番怖いという。確かに、初対面の患者が突然訴えてくる不安や苦悩、あるいは患者の興奮は、不気味な不安をかきたてる潜在性を持っている。はじめて会う患者を前に医師が不安を感じるのは、鋭い感性を持っていることの証で、正常な不安である。指導医は良い精神科医になるための資質であると、前向きに受け止める言語装置をしつらえておくことが望まれる。精神病理学こそ、その言語装置を提供すると思う。

医科歯科大学での初期研修の指導教授であった島薗安雄先生は、病棟で毎週行われる事例検討会で患者の診察を終えた後、教室員に向かって「精神科患者に限らず、他人というのは皆、怖いものです」ということを話した。この深い人間洞察は、精神病理学の知にほかならず、新入院患者におどおどして寄る辺ない気分で接していた私に心の支えを与えてくれた。日本で精神医学領域における脳科学の発展に多大な貢献をした島薗先生は、精神病理学にも通暁している立派な恩師であったと今あらためて思う。誤解を恐れずに敢えて言わせていただくと、操作的診断体系を基調とするアメリカ精神医学会刊行の『精神疾患の診断・統計マニュアル』（DSM-Ⅳ、一九九四）(1)が診療、研究の基準枠として大きな影響力をもつ「DSM精神医学」の時代に入り、精神医学の核心をつく人間知を持った指導医が少なくなっているように見受けられる。

最近、医療の現場で若い医師の燃え尽き（burn-out）が増え、労災と認定される過労死まで複数あり、医師の働き方改革の動きが進んでいる。精神科研修医にあっても燃え尽きは少なくない[3]。その中には、「精神科患者恐怖」とでも呼べる恐怖症を持つ一群がいることは間違いないだろう。ややもすると脳科学および操作的診断体系一辺倒になりがちな最近の精神医学は、臨床実践にはすぐに向かない面があり、精神科研修医の燃え尽きの一因ではないかと、私は案じている。

以下、私が臨床現場で現在も使用し、新たな臨床経験に触発されて練り上げている視座について述べる。

Ⅰ　生命力動／人格（・認知・言語）構造

精神科病院や総合病院の精神科救急の現場で、われわれはまず、患者の活動性や情動性に注目し、感情・気分面で高揚しているのか、つまり広義の躁状態なのか、あるいは低迷しているのか、つまり抑うつ状態なのかの診分けをし、これに応じて、個別の疾患の区別を棚上げして、言わば疾患横断的に薬を投与することが多いのではないか[21]。また、統合失調症や双極性障碍などの診断は次の段階でなされるのではないか。治療関係が多少とも確立してからでないと、患者は自分の病的体験や内的苦悩、契機になった出来事、生育史などについて語らないことが多く、初期の面接では診断をするための情報が乏しいからである。そうした診立ての順序は、精神科外来における初診一般にもあてはまると思う。

事実、精神科外来における初診の業務では、暫定的な状態像の診立てに甘んじて治療を進めていくしかない事例がかなりの数ある。また、統合失調症、認知症など世間で予後が悪いとされている精神疾患に言えることだが、診断を急ぎ、病名告知をすることには慎重になる必要がある事例も多い。

精神科診断に際し、身体的検索はできるだけ早くすべきである。最近、患者がネットなどで調べて自分で「診断」してくる事例が増えている。医師も患者の「診断」に従い、しかるべき身体的検索をしないまま治療を進める傾向が出ているように思う。大学病院時代、パニック障碍と自己診断してきた患者を若手医師が担当し、なかなか治らず、そうこうしているうちに六カ月余りして頭痛が出てきたため、脳画像を調べたところ下垂体腫瘍が見つかった事例があった。

さて、人の活動性や情動性が高いか、低いかなどに注意を払う生命力動の視座の歴史を振り返ると、クレペリンに先立つグリージンガーが、急性期の病態を疾患横断的に「一次性感情障碍」と包括的に捉え、メランコリーとマニーに大別した[8,21]。一次性感情障碍の中には、今日でいううつ病や双極性感情障碍、統合失調症だけでなく、産褥精神病、アルコール精神病も挙げられていた。多くの種類の新規抗精神病薬が開発された現在、精神科薬物療法では統合失調症と双極性障碍、またうつ病の急性期いずれに対しても同じ薬が使用され、一定の効果を示している。この知見は、精神疾患を横断的に一次性感情障碍とみる構想を支持するものといえるだろう。グリージンガーの精神医学体系については第四章、五章で論じる。

一次性感情障碍という時の感情（Affekt）はさしあたり生物学的身体に根差す情動を指すと理解でき、ドイツの精神病理学者ヤンツァーリクが構想する生命力動（Dynamik）はこれを独自の理論から発展させた術語といえる[13]。私はヤンツァーリクによる構造力動論を継承・発展させて、精神疾患全般を理解するのに、①生命力動の視座と②患者の病前のもともとの人格、また経過の中で二次性に変化した人格総体のありように目を配る人格

（・認知・言語）構造の視座の双方から病態を捉える必要性を説いている[15・16]。構造力動論から各種の精神医学の臨床単位が導かれる経緯をみてみると、うつ病や双極性障碍などは生命力動の視座から導かれた精神障碍である。これに対しクレペリンが青年期に著しい人格変化が生じる疾患単位として提唱した早発痴呆に由来する統合失調症[23]、あるいはフロイトが解明した人間の欲望をめぐる無意識の次元での複合的な葛藤に由来する神経症[7]、また加齢の中で認知機能の低下が生じる認知症、さらに、二〇一三年に大幅な改変をほどこしたＤＳＭ－５[2]ではじめて提唱された自閉スペクトラム症は、もともと人格（・認知・言語）構造の視座から導かれた精神障碍である。

　このように、診断名として使用されている臨床単位は、カテゴリーレベルを異にする論理的にも異質なものの病態の集合体である。以前のＤＳＭ分類（ＤＳＭ－Ⅳ）では、臨床疾患を配置するとした第Ⅰ軸評定とは別に、パーソナリティの病理と精神遅滞を配置した第Ⅱ軸評定を区別していた[1]。Ⅰ軸評定とⅡ軸評定は、私の観点にひきつければ生命力動の視座、人格（・認知・言語）構造の視座にそれぞれ通ずるものである。

　パーソナリティの逸脱・病理に焦点を当てる第Ⅱ軸評定の考え方は患者の病態を精緻に診分ける上で大変有用であったと思う。最近、操作的診断により単なる「うつ病」と明らかに過剰診断される事例についていえば、その中には人格（・認知・言語）構造における病理を持つものが多い。その代表は、乳幼児期の成長過程に源を持ち、愛と憎しみの感情を秘めた対人葛藤をかかえるラカン派精神分析でいう「神経症構造」だろう。こういった事例が薬物抵抗性の難治例とされることになる確率が高く、それは、多くの薬物療法は生命力動の逸脱の是正にかかわり、人格（・認知・言語）の病理には効果を持たない以上、当然な帰結だと思う。

　認知科学を主要なパラダイムに据えるＤＳＭ－５は、フロイトが創始した精神分析理論を廃棄し、その結果、神経症概念が消滅してしまった(19)。その空隙を埋めるかのように、自閉スペクトラム症に代表される神経発達症の概念がさっそうと登場した。ここ最近、難治性のうつ病や気分障碍について、以前なら神経症性うつ病と診断した事例が、「大人の発達障碍」、あるいは「成人の自閉スペクトラム症」だと診断する医師が増えている。その風潮について、高度産業社会と認知科学の時代に見合った新たな「言語ゲーム」（ウィトゲンシュタイン）(36)の要素が強いのではないかと個人的に思っている。私は、その中には神経症の人格構造と診て精神療法的対応をして奏功する事例が少なくなく、神経症概念の消滅の弊害は大きいと憂えている。

Ⅱ　裂開相／内閉相

包括的に言うなら、人々の毎日の暮らしは、朝起きて職場に行くなど自己を他人の眼差しに晒す時間と、自宅に帰り一人でゆっくり過ごす時間に分けることができる。私は前者を裂開相、後者を内閉相と呼び、さまざまな病態の診立てに適用している。

会社に入社し、その研修で自分の抱負を皆の前で話す課題があり、その場面で緊張病性興奮が突如はじまり、緊急入院になった初発統合失調症の事例を、私は精神科医になってまもなく経験し、発病状況に関し印象深く教えられた。もともと人前に出ることは少なく、高校生の頃、人目を避け自宅（自室）に引きこもる時期もあり、その時自宅でよく勉強したという。この事例で、入社に伴い多くの人の眼差しに晒されて自分の考えを表明することを課す研修会は、裂開相にほかならない、と後に位置付けるに至った次第である。統合失調症に限らず多くの精神障碍において、顕在発症を来す発病状況は裂開相であることが多い。

職場での過重労働を誘因に発症するうつ病と並び、仕事でのストレスで発症するパニック障碍もそのよい例で、職場での会議など自己を他人の視線に晒す裂開相においてパニック発作に襲われることが多い[17]。またパニック発作が生じるのではないかという予期不安のため、外出を控えて自宅に引きこもり、気分は落ち込み元気をなくす事例もある。この内閉相において患者を操作診断体系に拠って診断すると、うつ病の診断が下されることだろう。操作的診断に拠ると、患者が置かれている状況の違いにより、別な診断が下されることがしばしばである。

仕事過重の中、職場でじっとしていられなくなり不安・動悸が著しくなった中年男性が救急部受診となり、精神科医が呼ばれ、「不安・焦燥優位のうつ病」と診断した。入院して個室に入ると、不安・焦燥はすっかり影を潜め、全く元気がなくすべてに興味をなくし精彩を欠く「制止優位のうつ病」に病態が転じている。うつ病においても、患者が裂開相にあるのか、内閉相にあるかで表出される病像は大きく変わることがよく観察される。

DSMやICDなどの診断体系では、患者が直面した発病状況への配慮は、急性ストレス障碍やPTSDなどの著しいストレスが病因となった精神障碍に限ってなされ、ほかの精神障碍ではない。しかし表出される病像、ひいては診断が患者の置かれた状況によって異なるのであれば、状況への配慮はもっとあってよく、治療的にも重要な事項である。

二〇二四年三月八日、WHOより、これまでの精神障碍分類を大幅に改変し、新たな機軸を打ち出す『ICD－11精神、行動ないし神経発達症のための臨床記述と診断要件』が正式に発表になった[37]。ICD－11は、ICD－10、またDSM－5とは異なり、乳幼児期から思春期・青年期、成人期、老年期など生涯縦断的に、人がそれぞれ直面するあらたな生活状況を重視し、かつ人は困難な状況をなんとか切り抜けようとする代償能力をもっているという力動も重視しており、広義の状況論的・力動的視点から各種精神障碍を理解しようとする視点が打ち出されていることは大いに評価に値する。

Ⅲ　中間（移行）領域

構造主義に先鞭をつけた言語学者ソシュールは言語を、①発見される構造（structure à découvrir）に特徴付けられる言語、②創出される構造（structure à créer）に特徴付けられる言語に大別した(32)。前者は、その言語が指し示す対象は物理的ないし生物学的実体を持ち検証可能性を持つ物理学や生物学など科学の言語体系に対応し、原則すべての国の人々に妥当する普遍性を持つ。後者は、人々の日常語を構成する英語、フランス語、日本語といった種々の国語で、そこには自然界や人間世界を切り分けるさまざまな仕方（たとえば、民族で異なる色に関する語彙）をみてとることができる。その切り分けには人間の生活様式に根差す恣意性がある。

この区別からすると、精神科診断体系は、（脳外傷後精神病などの）器質性精神障碍は別にして、各疾患の基礎にある生物学的根拠が明らかになっていないので、現在のところ「発見される構造」というより、「創出される構造」に基礎を持つ言語とみるべきである。それは国の区別を超えて、少なくとも専門医のあいだで普遍妥当性を持ち、一見「発見される構造」の外観を持つ。たとえば、ＩＣＤ－11は、虐待が続くなかで生じる複雑性ＰＴＳＤの創出が良い例だが、グローバル化の時代における人びとをとりまく社会環境を重視した、新たな「創出される構造」とみることができる（次章参照）。

分子生物学による遺伝子解析の成果をふまえ精神障碍がどう捉えられるのかに関して、ごく概括的に私見を述べさせていただくと、精神障碍は社会・他者との相互関係の中で構成される「遺伝子－言語複合体」としての人間主体のさまざまな逸脱形態であり、それゆえ微細にみれば、絶えざる生成をし、その結果、創造性、また寛解・治癒を含む多様な転態（メタモルフォーゼ）[10]をする揺らぎを秘めている。それゆえ、精神障碍を固定する形で切り分け、分類する手法には無理が伴い、いくつかの病態は個別の精神障碍にはおさまりきらず、複数の精神障碍の間に位置付けるのがふさわしい、色でいえば中間色の性状を持つ。

研修医時代の病棟での症例検討会で、統合失調症なのか躁うつ病なのか、あるいは内因性うつ病なのか神経症なのかなど、診断をめぐり喧々諤々の議論が交わされたことがよくあった。この種の事例は、「中間領域」の病態を呈していることが多い。縦断的に経過をみると、一方から他方へ病態が移行していく事例も少なくないことから、私は「中間（移行）領域」の病態と表記している。

従来から、統合失調症－躁うつ病中間（移行）領域についてはよく論じられている（図1）。私はこれに加え、神経症－うつ病中間（移行）領域、うつ病－認知症中間（移行）領域を追加した（図2、図3）[18]。統合失調症－躁うつ病中間（移行）領域、神経症－うつ病中間（移行）領域については、生命力動／人格（・認知・言語）構造、あるいは裂開相／内閉相との関連で病態がいかに、広義の力動性を持つのか論じた折、少しふれた[18]。そこで、うつ病－認知症中間（移行）領域[24]について一言述べておく。

超高齢社会に入った日本では、高齢者の精神疾患として認知症が社会問題になった。その影響で認知症の過剰診断が増えているように思う。高齢者が精神科を受診し、あるいは紹介されてくると、簡易認知症スケール検査を外来で実施し、主要病像に健忘があると診なされると、認知症の診断がすぐに家族に告げられ、抗認知症薬が投与されることが多いように思う。その中に、高齢初発のうつ病がしばしば混入しているのだが、その鑑別がなされないのは困ったものである。簡易認知症スケール検査はうつ病を除外して実施すべき検査である。

次のような事例もあった。幻視が認められ、レビー小体型認知症と診断された事例が紹介されてきた。患者および家族に話を聞くと、配偶者が亡くなってから、物忘れが目立ってきて、加えて悲しみに明け暮れている時、亡くなった配偶者の姿が見えることがあったという。外来でうつ病の診断のもとに治療をして、すっかり元気になった。高齢者で認知機能低下、幻視などがあると、即座にレビー小体型認知症と診断する風潮も困りものである。そうした現象は、高齢社会に入りあっという間に波及した「言語ゲーム」[36]の副産物であるといえる。

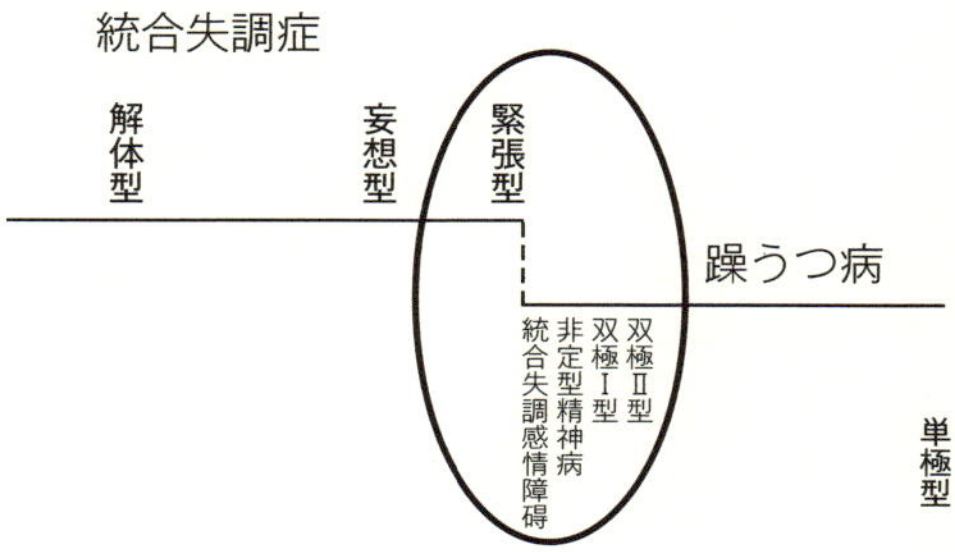

図１　統合失調症－躁うつ病中間（移行）領域

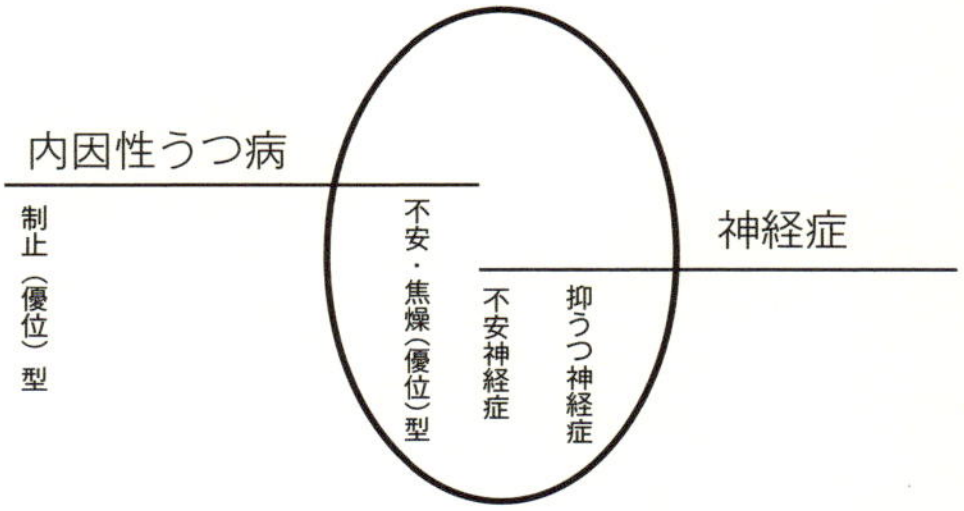

図２　うつ病－神経症中間（移行）領域

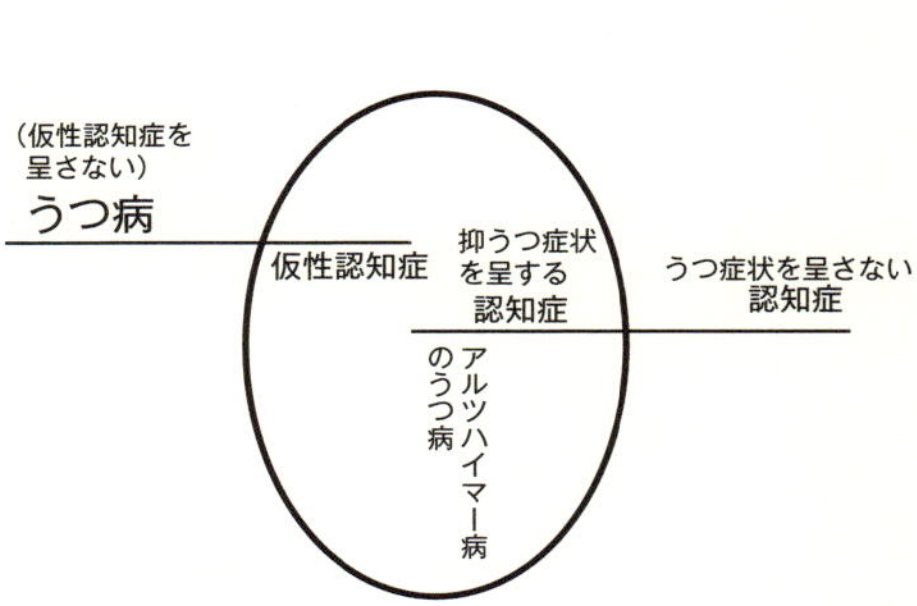

図３　うつ病－認知症中間（移行）領域

高齢者のうつ病では、集中力低下によるいわゆる仮性認知症が出現することが多く、うつ病の治療で治る。仮性認知症を呈する高齢者では、脳の画像で一定程度の萎縮が認められることが多く、これが元気な時には代償され、うつ病を発症して潜伏していた認知機能低下が露呈したと考えられる。確かに時の経過とともに、認知症が顕在化してくる事例が少なくない。高齢者でも絶えざる代償能力があることをふまえ、認知症、また高齢患者のうつ病の診断には、うつ病－認知症中間（移行）領域の視点を持っておくことが望まれる。

Ⅳ　多言語からなる精神科コミュニケーション

患者の語り口には患者の病態および人格（・認知・言語）構造に基づく特性があり、精神科医はそれぞれに応じた話し方を求められ、このコミュニケーションの技倆が精神科診断に大きな影響を及ぼす。たとえば、精神科では、境界性パーソナリティ障碍を含む神経症圏の患者から、激しい愛の欲望の対象となる陽性転移を受けることが多い医師がいる。こういう医師は神経症圏の患者の精神療法に大変熱心であることが多い。他方で、神経症圏の患者は「話しがくどくて面倒くさい、苦手だ」という医師もいて、彼（彼女）らは、むしろ統合失調症の患者の治療に熱心で、得意とすることが少なくない。その中には、いかにも内省的で人との交流を不得手とする統合失調症気質ないし病質の精神科医師も散見される。医師のパーソナリティも患者との言語的・非言語的コミュニケーションに大きな影響を及ぼす。

私は大学医学部で、医師がどのように患者に接し、治療にあたるのか多数の例を知る機会をもったことも、精神医学の知を育む貴重な培地であった。実に多様な経験を積み重ねるなか――勿論まだまだ不十分で生成途上で、私なりにある程度手ごたえのある「職人的な」という留保をつけてのことだが――治療の技の習熟が多少とも進んだように思っている。その概略を一言でいえば、「神経症性言語」と「統合失調性言語」、「脳器質性言語」に一定程度通暁し、患者の基本病態に応じて使い分ける技である。精神科医がもしも精神科領域での一般医として仕事をするなら、――このパターンが最も多いわけだが――多言語を要請される。さしあたり、神経症性言語と統合失調性言語、脳器質性言語の三つの言語を区別しておく必要があることを指摘したいのである。

神経症性言語は、神経症の患者において際立つもので、通常人々が内的感情を表出する際にも認められることが多い。親や友人、治療者を含む他人に対する愛と憎しみ、攻撃性、無意識の、ないし意識的な虚偽がないまぜになった錯綜した言語が特徴的である。抑圧や、遷移（置き換え）、対象選択、反動形成、反復強迫、昇華などの機制でもってフロイトが明らかにした言語こそ神経症性言語である。明確な文法と意味論をもったこの言語は、ＤＳＭ－５においてフロイトの意味での神経症概念の排除により消滅してしまったといって過言ではない。それに引き換え注目すべきことに、二〇二三年刊行のＩＣＤ－11は、必要に応じ精神分析の理論を継承しており、治療者と患者の間で陽性感情と陰性感情が交錯する形で出現する（逆）陽性転移と（逆）陰性転移に特徴とする「ボーダーライン・パターン」(borderline pattern) をパーソナリティ症における特定用語として提出している(37)（五六三頁）。

統合失調性言語は、特に顕在発症した統合失調症患者において表出されることが多いもので、強烈な出来事性を持つ無媒介な体験を核にし、隠喩が欠如した具象的な言葉が目立ったり、言葉が自生的に増殖し、自体が単独に喋っている「言語の自動症」などを特徴とする（第五章参照）。この言語様態の解明に光をあてる術語として、

「連合弛緩」[5]「意味体験」[14]「人生の意味を電光石化のごとく根底から変化させる出来事」[29]「自然な自明性の喪失」[4]「パターン逆転」[34]「自他の逆対応」[22]「言語危機」[28]「強度」[9]「つつぬけ体験」[30]「発病の出来事の反復的想起」[31]「過充満－莫大な数表現」「身体漏洩」[15]、などがあり、ドイツに劣らず本邦の精神病理学が大きな寄与をしている。固有な文法と意味論を持ったこの言語も、次に述べる脳器質性言語により、その独自な位置が奪われているように思う。

第三は、梅毒による精神病、甲状腺機能低下によるうつ病、ＮＭＤＡ受容体の自己抗体による抗ＮＭＤＡ受容体脳炎など、病因が身体の器質性変化に求められる脳器質性言語である。これは、一般の医学が拠って立つ言語にほかならない。

精神科が医学である以上、まずもってこの科学的言語の発展を目指すのは真っ当なことである。分子生物学をはじめとした生物学的精神医学の知見を基礎に、ＤＳＭ－５の新たな分類が目指すのもこの科学的言語である。統合失調症は、脳内の神経伝達物質の異常であるといった説明が患者によくなされる。これは、統合失調症についての脳器質性言語によるわかりやすい理解の仕方である。

現代の精神医学は、とりわけ大学医学部精神科では、脳器質性言語が支配的になり、学生、研修医の教育もこの言語の習得に重きがおかれている観を強くもつ。脳器質性言語だけでは、患者の病態把握が浅薄になり、操作診断体系に準拠しても診断さえ満足のいくものではなくなり、治療において大きな問題をはらむように思う。単純な因果性を基礎原理として、徹底した透明な言語を目指す目論見は、人間のすべてを科学的な因果性で説明し、理解できると確信する「科学パラノイア」の性状を帯びる。個々人の共同主体性、また無意識の次元を括弧入れして、主観的な感情、個人的な関係を排する言語という点では、「アスペルガー障碍化」した言語の追及である。

実際、〝アスペルギッシュな〟研修医や医師が操作診断体系にもっとも馴染んでいるように思う。進化精神医学の見地からみれば、IT技術を巧みに操作でき高い作業効率を求められる高度産業社会の時代にあって、一定程度の〝アスペルギッシュな〟パーソナリティをもつ人が現代を生き抜く最適者であるという見方も成り立つ。

しかし臨床現場においては、神経症性言語の素養をもたなくては、医師－患者の間で知らないうちに生じる転移・逆転移の力動を把握できず、治療過程における見当識を失い、治療者自身が混乱し消耗することもあるだろう。さらに神経症性抑うつの患者に対する薬物療法、精神療法ともにうまくいかないだろう。また統合失調性言語について学ばなければ、患者の繊細な感性が理解できず、一方的な病名告知を即座に行い、精神障碍者年金の手続きを勧め、患者は不意打をくらい、病勢増悪をきたすこともあるだろう。あるいは、急性期における彼らの了解不能な「強度」をもつ謎めいた奇怪な言葉や振舞いを前に、治療者自身がそれと知らずに「ミニ言語危機」に陥ることもあるだろう。日本では大人のアスペルガー障碍、自閉スペクトラム症の診断が異常ともいえる流行を呈している。DSM－5において神経発達症という新たな装いのもとに包摂されたこの臨床単位は、主要には脳器質性言語で構想されている。私はASDの診断をつけられた青年・成人患者の中に、大づかみに神経症、あるいはスキゾイド（シゾイドパーソナリティ症）とみるべき事例にかなりの数出会っている。

要するに、たえざる生成・転態をする「遺伝子－言語複合体」としての人間主体のさまざまな精神的逸脱・失調を診断・治療するためには、神経症性言語や統合失調症性言語についてもある程度習熟しておくことが求められる。患者の基本病態に応じて、さしあたり三種類の言語を使い分けるなら、診断の技倆に磨きがかかり、治療成果も向上することと思う。

V　ポリグロットの誘い

私の研修を始めた医科歯科大学精神医学教室では、病棟で最初に受け持つのは、原則、脳血管障碍にともなう認知症やコルサコフ症候群などの脳器質疾患、次いで内因性うつ病や統合失調症、そして最後に細やかな精神療法的対応が求められる神経症、境界性パーソナリティ障碍などといった順番で患者を受けもつ体制がしつらえられていた。これは本章で説いた精神科臨床に必要な多言語を学ぶ順番として理に叶ったものであったことがよくわかるだろう。

多くの研修医は新しい患者を受けもつたびに、関連の文献を読んで勉強した。脳器質疾患ではヴィークによる「通過症候群」[35]の論文や原田憲一による「軽い意識障害」[11]の論文、うつ病ではテレンバッハによる『メランコリー』[33]、統合失調症ではブランケンブルクによる『自明性の喪失』[4]、神経症圏ではフロイトによる『ヒステリー研究』[6]などをはじめとした著作を読んだ。

私自身、これらの文献を読んで、その時にはさっぱりわからない部分が多かった。そして、今でも必要に応じ読み返すことがしばしばである。この不透明性をもつ言語に接することが大切だと思う。当時、翻訳がなされていないドイツ語やフランス語文献にもあたった。こうして研修医時代、私の世代は、最初にそれとははっきり自覚し区別はしていなかったが、神経症性言語、統合失調症性言語、脳器質性言語の三つをそれぞれ学んだように思う。それは愛と憎しみ、死の欲動、また自己と他者、共同主体性といった生身の人間の本質にかかわる人間知の鍛錬の機会でもあった。

ＤＳＭ－５が支配的になった昨今、精神医学の言語は脳器質性言語の一元的支配が進み、現象学などの哲学および精神分析などの人間学の退潮が著しい。これらの基礎的文献を読む研修医が減り、精神医学における多言語を学ぶ機会が奪われてしまったのではないだろうか。一見非常に明解に書かれている大部の『ＤＳＭ－５精神疾患の診断・統計マニュアル』が刊行されて、これが精神医学の教科書のようになってしまった。精神医学は文学や芸術、また哲学が問題にしている深みのある豊かな人間知から切り離され、多様性と厚みがなくなってしまったのは残念である。

私は、ラカンのセミネールのいくつかを、例えば最近ではセミネール『不安』(26)を読む研究会を四〇年余り、細々とではあるが続けている。相変わらず毎回分からない部分が残るものの、ラカンの理論に啓発されるところが多い。思想、あるいは哲学の歴史に目をやると、男性と女性の違いに定位した理論を正面から展開したのは精神分析を創始したフロイトである。次いで、倒錯を含む性による人間の在り方の多様性について、構造論的な見地から考察を推し進めたのがラカン(25)である。

最近の精神医学で気になるのは、性差または性愛に焦点をあてた研究が少ないことである。私の精神分析の師ルシアン・イスラエル先生(12)は、「女性が存在しなかったら、精神分析は存在しない」とよく口にし、精神分析のみならず精神医学における〈女性〉の重要性を説いていた(32)。それは欲望をめぐる問題枠が肝要であるという指摘である。ストラスブール大学での留学時代を思い起こしながら、なまなましい人間の欲望がさまざまな形で露呈する精神障碍をもつ患者の面接・治療を進めるためには、精神分析の知が不可欠であるという想いを強くしている。認知科学のパラダイムのもとに無意識の力動を消す方向で進んでいる現代精神医学は、文字どおり非人間化（dehumanization）の作用を及ぼしていると批判されてもしょうがないだろう。

欧米の精神療法の領域では、精神分析学会、児童・思春期学会などが合同で委員会を作り、「ＤＳＭ－５とＩＣＤ－10を補完することを目指して編集した」と銘打たれた『精神力動診断マニュアル』第二版が、ＤＳＭ－５刊行から四年後の二〇一七年に出版された[27]。編集、執筆には精神医学者もかかわって、児童期から成人期まで事例を提示して論じられ、かなり充実した内容になっている。現代精神医学の非人間化作用に対処する動きと受け取られ、注目に値する。精神科診断において、『精神力動診断マニュアル』を参照すると、平板化した見方に奥行きが与えられ、患者の個別性に配慮した診断に繋がる可能性があることだろう。

次章で論じるＩＣＤ－11は、病態の理解において、ＤＳＭ－５とは一線を画して広義の人間学的・精神病理学的、かつ力動論的な洞察を提出している。そこには本章で論じた生命力動／人格（・認知・言語）構造、また裂開相／内閉相に通じる視点が垣間見られる。また精神分析の理論を一部継承している。今後、ＤＳＭを凌駕する形でＩＣＤが精神医学の共通語になっていくと思われる。そうなると、生物学的要因への還元論的思考、および操作的診断体系優位の精神医学教育は、大きな変化をしていくことだろう。

第二章　ＩＣＤ－11パーソナリティ症の臨床的意義と歴史的意義

ＤＳＭ－５を継承しつつ、独自の改変を行った『ＩＣＤ－11精神、行動ないし神経発達症のための臨床記述と診断要件』[16]は、精神科だけでなく、総合診療部・救急部、また臨床心理士、さらに保健衛生スタッフにも開かれた臨床的かつ実践的有用性に力点をおき、きわめて充実した内容になっている。一九世紀に入り科学的方法のスローガンのもと近代医学が始まって以来これまで時代を画した精神医学教科書として、グリージンガー[4]による『精神病の病理と治療』（第二版、一八六七年）、次いでクレペリン[12]による『精神医学教科書』（第八版、一九一五年）があがる。アメリカ精神医学会刊行の『精神疾患の診断・統計マニュアル』第五版（ＤＳＭ－５）[1]が、二〇一三年の出版以来、精神医学教科書の代表的な位置を占めてきた。しかし、これからはＩＣＤ－11による『精神障碍の臨床記述と診断要件』が、二一世紀の精神医学教科書の基軸となることは間違いない。

新たな診断体系は、気分障碍や統合失調症をはじめとした個別の精神障碍すべてについて、（一）（診断要件となる）臨床上の主要特徴（二）付加的臨床特徴（三）経過の特徴（四）正常との境界（閾値）、そして（五）特に児童・思春期における発達段階での出現様式を記述する方式をとっている。最後の発達段階での出現様式の項は、できるだけ多くの精神障碍につき、児童・思春期から高齢期までにわたりライフステージ別の記述を充実させる意欲的な取り組みである。

今回、親しい人が亡くなった後、抑うつが長期に続く遷延性悲嘆症、また家庭内で繰り返される虐待といった頻回の逆境的体験を下地にする複雑性心的外傷後ストレス症（complex PTSD）などの臨床単位を新設し、これらを心的外傷後ストレス症（PTSD）などとともに新たに上位カテゴリーとして新設したストレス特化関連障碍（disorders specifically associated with stress）のなかに組み入れた。この分類からも窺われるように、ICD－11はDSM－5に比べ、精神障碍を最終的に事例化させる引き金として生活上のライフイヴェントないしストレスを重視する構えをさらに強く押し出している。同様に、児童・青年・成人・老年における「発達段階での表出様式」の項によって、精神障碍を事例化させる準備因子として特に児童、青年が直面する家庭から始まる生育状況を重視する構えを打ち出している。そこには、各種精神障碍は多かれ少なかれストレス・状況関連性があり、一定の負荷的状況で症状がはじめて明確な形をとり、顕在発症するといった広義の状況論的・力動的視点が通底しているとみることができる。興味深いことに、それはアメリカ精神医学の基礎を築いたアドルフ・マイヤー[13]が提唱した精神障碍を生物心理社会の反応型（biopsycosocial reaction type）に通じる視点といえる。

こうした特徴は、「パーソナリティ症および（パーソナリティ症）関連特性」(personality disorders and related traits)と銘打たれたICD－11のパーソナリティ症の項目によくあてはまる。きわめて大胆で斬新な機軸が打ち出しており、今回の改訂をざっと見渡すなかで、最も大きな修正がほどこされた部分だと思われる。DSM－5との関連でいえば、第三部で従来のパーソナリティ症分類を補足する形で提示されていたパーソナリティ症群の代替DSM－5モデル（以下、代替DSM－5モデル）[1・8]の全般的把握の仕方を継承しつつ、あらたに生涯縦断的視点や状況論的・力動的視点を提示し、高い理論水準へと練り上げられている。このように広義の「精神病理学総論」の問題枠からのパーソナリティ症の臨床記述は、これまでなされてこなかったように思う。以下、私の関心に沿って紹介しながら、コメントを加えたい。訳語は、ＩＣＤ－11訳語委員会が採用している訳語に準じている。

Ⅰ　パーソナリティ症の診断の実際

一　「自己機能障碍」と「対人関係機能障碍」

パーソナリティ症は、「自己」と「対人関係」の二つの側面から、それぞれの機能障碍、つまり「自己の側の機能」（functioning of aspects of the self）の障碍と「対人関係機能」（interpersonal functioning）の障碍によって定義される。そこにはパーソナリティ機能（personality functioning）を、①安定し一貫したアイデンティティをもつ、②自分の存在に肯定的な価値を見出す、③将来へ向け自分で計画を立てる自主性をもつといった「自己機能」を保持し、①他者と互いに親密な関係を確立できる、②他者の観点を理解できる、③他者との対立に首尾よく対処できるといった「対人関係機能」を保持できることに求めるという前提が見て取れる[16]（五五三頁、五五五頁）。精神医学の教科書において正常なパーソナリティの在り方が具体的な仕方で明示されたことは特筆すべきことで、その歴史的意義については最後に論じる。

まず、ＩＣＤ－11におけるパーソナリティ症の診断基準についていくつか取り上げる（五五四－五頁）。

①「自己の側の機能の問題および／または対人関係機能不全を特徴とする障碍が長期にわたっていること」（傍線筆者、以下同様）。

パーソナリティは自己の側と対人関係の側が切り離し難く密接に繋がって成り立っている以上、いずれにも問題があることが多いと思われるが、自己機能あるいは対人機能障碍のいずれかがあればよいとして、両方がともに障碍されていることは必ずしも要求していない。

②「障碍は、長期にわたり持続している（例、二年続く）」。

長期に続くといっても、二年という規定はかなり短いのではないか。代替DSM－5モデルでは、持続に関し「長期にわたって比較的同じ在り方で続く」というやや曖昧な規定がなされている（七五五頁）。ただし長期間続くという基準は、二年よりもっと長く続くというニュアンスを含意しているように思われる。パーソナリティの評価にしてはやや短期間の障碍でパーソナリティ症の診断がつけられることになる。そのため、過剰診断が危惧される。

③「障碍は、認知、情動体験、情動表出のパターン、および適応不良な行動（たとえば、柔軟性を欠く、または統制が悪い）に表れる。ただし、そのようなパターンの表出は、特定の種類の状況により一貫して生じうる一方、他の状況では生じないこともある」。

④「障碍は、個人的および社会的状況を通じ現れる（つまり、特定の関係性や社会的役割に限定されない）。もっとも特定のタイプの状況においてだけいつも引き起こされることはある」。

パーソナリティ症は、従来、青年期または成人期早期から現れ、社会に適応不全をきたす柔軟性を欠く行動パターンの持続と定義され、当人が置かれた状況の側は診断的にはほとんど顧慮されていなかったように思う。代替DSM－5モデルでは、「社会的状況の比較的幅広い領域に広がっている」[1]（七五五頁）としか述べられていない。ところが、ICD－11は、パーソナリティ機能障碍の発現する領域を、「個人生活、家族生活、社会生活、学業、職業」などと区別して、障碍は原則、「個人的および社会的状況を通じ現れ、特定の関係性や社会的役割に限定されない」とすべての生活領域で現れるとしつつ、留保として「そのようなパターンの表出は、特定の種類の状況により一貫して生じうる一方、他の状況では生じないこともある」と、特定の生活領域に限って障碍が発現するパーソナリティ症もあることを認める。

たとえば思いつくままにあげれば、家庭では自己機能や対人関係機能は問題ないのだが、職場や学校で仲間と共感的な関係が確立できず、仲間に対し暴力的になってしまい、周囲が迷惑するといった問題が二年以上続いている事例は、パーソナリティ症の診断が考慮されることになる。たしかに、当人にとって負荷がかからない状況では、自己機能や対人関係機能の障碍が露呈しない事例はある。どの生活領域で問題になるかに注意する姿勢は、パーソナリティ症の内実を知る上で有益だと思われる。

他面で、人間が生まれてからのパーソナリティの成長には個々人で違いがあることをふまえ、思春期の診断には慎重を期すべきであることも、除外診断基準の形で次のように明言されている。

⑤「パーソナリティの異常を特徴づける行動パターンが発達的に適切であれば、パーソナリティ症の診断はつけるべきではない（たとえば、思春期において独立した自己同一性を築く途上で生じる悩み、問題行動）。社会政治的衝突を含む社会または文化的要因で説明されるものも、パーソナリティ症の診断はつけるべきではない」[16]（五六五頁）。

確かに思春期において、アイデンティティを確立していく途上で自分の存在に肯定的な価値を見出せず、悩み、親に対し反抗し、親や同胞と共感的な関係が結べない青年は珍しくない。引きこもりも生じる。そうした自己機能あるいは対人関係機能に支障をきたす期間がたとえ二年以上続いても、思春期における許容されるパーナリティ機能の逸脱と診る姿勢は好感がもてる。そこにも状況論的な動的視点が盛り込まれていることがわかる。

「付加的臨床特徴」の項目では、パーソナリティ症の発症要因について言及がなされ、「定型的なパーソナリティ成長に必要な周囲からの適切な援助が受けれないと、（遺伝的かつ神経生物学的過程を反映する、生得的と考えられるパーソナリティの側面である）気質（tenmperament）を基礎に現れる傾向がある」（五六四頁）と述べる。つまり、生れてからの養育環境における虐待などの幼少・児童期の逆境体験などが、他の精神疾患でもあてはまることだが、パーソナリティ症のリスク因子としてあげられている。パーソナリティ症が、生物学的素因としての気質と個人が直面する出来事・状況との相互作用のなかで、自己の社会化に不全をきたし、顕在発症するという考え方が明確に表明されている。そこにも状況に根ざす動的視点が認められることはいうまでもない。

二　軽度・中等度・重度パーソナリティ症、状況論的・動的視点

パーソナリティ機能の様態に注目して、パーソナリティ症の診断が確定したら、次にパーソナリティ症の重症度を評価し、軽度、中等度、重度のいずれなのかを特定する手順が指示されている。その基準は、①自己側面の機能における障碍の程度、その障碍が及ぶ範囲　②対人機能の障碍の程度、その障碍が及ぶ範囲　③情動面、認知面、および行動面に顕在化するパーソナリティ機能不全が及ぶ範囲、重症度および慢性度　④これらのパーソナリティ機能不全によって、苦痛や個人生活、家族生活、社会生活、学業、職業あるいは他の重要な機能領域における機能障碍が引き起こされている程度である[16]（五五五頁）。

軽度・中等度・重度パーソナリティ症のそれぞれについて、診断に必要な特徴が自己機能、対人関係機能に主眼をおき、細かくあげられている。しかし、たとえば診断指標をいくつ満たしたら中等度パーソナリティ症と診断できるといった操作的診断の形式になっていないため、実際の臨床場面で重症度を特定する際、医師の間で違

いが大きくなることが危惧される。

軽度パーソナリティ症では、以下のように診断に必要な特徴があげられる。「障碍は自己機能のいくつかの領域でみられるが、すべて障碍されているわけではない」（たとえば、自主性の問題はあるが、アイデンティティや自己価値については安定性と一貫性があり、問題ない）。あるいは、「障碍はすべての領域でみられるが重症度は軽度である。また障碍は状況によっては表面化しない場合もある」。「多くの対人関係において問題がある。あるいは、期待される職業上あるいは社会的な役割を果たすうえで問題がある。しかし、維持できている関係もある、すべての役割が遂行できていることもあれば、一定の役割は遂行できている場合もある」。「パーソナリティ障碍の具体的な表れの程度は、通常軽度である」「軽度パーソナリティ症では、典型的には著しい自傷や他害は生じない」「軽度パーソナリティ症は、個人生活、家族生活、社会生活、学業、職業または他の重症な機能領域において著しい苦痛または機能障碍を引き起こしうる。それは特定の領域に限定されるか（たとえば、愛の関係、雇用）、あるいはより多くの領域でみられるがより軽度である」（五五六頁）。

これをふまえ、軽度パーソナリティ症の具体例がいくつか提示される。たとえば「自己肯定感を傷つけられると回復が困難である」、「ほんの些細なつまずきにも対処が困難である」、「上司や同僚と葛藤をもつが、仕事は続けられる」、他者と「途切れてしまう関係になるが、より一般的には間欠的あるいは頻繁なマイナーな衝突が特徴である」、「ストレス下では状況や対人関係の把握にいくらか歪みが生じることがあるが、現実検討は保たれる」（五五六頁）など。

以上の具体例から窺われるように、ＩＣＤ－11のパーソナリティ症は、個人とその人が置かれた状況との関係に注目し、自傷や他害までの逸脱行動には至らず、人間としての最低限の掟は守れるレベルである。そして（負荷がかからない）「状況においては表面化しない場合もある」一方、「ストレス下」といった特定の状況、特定の生活領域ではじめて自己機能や対人関係機能の障碍が露呈するといったように、個人が置かれた状況との関係に注目した柔軟性をもつ動的理解をする姿勢を示している。そこには、個人のパーソナリティのパターンは、生物学的素因をもった個人と家庭・学校・職場といった種々の環境とのあいだの絶えざる相互作用のなかで生成するという考えが根本に控えていることがわかる。

職場等での要求水準があがった現代社会において、難治性ないし遷延性のうつ病や不安症などがふえている。そうした事例で、パーソナリティの病理が伏在していることが少なくない。その意味で、ＩＣＤ－11のパーソナリティ症における状況論的・動的視点は意義があると考えられる。パーソナリティ症との鑑別疾患の項目では、気分変調症と気分循環症もあげられ、パーソナリティ症の診断もつく事例があることを認め、必要に応じ併存診断も可能としている。そうした併存の場合、パーソナリティ機能の障碍は軽度のレベルが多いと思われる。

中等度パーソナリティ症においても、状況論的・動的な視点が明確にみられる「危機に陥ると、自己感は整合性を欠くことがある」、「つまずきがあると、情動を統制できなくなり、しばしば非常に感情的になり、簡単に諦めてしまう」、「ストレス下では状況や対人関係の把握に大きな歪みが生じることがある」、つまり「軽度の解離状態あるいは精神病様の思い込みや知覚（たとえば、被害観念）が生じることがある」などの具体例がそれである（五五七頁）。自傷や他害行為が出現するパーソナリティ症の事例については、その重症度は中等度レベル以上とみており、パーソナリティ症においてはじめて現われるとみている[16]（五五七頁）。

パーソナリティ症が発現する生活状況として、「仕事」と並び「深刻な混乱、ないし不適切な服従を特徴とする愛の関係」もあがっている。愛の関係の領域に限局されるパーソナリティ症も想定されていることは注目に値する。新聞紙上をにぎわすストーカー行為を繰り返す事例のなかに、この種のパーソナリティ症があてはまることがあるのではないか。

重度パーソナリティ症においても、「ストレス下では状況や対人関係の把握に極度の歪みが生じることがある。解離状態あるいは精神病様の思い込みや知覚（たとえば、極度の被害的な反応）がしばしば生じる」などの具体例が記述されている。また、重度パーソナリティ症では、「他者との共感性が欠如し、一方的で、他者と喧嘩になり、暴力を振るう行動に出る」（五五八頁）などと、人間として不可欠な掟が侵犯される病理に達することが示されている。解離症や急性一過性精神症などの診断でもって事例化する病態において、パーソナリティ症、それも中等度ないし重度レベルのパーソナリティ機能の不全が基礎になっている事例は確かにある。伝統的に重症神経症と呼ばれた神経症は、その根底にパーソナリティ機能の深い病理があると考えるよう促す。この点は、精神分析が明確にしたところである。フロイトによってはじめて正式に提出された神経症の術語は完全に消えてしまったが、ＩＣＤにおける状況論的・動的な視点は、精神分析の視点を継承している部分が多少ともあるといえる。

三　パーソナリティ困難

ＩＣＤ－11は、正常なパーソナリティ群と異常なパーソナリティ群の間には決定的な境界を定めることはできず、連続体をなすという考え方を鮮明にする。パーソナリティ困難（Personality Difficulty）なる新しい術語の提唱はその端的な現れである。それは軽度パーソナリティ症とまでは診断できないものの、「個人が自身、他者および周囲について体験したり考えたりする様式における少なくとも二年間にわたる困難」を指し、「認知および情動体験と情動表出を通して観察されるパーソナリティ困難は、間欠的（たとえば、ストレスを体験しているときだけ）で、あるいはより控えめな程度である」。「社会、職業、および対人関係で顕著な断絶を引き起こすほどには重度でないか、あるいは特定の関係性または状況に限定される」[16]（五五九頁）。精神科外来において、パーソナリティの軽度の病理があって、職場での対人関係がやや不良で、仕事負荷がかかると、往々にして不眠、不安、抑うつなど適応障碍の診断が下される事例を思い浮かべると、パーソナリティ困難という術語に一定の説得力があるように思える。

代替ＤＳＭ－５モデル[1・8]でも、自己と対人関係の双方から評価されたパーソナリティ機能のレベルが連続体として構想されている。そしてその連続体には、〇：「機能障碍がほとんどない、あるいはない」一：「いくらかの機能障碍」二：「中等度の機能障碍」三：「重度の機能障碍」四：「最重度の機能障碍」といったように五つのパーソナリティ機能の段階が区別される。その上で、ＤＳＭ－５代替モデルではパーソナリティ機能が中等度の段階にあると判断されるとき、はじめてパーソナリティ症と診断されると規定している[1]（七五五－七六〇頁）。これに準じると、ＩＣＤ－11の軽度パーソナリティ症はＤＳＭ－５代替モデルでいうパーソナリティの「いくらかの機能障碍」にあたるものが少なくない印象があり、ＩＣＤ－11においての方が、代替ＤＳＭ－５モデルに比べ、診断閾値が低く設定されているように思われる。軽度パーソナリティ症では、パーソナリティ機能の障碍が顕在化する状況として、職場、さらに愛など一つの生活領域に限定される事例についても診断が可能とする見解を示している。これは従来のパーソナリティ症の診断に大きな変更をほどこす分類といえる。代替ＤＳＭ－５モデルでも、「比較的広汎な生活領域にわたる」機能障碍があってはじめて、パーソナリティ症の診断が下されるとしている[1]（七五五頁）。ＩＣＤ－11では「広汎な生活領域」において出現するという規定が棚上げだされた分、診断閾値が下げられ、パーソナリティ障碍の過剰診断の可能性があるように思う。パーソナリティ困難も代替DSM－5モデルでいうパーソナリティの「いくらかの機能障碍」にあたるように思われる。遷延するうつ病や不安症などの病態把握には有用かもしれないが、パーソナリティ症の診断が下され、あるいは「パーソナリティ困難」と告げられることにより、スティグマを助長することが危惧される。

四　パーソナリティ特性領域およびボーダーライン・パターン

パーソナリティ症の診断に際し、またパーソナリティ困難と判断する際、「否定的感情」(Negative Affectivity)「離隔」(Detachment)「非社会性」(Dissociality)「脱抑制」(Disinhibition)「制縛性」(Anankastia)からなる五つの「特性領域」を特定術語(trait domain specifier)として提唱し、次のように定義される。「特性領域は、パーソナリティ症やパーソナリティ困難のない人にみられる正常なパーソナリティ特徴と連続性をもつものである。特性領域は診断カテゴリーではなく、潜在的なパーソナリティの構造と合致する一連の次元を表すものである」[16](五五九頁)。

「否定的感情」「離隔」「非社会性」「脱抑制」「制縛性」などの特性は正常者にも認められ、潜在的なパーソナリティの構造であるという論点はなかなか踏み込んだものである。パーソナリティ症とパーソナリティ困難が連続するだけでなく、パーソナリティ困難は正常者にも認められるという見方には、正常群を含む「パーソナリティ症スペクトラム」とでも呼べそうな連続体さえ想定する姿勢が窺われる。

五つのパーソナリティ特性領域とは別に、精神療法が有効であるという治療的視点を重視して、「ボーダーライン・パターン」を追加の特定用語として提出している(五五九頁)。これらによって、パーソナリティ症およびパーソナリティ困難の特徴を浮き彫りにすることが意図されている。こうして、パーソナリティ症は従来の特定の下位分類の代わりに、「パーソナリティ症：軽度、否定的感情および制縛性を伴う」、あるいは「パーソナリティ症：重度、非社会性および脱抑制を伴う」、また「パーソナリティ症：中等度、否定的感情、非社会性、および脱抑制を伴う、ボーダーライン・パターン」などと表記される。代替ＤＳＭ－５モデルでは、「反社会性パーソナリティ症」「回避性パーソナリティ症」「境界性パーソナリティ症」「自己愛性パーソナリティ症」「強迫性パーソナリティ症」「統合失調型パーソナリティ症」からなる六つの特定のパーソナリティ障碍群が記述されている[1]（七六二－七六九頁）。ＩＣＤ－11では、こうしたパーソナリティ症の単位がすべて消滅し、これに代わって「否定的感情（Negative Affectivity）」「離隔（Detachment）」「非社会性（Dissociality）」「脱抑制（Disinhibition）」「制縛性（Anankastia）」「ボーダーライン・パターン」からなるパーソナリティ特性領域特定術語（五五九－五六一頁）によってパーソナリティ障害を個別に把握する指針を出したのである。「否定的感情」「離隔」「非社会性」「脱抑制」「制縛性」はそれぞれ、ＩＣＤ－10[15]でいう「不安性（回避性）パーソナリティ障碍」「統合失調質パーソナリティ障碍」「非社会性パーソナリティ障碍」「情緒不安定性パーソナリティ障碍」「強迫性パーソナリティ障碍」にそれぞれ対応するところが多いように思われる。しかし、質の違う要素を一緒にしたパーソナリティ特性が記述されているものが散見され、そうしたパーソナリティ特性を事例で評価するために実際どのように運用するのか明確になっていないように思う。

個別のパーソナリティ障碍のカテゴリーが撤廃されてしまい、パーソナリティ症を具体的にイメージしづらくなったという印象はぬぐえないものの、長所は多い。現行の診断体系では、自己愛性パーソナリティ症、演技性パーソナリティ症など特定の下位分類が決まらず「特定不能のパーソナリティ症」としか診断できないことがしばしばあった。また複数のパーソナリティ症が併存すると診断されることもよくあった。そうした問題を反省して、ＩＣＤ－11パーソナリティ症の診断では、「パーソナリティ症：軽度、否定的感情および制縛性を伴う」などというように、カテゴリー診断に代わるパーソナリティ特性診断が採用されたと考えられる。

注目に値するのは、臨床的有用性だけでなく、一般保健サービスのかかわりにも配慮し導入したと述べられるボーダーライン・パターンである。

「見捨てられないためのなりふりかまわぬ努力（見捨てられるのが現実の場合も想像上の場合も）」「理想化と脱価値化を特徴とする不安定かつ激しい対人関係のパターン」「自傷エピソードの反復（たとえば、自殺企図またはその素振り、自傷）」「著しい気分の反応性による不安定な情動」「慢性的な空虚感」「不適切で激しい怒り、またはその制御困難」「一過性の解離症状または精神病様の特徴（たとえば、短時間の幻覚、被害妄想）」（五六四頁）などの記述から明らかなように、ボーダーライン・パターンは、アメリカで境界性パーソナリティ症についての論議が盛んになりだした一九七〇年台に精神分析の見地から提唱された「ボーダーライン・パーソナリティ構造」（borderline personality organization, OF Kernberg）[11]という術語で記述されている事項を積極的に取り入れたと考えられる。

パーソナリティの病理をかかえた人が、医師（看護師・心理士）との関係の中で、また精神保健支援でのスタッフとのかかわりの中で、精神分析的な意味での境界性パーソナリティの病態が顕在化し、医療的介入に大きな問題をきたすことが少なくない。そうした臨床的重要性をふまえて、ボーダーライン・パターンは特別な位置を賦与されたことが察せられる。またボーダーライン・パターンの提唱には、精神療法の適応になるという治療的認識も控えていることに留意したい。

Ⅱ　精神疾患一般の診立て、治療にとってもつパーソナリティ症の意義

ＩＣＤ－11のパーソナリティ症では、他の臨床症候群の診立て、治療にとってパーソナリティ症がもつ意義が強調されている。

「パーソナリティ症は、しばしば他の臨床症候群の治療を複雑にし、また長引かせる。そのため、たとえば、さまざまなうつ病性障碍および不安障碍に対する標準的な治療に対する反応が不良また不完全な場合、パーソナリティ症の存在が疑われる場合がある。それに関連し、治療された臨床症候群が消退したのちにも機能低下が持続する場合、パーソナリティ症の存在が疑われる場合がある」（五六五頁）。

このように、ＩＣＤ－11のパーソナリティ症は精神科臨床の総体に目をやり、パーソナリティ機能の観点から病態に光をあてる視点は、パーソナリティの病理に注意をはらう精神分析を含む精神病理学的視点を打ち出しており、臨床的に意義深く、薬物療法、広義の精神療法、作業療法等いずれの治療を優先させるのかを知る上でも参考になるだろう。

ＩＣＤ－11において登場した、頻回の逆境的体験を下地にする複雑性心的外傷後ストレス症（complex PTSD）に関し、発育期に繰り返される逆境的体験がパーソナリティの成長に悪影響を及ぼすことから、パーソナリティ機能の側から理解する見地も当然出てくるし、鑑別上も問題になることだろう。ＩＣＤ－11では、パー

ソナリティ症のなかでも幼少期に心的外傷をもっていることが多く、感情の統制不全をきたす「ボーダーライン・パターンを伴うパーソナリティ」との鑑別が難しい事例があることを認め、両方の診断を併記することもあるとしている（三四八頁）。

自己と対人関係の双方からパーソナリティ機能を評価することを旨とする基本指針は、すべての精神疾患の診たてをする際に励行してよいことである。なにより対人関係機能に際立った問題が出る自閉スペクトラム症について、理解を深める上で参考になると思われる。パーソナリティ機能を評価するなら、パーソナリティ症の診断がつく自閉スペクトラム症はかなりあるはずである。そのため、とりわけ青年期や成人になって診断される（自閉スペクトラム症でも高機能群に属す）アスペルガー障碍の事例については、パーソナリティ症との鑑別をめぐり議論を呼ぶことが考えられる。たとえば「制縛性の特性をもつ軽度、ないし中等度パーソナリティ症」と診断した方が適切な事例もあるだろう。ＩＣＤ－11では、自閉スペクトラム症においてもパーソナリティ症と同様、その事例化に関し状況論的・動的視点を打ち出しており、社会から当人に課される要求が当人の限定された能力を超えなければ、診断に必要な症状が出ないまま経過することもあるという見解が表明されている（一二五頁）。そうすると、たとえば青年期になってパーソナリティの病理が著しく出た際、自閉スペクトラム症はパーソナリティ症との鑑別を要する事例がかなりの数、問題になってくることだろう。

「臨床的経過」の項目では、「パーソナリティ症の症状は、最初、幼少期に現れ、青年期に増長し、成人期で続く、しかし老年期では注意されないかもしれない」（五六五頁）と生涯縦断的な展望がなされる。ここでまず注目に値するのは、パーソナリティ症の前兆が幼少期に既に現われることを認めている文言である。

パーソナリティ症の「発達的表出」の項目では、「青年期前の子どもでも「顕著な不適応的な特性が観察されることはあり」、これが「青年期および成人期のパーソナリティ症の前兆」とみなされる事例もあることも指摘される。たとえば、「共感性の欠落（非社会性の一側面）や完璧主義（制縛性の一側面）が、非常に幼い子どもにもみられることがある」（五六六頁）という見解も表明されている。ＤＳＭ－５の普及により、児童期に認められる共感性の欠落や完璧主義は、まず自閉スペクトラム症を考えさせる振舞いとされている。児童期にパーソナリティ症の前兆が出現するというＩＣＤ－11の見解は、自閉スペクトラム症とパーソナリティ症との鑑別に新たな問題を投げかけることだろう。実はＤＳＭ－５では、シゾイドパーソナリティ障碍について、顕在化する時期として、青年期に加え、対人交流や感情表出の乏しさが際立ってくるとして小児期をあげており、自閉スペクトラム症との鑑別が難しいことを認めている（1）（六四四頁、第八章参照）。

また、高齢期になりはじめてパーソナリティ症が顕在化する事例が稀ならずあることも指摘される。「それまでパーソナリティ障碍を代償していた社会的援助が失われた」（16）（五六六頁）際に、パーソナリティ症が露呈するというわけである。高齢になるまで長きにわたって補助自我のように当人を支えてきた兄弟姉妹などの家族との別離によって、パーソナリティ機能の際立った不全をきたす事例は、確かにあるのではないか。

Ⅲ　ＩＣＤ－11における正常なパーソナリティの規定

繰り返しになるが、ＩＣＤ－11はパーソナリティ障碍の項目において、正常なパーソナリティの在り方を次のように明示している。①安定し一貫したアイデンティティをもつ、②自分の存在に肯定的な価値を見出す、③将来へ向け自分で計画を立てる自主性をもつといった「自己機能」を保持し、①他者と互いに親密な関係を確立できる、②他者の観点を理解できる、③他者との対立に首尾よく対処できるといった「対人関係機能」を保持できる。そうしたパーソナリティの規定は精神医学の基礎にほかならず、ＩＣＤ－11による精神障碍分類において「パーソナリティ症」の項目が要の位置をなす布置になっているのである。正常な「対人関係機能」は、他人に対する道徳的義務を説く倫理的要請が盛り込まれていると読むこともできる文言から成り立っている。正常な「自己機能」についても、いつも前向きの気持ちをもって向上していかねばならない、という優等生的な進歩の思想が表明されている。

これまで、精神障碍の分類を行った精神医学の教科書において、正常なパーソナリティの内実について明確に定式化したものはないように思う。『ＩＣＤ－11 精神、行動ないし神経発達症のための臨床記述と診断要件』は、正常なパーソナリティの具体的なあり方を明示したことだけにおいて類をみない成書なのである。精神病理学に限れば、ヤスパースが『精神病理学総論』で正常な自我の在り方を、私は根源的にはいつも能動性をもつという「自我の能動性」、私は基本的には単独で一人だという「自我の単一性」、時間の経過の中で私はひと続きの同じ私であると言う「自我の同一性」、外界、他人とは境界をもち区別される「外界に対立する自我」からなる四つの標識をもって定義した(5)。主に統合失調症と解離症の病理を念頭においての正常な主体の提示といえるもので、そこには正常な対人関係のあり方については述べられていなかった。ヤスパースによる正常主体の規定には倫理的要素はなく、これは、不適切な類比であることを承知でカントの哲学にあえてひきつければ価値判断ぬきの「純粋理性」(6)の観点から導かれたものといえる。これに対し、ＩＣＤ－11による正常なパーソナリティの規定は、価値判断に基礎をおくカントの「実践理性」(7)の観点から導かれている要素が優勢で、ヤスパースとＩＣＤ－11では、正常性の規定が依って立つ前提を異にすることがわかる。

喫煙を悪い嗜癖として禁止し、がんなどの病気を予防するなど、一般の医学において最近とみに抬頭している国をあげての健康推進の政策は、確かに健康な生活のための指針を説いている点で正しい。しかし他人の迷惑になるといった趣旨の倫理的要請が入っている。現代の精神医学も同様で、ＩＣＤ－11におけるパーソナリティ症の提唱が何よりの例であるが、診断閾値を下げ正常なパーソナリティから逸脱した問題事例を治療介入の対象として取り込む動きが顕著である。これは正常の基準範囲が狭められ、あそびがなくなっていることを示す[9]。

パーソナリティ症の概念の端緒となる、「その人格の異常性を自身が悩む」あるいは「利益社会が悩む」と定義したドイツの精神医学者シュナイダーによる精神病質人格の議論では、正常／異常の区別について①平均（平均規範）から導くという考え方と、②ある好ましいあり方、ないし理想的なあり方（価値規範）から導くという考えかたの二つの観点が吟味された[14]。この区別でいえば、現代社会において価値規範による正常性の規定がますます優勢になっていて、その動向がＩＣＤ－11における正常なパーソナリティ概念に結実したと言って差し支えないだろう。正常なパーソナリティの規定に際し、遺伝子を含む生物学的なマーカーはないわけで、パーソナリティを価値づける言葉による規定しかないだろう。そこでの価値は、現代の高度産業社会におけるより高い有用性に、つまり、集団の中で適切な対人関係を維持しながら自立した生活をおくることを可能にする優等生の社会機能に求められる。このようにして、人々に求められるパーソナリティ機能の程度が非常に高くなり、パーソナリティ症の外延の拡大が進んでいることがよく察せられることだろう。

Ⅳ　正常規範の制定を行う権力としての精神医学

コロナ禍において、もともと個人の自由の尊重を最大の基調にしたフランスは、まず二〇二一年七月、医師、看護師など医療従事者に対し、コロナワクチン接種を義務づけた。続いて二〇二一年八月、世界に先駆けて全国民に対して、（原則）ワクチン接種をしていることを証明する衛生パス（pass sanitaire）を提示しないと、美術館や劇場、レストランに入ること、長距離列車や飛行機に乗ることなどを禁じる政策を大胆に打ち出した。衛生パスの提示をしないと、一三五ユーロの罰金が科されることになる。フランス憲法院はこの法案を合憲との判断を示した。すぐさま、その制限措置を自由侵害（liberticide）だと異議申し立てをする激しいデモが各地で起った(10)。

マクロン大統領はデモに対し、他人に感染させる危険があることに、つまり他者に配慮することは民主主義の条件で、この政策を守らないことは他人の自由侵害だという考え方を表明した。他者への感染の危険に配慮することこそ民主主義の条件で、その指針を守れない人には罰則を科すというこの政策は、コロナ禍を克服するため、個々人が尊重すべき高い正常規範が強制されたと考えられる。なお、衛生パスは、コロナ感染症の減少をふまえ二〇二二年三月に廃止になっている。

リベルティシド（liberticide）は、フランス革命直後（一七九一年）に案出された新造語のようである。この時はフランスならではの自由民権の思想を侵害する行為を指し、否定的な意味で使用されたと想像される。二一世紀になりリベルティシド（liberticide）は、集団感染予防の政策に抗議する局面が出てきているのは皮肉である。

コロナ危機に直面してフランスでレベルを上げられた正常規範には、ＩＣＤ－11におけるパーソナリティ機能の新たな規定との一定の平行性があることがわかるだろう。この基準に基づくなら、コロナ予防の政策を自由侵害だと主張し、衛生パス取得に激しく反対する人々は、まずもって対人関係機能で「他者の観点を理解する他者配慮性」が希薄だと見なされ、パーソナリティに問題があり、少なくとも「軽度パーソナリティ症」と診断される可能性をもつのである。

哲学者フーコーは、一九七五年一月から一年間、コレージュ・ド・フランスにて『異常者たち』[2]と題して講義を行った。まず彼は、一九世紀後半から、放火症（一八六七年）窃盗症（一八七八年）露出狂（一八四七年）同性愛（一八七〇年）などといったように一連の社会的な問題行動が精神科医によって、それぞれ一種の症候群として提唱されたことに注目し、次のように述べる。

「錯乱した行動や逸脱した行動が、一つの症候としてではなく、いわばそれ自体に価値のある症候群、……中略……、異常な症候群として組織され記述されるようになった」（三四四頁）。

そこでは、フランスの精神医学者モレルによって最初に提唱された「変質者」（一八七五年）の概念を例にあげながら、こうした異常行動をする人は精神医学の枠内で正式に異常者と明確な規定を与えられ、医学的な意味を賦与されたことに注意が払われる。

ちょうどこの頃、理解に苦しむ犯罪事例に関し、司法当局では対応できず、精神科医に精神鑑定を依頼するという動きが始まったことも重要な事象としてあげられる。

「刑罰システムはもはや判断することができず、立ち止まざるをえなくなって、精神医学に対し答えを求めるしかなくなるのです」（一三〇頁）。

「刑罰機構は、以後、犯罪の理由について科学的、医学的、精神医学的な分析に訴えずにはいられません」（一三〇頁）。

このような動きを綿密にたどり、フーコーは、一九世紀後半の精神医学が正常の規範を制定する権力をもちだしたことを強調する。つまり、精神医学は正常／異常の規定をする上で決定的な力を手にするに至る。

「変質者という人物が構成されることによって、精神医学の権力は飛躍的に拡大するということです」（三四九頁）。

「実際、精神医学は逸脱、隔たり、遅れといったもののすべてを変質という状態に関係づけることができるようになって以来、人間の行動様式に対し無限定なやり方で干渉する可能性を手にいれます」（三五〇頁）。

「精神医学はまさにここにおいて、個人の異常性の科学かつ管理者となる」（三五〇頁）。

「精神医学が、社会を科学的に防衛する科学となる」（三五〇頁）。

ここで、フーコーが問題にしている異常者は、先に言及したシュナイダーのいう精神病質人格、とりわけ反社会性の精神病質人格が念頭にあり、これらは遺伝性を色濃くもつ変質体質に基礎づけられ、そのため、治癒不能というレッテルを貼られた。

しかし、フーコーの論点は反社会性の精神病質人格に限定されるものではなく、精神の領域での正常／異常の問題のすべてに妥当する射程をもっていると考えられる。フーコーは近代国家が積極的に取り組みだした国民の健康を守り、管理する政策を生政治（biopolitique）と命名し、思索を進めていった[3]。最近日本で最も先鋭的に打ち出されている国をあげての禁煙、過労死防止の政策などをみると、二一世紀に入って人々の健康促進対策を目指す生政治はさらに進行していることがわかる。生政治は国家の枠をこえて世界レベルで、つまりWHOによって推進されるまでに至っている。あくまで筆者自身の見解であるが、そのなかでWHO主導の生政治は、人間のパーソナリティにおける正常規範の制定を行うに至った。それは人類にとって歴史的な出来事であり、精神医学はWHOを後ろ盾にして新たな権力を手にしたのである。この重大な生政治の進行を、診断に携わる精神科医、また精神鑑定に携わる者はよく心得ておくべきだろう。

これまでの精神科診断分類では、暗黙裡に正常性が想定されるだけで、正常なパーソナリティについて正面から定義されることはなかった。「将来へ向けた自己志向性」と「他者の観点を理解できる」ことなどを正常規範に掲げるICDは、人々に高い正常性を求める布置をもっている。敢えて推測すると、そこには、世界の人々の健康の推進にあたる業務をより積極的に進めているWHOによる高次の政治的判断の要素があると考えられる。

確かに、将来へ向けた自主性をそなえ、他者の観点を理解できることは社会人として求められる正しいあり方なのだが、精神医学の権威のもと、そうした正常規範から逸脱する振舞い・言動が、すぐさまパーソナリティ症と診断されるなら、過剰な精神医学化、ひいては過剰な障碍化を推し進め、スティグマを助長することが危惧される。

くしくもICD－11におけるパーソナリティ機能の規定は、コロナ禍の時代に求められる、あるべきパーソナリティを示しているのである。フランスにおける衛生パスの義務化の政策からよくわかるように、地球規模で文字どおりのグローバル化が進む今日、他者と共生をして持続可能な世界を目指す以上、人間はより高い正常規範を遵守することが課される生政治の局面に入ったように思う。

パーソナリティが発達途上にある思春期は、本来、まずもって無意識の次元で愛と憎しみの葛藤に特徴づけられる神経症を病む「正常」人のパーソナリティ形成には、ある程度のあそびがなくてはならないはずである。自立した主体として社会に参加していく課題を前に、将来への方向性が見いだせず、他人との交流を断つモラトリアムの時期が二年以上続く青年は決して稀ではないだろう。今でいう引きこもりの振舞いである。

診断の実際の項でふれたように、ＩＣＤ－11は、そうした事例について次のようにパーソナティ症の診断を下すことは禁じる指針をしっかり出している。「パーソナリティ症の異常を特徴づける行動パターンが発達的に正常であれば、パーソナリティ症の診断をつけるべきではない」とし、その具体例として「思春期において独立した自己同一性を築く途上で生じる悩み、問題行動」をあげている(18)（五六五頁）。

しかし、全体としてはＩＣＤ－11でパーソナティ症の診断閾値が下がっているのをみると、世界の趨勢は精神医学的介入の適応になる予防医学的な見方が増長していくのではないだろうか。人々が他者とともに調和的に生活していくべく、守るべき正常規範が細かくきびしくなっていく方向に進んでいるのを目の当たりにして、人間の「自由・欲望 vs. 健康・倫理」という問題枠をめぐり精神医学、また哲学は実践理性をめぐる新たな省察を求められていると考える。

第三章　スティグマを超えて高次の了解へ

二〇一六年五月にアトランタで開催されたアメリカ精神医学会に参加し、会長に就任したバインダー女史による実に力強い見事な会長演説を聞かせてもらった。女史は精神科医の務めを具体的に四つ明示した。①刑務所などで医療を必要としている人を含む重篤な精神疾患を抱える患者の治療にあたる、②精神疾患を抱える人に対し、雇用、住宅探しなどでの差別も含めスティグマを減らす、③研究および診断、治療を明確にするための財源を増やす、④新しい知見を学び技量を高めつつ、患者の権利を尊重して医師としての責任を引き受ける(6)。

精神科医としての倫理を含む使命を高らかに説くアメリカ精神医学会会長の演説は、精神疾患を抱える人に対し偏見、忌避感など負の感情を抱くスティグマの問題に重点をおいており、わが国にもあてはまることが多く示唆に富む。そこには、精神科医自身が患者に対して暗黙のうちにスティグマをもってしまうことに注意を促すという含みがある。

精神疾患を抱える人は、自分自身に対して否定的になり劣等感や疎外感を抱くことが多く、医療者は治療にあたる際、患者の「セルフスティグマ」を考慮しておくことが望まれる。他方で精神科医が患者、精神疾患に対し、また患者に対し無自覚的なスティグマに基づく陰性感情を抱いてしまうこともある。これが医師－患者関係や治療に悪い影響を及ぼすことは間違いない。

他の医療施設からの紹介状に書かれている病名をみて、医師のあいだで「この患者はみたくない」と囁かれることがしばしばある。医療者に対して時に激しく攻撃的となる境界性パーソナリティ障碍（ＩＣＤ－11では、ボーダーライン・パターンが優位なパーソナリティ症）はそのよい例となる。特定の精神疾患に対し即座に治療困難、予後不良というイメージを抱くのも精神科医によるスティグマの例となる。統合失調症の診断がその例となるが、この障碍に対する精神科医のスティグマが、患者自身に負の烙印を押すセルフスティグマを喚起してしまうことさえあるだろう。それゆえ、一層のこと医師は、患者に対し疾患について説明する際、慎重な態度が要請される。

精神科医が患者の治療にあたる際、医師として倫理的にも責任を果たすためには、スティグマの問題にも配慮して、自分が専門家としてよって立つ理論や言説についてよく吟味しておく必要がある。このような問題意識に立って、現代日本の動向を見据えながら、精神科医における精神疾患に対するスティグマの要因、背景について論じながら、その方策について精神病理学の見地から述べたい。

Ⅰ「精神科」「精神疾患」に対するスティグマの実際

内科クリニックに受診した患者を、担当医がうつ病ではないかと考え、精神科を紹介しようとすると、とたんに「自分は精神病ではない、なぜ自分は精神科なのか」と受診に抵抗する事例が散見される。今日、ＡＤＨＤ（注意欠如・多動症）やＡＳＤ（自閉スペクトラム症）、パニック障碍などは立派に市民権を得ており、ネット検索をし、自分で診断して精神科外来に自主的に来る患者が非常に多くなっている。その反面、まだ多くの人にとり精神科に対するスティグマが根強く残っている。実際、以下のような自験例がある。

ある四〇代女性は精神科を自ら受診し、パニック障碍の診断のもとに、少量の抗不安薬を服用しながら職場に通い、それまでと変わらずに仕事をこなすことができていた。ところが、親しい同僚との会食のおり、精神科の薬を服用していることを何気なく打ち明けたところ、「A選手みたいな薬物依存」と言われ、ひどくショックを受けた。彼女はそれ以来、精神科受診に抵抗をもち、心療内科を紹介してほしい、そこで内科の薬を出してほしいと希望するようになった。おりしも、スポーツ界で知られたA選手が覚醒剤使用で逮捕され、マスコミをにぎわしている頃だった。いずれにせよ、日本の社会では、精神科の薬を服用することに対するスティグマが依然として強いことを示すエピソードである。

五〇代男性は、不眠症になり、内科より紹介され、軽症うつ病の診断で、「抗うつ薬をごく少量処方しましょう」と提案した。ところが、この患者は抗うつ薬を服用することに強い忌避感を表明し、投与しないまま様子をみることになった。この患者は高血圧と糖尿病のためすでに二〇年以上降圧薬および糖尿病薬を服用しており、こちらは一生飲みますと述べる。精神科の薬と内科の薬に対する患者の態度がまったく対照的なのに驚く。

精神科の薬を服用することについては、飲むと「脳がおかしくなる」「廃人になってしまう」といった恐怖感を抱く人がいる。向精神薬は脳に働きかける作用をもつ点に、人々が恐怖を抱く要因があると考えられる。マスコミの報道でも、薬物依存をはじめ薬の副作用の問題を扱ったものがかなりあり、これに影響されて精神科の薬に対するスティグマが助長されていることも考えられる。

精神科を受診することに対する忌避感は、もしも精神科医から精神病といった診断をつけられたらどうしようという心配が頭の片隅にあることに起因する可能性も否定できない。人は自分が「狂ってしまうのではないか」という恐怖、つまり「精神病恐怖」を潜在的にもっている。これが「精神科」「精神科の薬」「精神疾患」に対するスティグマの根底に潜んでいることも考えられる。

医学教育を受けた内科、外科など他科の医師のなかにも、精神疾患に対し根深いスティグマをもつ人は多い。専門科での精神科患者の診察を避けたがる医師も実際いる。その場合、患者が医師の前で興奮したり、話が要領を得ないため診察に時間がかかり、不快な経験をしたことが誘因になっていることがかなりあると思う。救急医療の現場で、多忙のなか境界性パーソナリティ障碍をはじめとした患者が繰り返す自傷や自殺企図の対応に追われた医師は、なぜこんな苦労をしなくてはならないのかという理不尽な思いが頭をかすめ、精神科患者に対し否定的な感情を抱くことが多くなってしまう。

精神科医はといえば、他科の医師以上に、患者の操作的行動や自傷、自殺企図に悩まされ、人間関係の基本にかかわるルールを侵犯するパーソナリティ症患者に嫌悪感を抱いてしまうこともある。さらに精神科医は、幻覚・妄想状態や緊張病状態を呈する統合失調症や躁病患者らの入院対応の際、患者から罵倒され、ひいては暴力を振るわれることもあり、おのずと患者に対し否定的な感情を抱く。ある精神科研修医は、病棟で担当した躁うつ病の患者から理由もなく突然何度か怒鳴られ、すっかり心身が疲弊し、病院に来ることができなくなってしまった。もう精神科の患者に会うのがいやになったと彼は言う。急性ストレス症から始まる研修医の不幸な燃え尽きである。こういう場合、指導医がしっかり患者を一緒に診る、あるいは早期に担当医からはずすことも検討してよいだろう。さもないと、精神科患者に対する研修医のスティグマは続き、精神科医の道を断念するという事態も生じる。精神科医療においては、患者が医師に自発的に医療を求めることから始まる、患者と医師との相互的な承認に基づいた言語的かつ感情的交流が円滑に進まないことが多い。こういうとき、医師としての自尊心が傷つけられ、無意識のうちにスティグマが生じる。そうした問題は、研修医や専門医の教育において是非扱うべき大切な事項だろう。

精神科医が精神疾患に対して抱く、スティグマの頻度を調査した興味深い報告がある[16]。

ブラジルで開催された精神科の学会に参加した一四一四名の精神科医を対象に、以下のような質問がなされた。①「統合失調症患者を親しい友人として認めますか?」②「統合失調症患者は平均的な知的レベルをもつと思いますか?」③「学校の先生が統合失調症を患っている場合、教師の仕事を続けてよいと思いますか?」④「あなたは統合失調症の人の住まいの隣りに住めますか?」⑤「あなたは、親類に統合失調症の人との結婚を勧めますか?」など。

回答を集計し次の結果が得られた。

統合失調症に対しスティグマをもたない精神科医は二三・八%（三三七名）、ある程度のスティグマがあった精神科医は三三・三%（四七一名）、非常に高いスティグマを呈した人は四二・三%（六〇六名）であった。

精神科医を対象にした、統合失調症に関するスティグマのアンケートで、高スティグマ群が四〇%あまりという結果には、正直のところ驚いた。よく考えてみれば、精神科医は実際の治療経験をもとに、予想だにしない突然の興奮や自殺企図をはじめとした統合失調症の病態について一般の人に比べ、よく知っている。その分、一般の人よりもスティグマが高いという結果が出たことが考えられる。たとえば「学校の先生が統合失調症を患っている場合、仕事を続けてよいと思いますか?」の問いに、日本の精神科医でも統合失調症を抱える教員が生徒にしっかり向き合えるのか、攻撃的になりはしないかなど心配することだろう。「あなたは統合失調症の人の住まいの隣りに住めますか?」の問いは、他人事ではないだろう。もしも独り言を外に聞こえる声で言い続けたり、道路に向かって叫ぶ隣人だったら精神科医は尻込みすることだろう。また、「あなたは、親類に統合失調症の人との結婚を勧めますか?」の問いはどうだろうか。統合失調症のさまざまな経過を知っている精神科医なら、慎重な返答をする人が多いことだろう。

かつての精神病院では、医師や看護師は病院の敷地に建てられた住宅に住むことが珍しくなかったように思う。参考に付け加えると、松沢病院では、大正時代、私の祖父・加藤普佐次郎は看護師らと病院の敷地内の病棟に隣接する職員住宅に住み、父はそこで生まれた。医師や看護師は患者と同じ敷地で生活をともにした。この一種の共同体では、患者に対するスティグマはなかったように思う。

私が研修を始めた一九七〇年、一九八〇年代はまだ牧歌的な風土が残っていた。栃木では、夏になると夕方、大学病院精神科病棟に入院していた患者はスタッフと共に、近くの精神科病院で開催の職員、患者の盆踊り大会に参加させてもらい、一緒に踊った。私が私淑していた内科の先生は非常に寛容な精神をもっていて、自宅の家事手伝いを精神病院に入院中の患者に頼み、謝礼を払い、週に何度か来てもらっていた。その一人は、時々被害的な妄想を抱いてしまう五〇代の妄想型の慢性期統合失調症の女性患者で、中等量の抗精神病薬を服用していた。あらためてよくぞ、患者をお手伝いとして自分の家に迎えたとその度量に感心する。今日だと不当な強制労働と批判があるのかもしれないが、患者のパーソナリティを尊重し、信頼しているという点からしても、スティグマはなかったといえる。

Ⅱ　精神保健福祉法の問題

わが国の精神科医のスティグマの要因を考える際、精神保健福祉法の影響について論じなければならない。

少し前になるが、精神保健指定医の資格を得るためのケースレポートで、不正が発覚して指定医の免許取り消し処分が大量になされ、世間を賑わした。思い起こすと、一九八七（昭和六二）年の精神保健法においてはじめて、精神保健指定医の制度が定められた[18]（三八五－三八八頁）。この頃から、厚生省（現在の厚労省）は精神科医療に対し次々にあらたな施策を打ち出し、精神疾患患者に対する精神科医および精神科医療施設に求められる対応は、実に目まぐるしく変わっていった

一九九三（平成七）年に改正された精神保健福祉法においては、それまでは、精神保健の法律の対象となる精神障碍は「精神病者、精神薄弱者と精神病質者」とされていたのに対し、「精神分裂病、中毒性精神病、精神病質、精神作用物質による急性中毒又はその依存症中毒、知的障害、精神病質その他の精神疾患を有する者をいう」[18]（四二二－四二三頁）と、法律に定める精神障碍者の範囲が大幅に拡大された。二〇一六年版でもこの規定がなされ、現在この定義が踏襲されている。決定的なのは、一九九一（平成五）年以降、精神疾患の定義に「その他の精神疾患」の文言が付加されることにより、WHO刊行の国際疾患分類（ICD）で分類される精神疾患がすべて原則、法に裏打ちされた精神科医療の対象とされたことである。まさに生政治（フーコー）の所産といえる。

一九九五（平成七）年には、精神科医療は福祉と一体化して行うという考えのもと「精神保健法」は「精神保健福祉法」と名称変更がなされた。そして、精神保健指定の制度が定められたのに伴い、それまでは「任意入院者」という表記しかなされなかった任意入院の入院形態について、この改定ではじめて、詳しく明文化された[18]（四八八－四八九頁）。精神保健指定医はICDに定める精神疾患の患者すべての入院に際し、患者自身の同意でなされる「任意入院」、保護者の希望・同意でなされる「医療保護入院」のいずれが妥当なのかを決める、というように精神保健福祉法に定める入院形態を遵守することを求められた。入院にとどまらず、この法律でう

ち出されたさまざまな施策が、患者に対する精神科医の態度に大きな影響を及ぼしたように思う。

この移行期に私は、一〇余年の臨床経験を積んだ精神科医としてその大きな変容を肌で体験した。医療に精神保健福祉法の言語体系が入り込み、一種の文化間葛藤の只中に投げ込まれ、戸惑いを感じた精神科医は多数いたように思う。学生運動の余波がまだ残ってたこの時期、これに積極的にかかわった精神科医の一部は、国家権力に支配されるのは意に反するという考えのもと、精神保健指定医の資格をとるという選択を敢えてしなかった。新左翼運動におそるおそる参加した私などは、なるほど一貫した立派な意志表明であると、感心した記憶がある。

精神保健福祉法が施行されて、多くの精神科医が、治療者の立場に加えて、特に入院患者に関してだが、それと自覚することなく広義の精神鑑定の業務に携わることになった。この業務において、医師は入院に関する公的文書を患者、ないし家族に示し、署名をしてもらう。厳密にいえば、精神保健指定医は厚労省に委託される形で、公的権力のもとに患者の入院手続きを行う業務を任されている。

これは革命的ともいえる際立った変化だった。一九五〇（昭和二五）年に制定され長く続いた精神衛生法では、（放火や殺人など明らかな犯罪を犯した精神疾患患者に対する強制入院制度である）措置入院に焦点があてられ、精神衛生鑑定医の職務が定められていた。そこでは、一部の精神科医がそうした公的業務に携わるだけであった。ところが、精神保健福祉法では、精神科病棟に入院するすべての患者に対し、この法律に定められるすべて潜在的には強制的な法的拘束力の含みをもつ入院手続きを執り行うことになった。

単なる治療者として患者に接する局面と、精神保健指定医として患者に接する局面は本質的に違う。精神保健福祉法の時代に入り、精神科患者の入院治療全般において、法的見地が優位になり、やや大げさに聞こえるかもしれないが、それまでの医師と患者のお互いの信頼に基づく入院形式は消滅したように思える。治療者の役割と精神保健指定医の役割を担うことは相いれないことから「役割間葛藤」に悩む正義感をもつ真摯な仲間もいた。新しい体制になり、実際いくつかの不都合が生じた。たとえば、大学病院を含む総合病院精神科（開放）病棟へ入院のため、パニック障碍や軽症うつ病の患者に対し、「任意入院」の手続きを進めようとしてその書面を渡すと、患者は、そこに記されている「任意」の意味とは矛盾する、次のような患者の自由を拘束する含みをもつ二枚舌の文言に驚き、入院を考えこんでしまい、時に入院をとりやめてしまうことがある。

「あなたの処遇は、原則として開放的な環境での処遇となります。しかし治療上必要な場合にはあなたの開放行動を制限することがあります。」「あなたの退院の申し出により、退院できます。ただし、精神保健指定医が診察し、必要があると認めたときには、入院を継続していただくことがあります。その際には、入院継続の措置をとることについて、あなたに説明いたします」。

この文書のもとになっている任意入院に関する精神保健福祉法の条文を、参考に抜粋する。

第二十条　精神科病院の管理者は、精神障害者を入院させる場合においては、本人の同意に基づいて入院が行われるよう努めなければならない」（二百四頁）。

第二十一条2　精神科病院の管理者は、自ら入院した精神障害者（以下「任意入院者」という）から退院の申し出があった場合においては、その者を退院させなければならない。

第二十一条3　前項の場合において、精神科病院の管理者は、指定医による診察の結果、当該任意入院者の医療及び保護のため入院を継続する必要があると認めたときは、同項も規定にかかわらず、七十二時間を限り、その者を退院させないことができる」（二一七頁）。

なかなか厳めしい文言である。精神保健福祉法はまさに精神疾患をもつ者に対する生政治の政策であることがわかるだろう。

患者は、なぜこのような強制的な含みをもった形の入院を、自分はしなければならないのか、あるいは、外来担当医はなぜこのような入院を勧めたのかと、精神科治療に不信の念を抱き、医師と患者の治療関係にひびが入ることもしばしばである。このように、入院の手続きの段階でせっかく患者が自主的に決断した入院が暗礁にのりあげてしまうのは、はなはだ遺憾である。医療スタッフの側からすると、軽症うつ病の診断のもと任意入院の形態で入院したものの、急に「死にたい」と希死念慮を表明し、即刻退院を希望するといった事例などを頭に浮かべると、任意入院の形態はなかなか巧妙にできていることがわかる。

しかしながら私としては、少なくとも判断能力に全く問題がない伝統的診断でいう不安神経症や抑うつ神経症、強迫性神経症など、また睡眠障碍の検査入院などについては、原則、内科や外科病棟等に入院する時と同じく、医療法に定める、本人の希望があればいつでも退院できることを保証している「自由入院」がふさわしいと考える。ところが、精神保健福祉法に定める精神疾患がＩＣＤ分類のなかに記載されたすべての臨床単位へと拡大されたため、精神保健福祉法では認められていない自由入院の形態をとりにくくなってきている。大多数の大学病院の精神科病棟でもこの法律に従った入院制度を採用しており、事情は同じである。

このように現行の精神保健福祉法は精神科病棟への「自由入院」を認めていないため、精神科入院患者が自身に対し負の烙印を押すスティグマを惹起ないし助長する側面があることを指摘しなければならない。

学生運動と連動する形で、イギリスの精神科医レイン⒂など広義の実存的精神医学の実践家の影響下により発展した反精神医学は、精神科患者における健常な主体と自由を尊重し、精神疾患に対する精神科医自身のスティグマを見つめ直し、これを棄却することをめざす運動であった。この批判に行き過ぎがあった面は否めないが、その意義は現代でも失われていない。

反精神医学の動きを知らない若い世代の医師は、精神保健福祉法に従ってなんの疑問もなく入院手続きを行っている。そのとき、医師は行政事務官のように振舞っている。そうするなか精神科医自身において、暗黙の裡に精神疾患に対するスティグマが育まれてしまう可能性があることだろう。実際、判断能力は全く問題ないと認められる事例に、強制的な制限を発動する可能性を盛り込んだ入院形態を運用するなら、その行為は患者に対するスティグマを内に含んでおり、人道上大きな問題をはらんでいる。人権の尊重をうたいながら、かえって人権侵害を犯すことになるからである。こうして、患者の自由に対する法的制限を前提にした規定をもつ任意入院の形態は、治療的にかえって信頼感に根ざした医師－患者関係を変質させてしまう危険があり、反治療的な面さえあると言わざるを得ない。

それゆえ、治療的な観点からも、精神疾患に対しても自由入院の形態を法的に容認することが検討されてよいだろう。これは、日本の精神保健福祉法には評価すべき点が多々あることを認めた上での、個人的な提言であることを断っておかねばならない。参考に付け加えると、たとえばフランスでは任意入院のような制度はなく、精神科病棟での治療につき自由意志が表明できる患者に対しては、内科や外科と同じ自由入院の形態での入院がなされている。

精神科病院ではひと頃、自由に外出でき、望めば退院もできる開放病棟をそなえている施設が多かったように思う。つまり自由入院が推奨されていた時期にあたる。ところが精神保健福祉法が定着するのに伴い開放病棟がかえって減少している観を禁じ得ない。精神保健福祉法によって任意入院、医療保護入院などの入院形態が定められ、少なくとも精神科病棟への入院に関しては国家主導の管理化が進んだことは間違いない。それは、精神疾患患者に対する管理化にとどまらず、精神科医に対する管理化にほかならない。こうした政策の誘因となったのは、精神疾患をもつ患者によるいくつかの重大殺害事件であったことも明記しておかなければならない。

Ⅲ　ＤＳＭ－５――脳科学優位の方法論の問題――

アメリカ精神医学の指導的立場にあったアンドリアセン[2]は、精神科医が操作的診断体系を基調とするアメリカ精神医学会刊行の『精神疾患の分類と手引き』（ＤＳＭ－Ⅳ、一九九四、ＤＳＭ－Ⅳ－ＴＲ、二〇〇〇）を金科玉条のように使用し、患者による病気の語りに耳をかさないで診断する風潮に警鐘を鳴らした[2]。その憂えの一つは、患者の主体性を尊重することがないがしろにされる点で、このようなＤＳＭの運用の仕方は「非人間化作用（dehumanizing effect）」をもたらす危険があると、アメリカの「ＤＳＭ精神医学」を激しく批判した。アンドリアセン女史自身この診断体系の発展にかかわっていることからして、そこには自身の反省の要素もあったと思われる。

二〇一三年に鳴り物入りで大胆な改版をほどこして刊行されたＤＳＭ－５は、この「非人間化作用（dehumanizing effect）」をさらに推し進める側面をもっている。その理由を一言で言えば、精神疾患を生物学的次元で体系的に説明しようとする脳科学の考え方が強調されているからである。精神疾患の理解において患者の（無意識の）主体性に配慮する視点が視野の外におかれ、還元的思考が前面に打ち出された。その意味で、わが国の精神科医において精神疾患に対するスティグマを高めるもう一つのありうる誘因として、DSM精神医学が挙げられることを指摘したい。

DSM－5では、精神疾患分類の第一の群として、自閉スペクトラム症、注意欠如・多動症に加え知的障害を包摂した「神経発達障碍群」、次いで「統合失調スペクトラム障碍および他の精神病性障碍群」、第三の群として双極性障碍を据える。また、認知症は神経認知症障碍群（neurocognitive disorders）と総称された。そこから察せられるように、精神疾患を一貫して神経ネットワークの異常として最終的に理解し、切り分けるという強い意図が込められているように思える(9)。

大局的にみれば、DSM－5は、精神疾患を神経発達の障碍ないし神経認知の障碍と捉える布置をもっている。さらにいえば、すべての精神疾患を脳に座をもつ認知機能の障碍と捉えようとする意図を感じる。これは脳科学の見地からすれば、整合性のある把握の仕方で、病態把握の上でも意義がある。たとえば、うつ病や双極性障碍、また不安障碍、強迫性障碍なども、乳幼児期にさかのぼれば神経発達の異常と把握できるだろう。また、長期経過のなかでパーソナリティ機能の著しい不全をきたした精神疾患は、厳密にみればすべて認知の障碍と把握することも不可能ではないだろう。しかしながら、こうした観点は一面的で、それぞれの精神疾患の質的把握に難点をきたす。統合失調症や神経症圏などの診断基準がそのよい例で、質的規定が排除され、実際の臨床にはそぐわない混乱をきたすことが考えられる。

たとえば、統合失調症の診断基準は次のようになっている。以下のうち二つ（またはそれ以上）、おのおのが一カ月間（または治療が成功した際はより短い期間）ほとんどいつも存在する。これらのうち少なくとも一つは（一）か（二）か（三）である。（一）妄想、（二）幻覚、（三）まとまりのない発語（例：頻繁な脱線または滅裂）、（四）ひどくまとまりのない、または緊張病性の行動、（五）陰性症状（すなわち感情の平板化、意欲欠如）[1]（九九頁）。

この基準に従うと、幻覚、妄想に対して明確な質的規定がまったくなく、幻覚、妄想があるだけで統合失調症の診断がつけられてしまうおそれがある。あるいは幻覚、ないし妄想とまとまりのない発語（例：頻繁な脱線または滅裂）があるだけで統合失調症の診断がつけられる。このような単純かつ安易な規定は、シュナイダー[17]が統合失調症の診断をするにあたって強調した「控えめな態度」とはおよそかけ離れており、過剰診断がなされることは容易に推測される。

たとえば、双極性障碍で幻視や幻聴と脈絡を欠いた支離滅裂な発語（実は観念奔逸）が存在するという判断のもと、あるいは心的外傷後ストレス障碍（ＰＴＳＤ）で、幻覚（実はフラシュバック）や妄想（実は幻想）が存在するという判断のもと、ＤＳＭ－５に照らしてそれぞれ統合失調症と診断されている事例が散見される。病名告知が常套化している現在、統合失調症の診断が不用意に下されることは患者に医原性のスティグマをおしつけることになるので注意を要す。

精神科クリニックなどでは、統合失調症の診断がつくと、予後が悪い病気であるという判断のためと思われるが、患者の年齢やおかれた状況を鑑みることなくほとんど機械的にすぐさま「精神障害者年金」を申請しなさいと指示する医師がいる。社会復帰の可能性が十分ある統合失調症エピソード初発のある青年は、セカンド・オピニオンを求めて家族とともに私のもとを訪れた。彼は、病名を告げられたのに引き続き、精神障害者年金を勧められて、ひどいショックを覚えたという。診察場面が思い出されて怖くて眠れなくなったとも述べる。統合失調症の病名を患者に伝えることは、患者家族にもあてはまることが多いように思うが、がんの告知と同様、この青年のように外傷性を帯びる可能性について配慮すべきである。精神科領域での病名告知は、がんの告知とは質を異にし、深刻な「非人間化作用」を及ぼす危険をもつ。とりわけ、患者が全く心の準備がない時になされる「不意打ちの病名告知」(10)は手ひどい心的外傷をもたらしやすいので、慎重に対応すべきである。この事例では、精神科医自身が統合失調症に対し偏った見方をしており、スティグマをもっていることを示す。

ＤＳＭ精神医学をもっぱらの拠り所にして、患者に尽くしたいという善意の気持ちで診療にあたる精神科医は、脳科学優位の思考に無批判に従ってしまう結果、精神疾患を抱える人に対する過剰な障碍化が、それと知らないうちに生じている可能性がある。

神経症圏についていえば、精神分析の見地が排除され、「葛藤」の術語は姿を消し、ストレス因子の用語があるだけである。しかし神経症圏の病態は、精神分析が明らかにした医療者と患者のあいだで、無意識のうちに生じる愛と攻撃性からなる転移・逆転移という現象を理解しておかないと、もうこんな患者とは話したくない、会いたくないという気持ちを強め、スティグマが生じやすい。転移・逆転移は治療者－患者がともに時間、空間を共有する出会いの場面において、双方の無意識の力動が知らないうちに賦活されて生じる現象である。面接において、治療者に対する患者の熱烈な愛の感情にまで達することもある陽性感情の出現、つまり陽性転移が起こる一方で、治療者に対して憎しみや怒りの感情の出現、つまり陰性転移が起こる。他面で、治療者の側でも自分では意識しないうちに患者に魅力を感じ、面接時間が知らないうちに長くなるといった患者に対する陽性感情の出現、つまり陽性逆転移、また自分では理由がわからないまま患者に対する憎しみや怒りといった陰性感情の出現、つまり陰性逆転移が生じることもある。神経症の患者との面接を――別に精神分析的アプローチをとらなくても――なにげなく繰り返しているだけで、陽性転移、陽性逆転移、陰性転移、陰性逆転移が交錯しながら順次出現することもある(11)。

そうした無意識の力動を基礎に、治療が膠着状態に陥る悪性の転移の出現をみる病態が境界性パーソナリティ障碍である。ある患者は治療者に会うなり、一目惚れのように、「はじめて自分を救ってくれる治療者に出会えた」と喜び、治療者に過度の期待をして理想化する。治療者も患者に関心を抱き、当初患者の要望に応じ優に一時間を超える面接をする。しかし、治療者は患者の要望にいつまでも応えることができない。そうすると、突然治療者に対する攻撃的態度や怒りが表明される。こうした行動化の局面で、自傷行為や自殺企図がなされることもある。ＩＣＤ－11でいえば、「ボーダーライン・パターン優位のパーソナリティ症」と診断される病理である。冒頭で言及したように、境界性パーソナリティ障碍に対する精神科医のスティグマが高くなるゆえんである。もしも、医師がこのような無意識の力動について多少とも理解を持ち合わせていれば、治療者に対する攻撃性や逸脱行動が出現する道筋がわかり、患者に対するスティグマは是正されると思われる。

自己像を形成する上で、親のイメージをいかにとりこむかといった対象関係の観点、また最終的に言語によって〈私〉が構成されるといった観点は脳科学の射程の外にある。突き詰めれば、生物学的医学と（社会学や人類学、哲学、言語学などの）人文科学の交差点に位置する精神医学は、精神疾患を「遺伝子－言語複合体」(12)の失調、あるいはより適切には転態（メタモルフォーゼ）と大きく捉えることが病態理解および治療に要請されるのだが、言語の次元が今日の精神医学では顧慮されない（第四章参照）。

Ⅳ　「空気を読めない（読まない）」人に対するスティグマ、日本における場の論理

アスペルガー障碍、次いで自閉スペクトラム症、あるいは（広汎性）発達障碍の概念は（精神）医学の領域を超えて、一般の人々にもすぐ受け入れられ、驚くべき速さで人口に膾炙した。とくに日本での普及が際立っているように思う。そのなによりの理由は、日本の文化・社会が人と人の間の雰囲気、場を大切にする伝統をもっていることに求められると考えられる。

自分の夫は「アスペルガー」だと思うので診断してほしいといった類の相談事例がときどきある。実際に当人と会ってみると、自己中心性が目立ち、親しい同胞に対し愛憎なかばする感情を特徴とする神経症とみるべき事例である。また、精神科クリニックでアスペルガー障碍の診断がつけられた事例（一〇代後半男性）につき、セカンド・オピニオンを求められて診察してみると、同級生との関係でプライドを傷つけられたという挫折を契機にして、対人不安と猜疑心が目立った神経症（社交恐怖）と診断すべき事例であることもあった。さらに付け加えれば、従来なら境界性パーソナリティ障碍と診断される事例が、自閉スペクトラム症と診断されている事例にも出会った。

ＤＳＭでは診断基準から主観的側面をなるべくなくす方向で改訂が進んだ。医師による個人差をなくし、誰でも同じように診断できるようにするという利便性と客観性を重視する指針のためである。そのため、従来、患者の主観的な語りを大切にして、診断が下され、治療者との関係のあり方にも目をやって、したがってある程度の縦断的推移をふまえて、はじめて診断が下された神経症概念は消滅したともいえる。神経症の亜型と位置づけら

れる境界性パーソナリティ障碍の診断では一層のこと、診断には治療者との多少とも長期的な関係様態の推移が重視されていた。

操作的診断体系の抬頭とともに、当人の対人関係が社会の場でどのようになっているのか、といった外部からの行動観察をもとに、対人関係が狭まり周りの空気が読めないといった事例には、即座にアスペルガー障碍、ないし自閉スペクトラム症の診断を下す風潮が出てきた。そのなかには、従来診断に従うなら神経症と診るべき事例が一定数含まれている可能性があることを指摘しておきたい。ＤＳＭの指針そのものは納得できるものだが、対人関係を病因の核にもつものが多い精神疾患の診断には限界があることを認める必要があるだろう。

ＤＳＭ－５では、自閉スペクトラム症の診断の項目における注で、「ＤＳＭ－Ⅳで自閉性障害、アスペルガー障害、または特定不能の広汎性発達障害の診断が十分確定しているものには、自閉スペクトラム症の診断が下される」[1]（五〇頁）と説明されていることからわかるように、古典的な自閉症とアスペルガー障碍が自閉スペクトラム症という一つのカテゴリーのもとに包摂された。この点はＩＣＤ－11もＤＳＭ－５の自閉スペクトラム症概念を継承しており、同じである（第三部参照）。ほとんど自発的には言語を発することができず、反響言語が目立つ自閉症と、言語を自由に話し、一定の社会適応をしている高機能自閉スペクトラム症を同じ性質の病態とみるのは、臨床的な見地からしてかなり乱暴である。きびしい言い方をすれば、古典的な自閉症を抱える人と高機能自閉スペクトラム症を抱える人に対するしかるべき評価をしていない点で、いずれの群の人たちに対しても暴力の行使につながると考える。このスペクトラム概念では、パーソナリティ機能および社会機能が高い自閉スペクトラム症に対するスティグマが高くなってしまうおそれがないかと心配する。

実際、結婚してまもなく、夫が抑うつ状態のため精神科を受診し、アスペルガー障碍と診断され、妻と彼女の両親はそのことに驚き、子どもをつくるのも心配になり、離婚を決めてしまった事例があった。アスペルガー障碍に対するスティグマが根強いことをうかがわせるアネクドートである。精神科医にあっても、アスペルガー障碍がＤＳＭ－５で「神経発達障碍」のなかに組み入れられたことから、脳の病とする見方が支配的になり、スティグマが高まった可能性は否定できない。

二　ウィトゲンシュタイン

今日、ハイデガーと並び、二〇世紀最大の哲学者の一人にあげられるウィトゲンシュタインは、いわゆる場を読めない（むしろ、場を読まない）人物で、孤高の生活を送った。この点からも、彼をアスペルガー障碍ないし自閉スペクトラム症だと操作的に診断することが支持されるかもしれない。自閉スペクトラム症の診断に関する議論は第九章で行う。ウィトゲンシュタインは自分の病理について彼は、日記のなかで大変鋭い洞察をしている。そこを読むと、彼の人間関係の内実がよくわかる。

「私は大部分の人間よりもむき出しの魂を持っている。私の天才とはいわば、そこにあるのだ」[19]（九八頁）。

「私の思考装置は飛びぬけて複雑で繊細な造りであり、そのため普通より敏感なものだと思う」[19]（五一頁）。

「もっと粗い仕組みなら妨害しないような多くのことが、この装置の働きを妨害し、活動できなくする。」[20]（五一頁）。

以上の内省は四〇歳前半のもので、時期的に有名な『論理哲学論考』を完成させケンブリッジにいるときに書かれている。自分が天才であるという言葉は正しい洞察である。しかもその天才は、「極めつきの高い知性」と「極めつきの繊細な感性」からなっていることを認めている（第九章参照）。あわせて、「飛びぬけて複雑で繊細な造り」ゆえに、他人の存在や談笑、周囲の物音に非常に敏感になること、またそのため、自分の思考装置が働かなくなることも書かれている。つまり、人の多い雑踏などでは疲れやすく集中力が下がる。逆に、人里離れたところだと、過ごしやすく才能を発揮できる。これは彼がノルウェーの人里離れた村に時々滞在して、思索を深めたことを思い起こせば、合点がいくところである。

またウィトゲンシュタインは、「他の人」と比較して、「精神」の次元が自分にとって生きるのにふさわしい場であることも自覚している。

「私がより精神的な次元に赴く場合、その次元においては自分で人間であることができる。そこでは私は正しいのである。」[20]（六七頁）。

「これに対して、他の人間たちはそれほど精神的でない次元においても人間であることができるのだ」[19]（六七頁）。

ここで彼は、奇しくも普通の健常な人々の住処となる「世俗的な共同社会」と、高次な哲学的思索や宗教的思索の場となる「精神の世界」を峻別し、普通の人は世俗的な共同社会において「人間となることができる」のとは対照的に、自分は精神の世界においてはじめて「人間となることができる」と述べる。世俗的共同社会では生きづらく、劣等感をもたざるを得ない。俗世間では、自分が異邦人である感覚や疎隔感が生じる。ところが、精神の次元に赴くと、生きる喜びが享受される。
この洞察は正常性を相対化する視点を提示しており、精神医学において傾聴に値する。高度産業社会が地球規模で拡大し、社会に役立つこと、利潤を生む社会活動をすることが健常で、これができないのは病的であるという考えが社会通念になってしまった観がある。端的にいえば、有用性の原理が正常性の条件となった。こうした正常性こそ、今日の精神医学が拠って立つものにほかならない。前章「ＩＣＤ－11パーソナリティ症の臨床的意義と歴史的意義」で、パーソナティィ症の診断閾値が下がったことを指摘した。有用性の原理が支配的なパラダイムになってきた高度産業社会の時代に、自閉スペクトラム症とパーソナリティ症のカテゴリーがともに装いを新たにして提出されたことは意味があるのではないだろうか。
ウィトゲンシュタインは自分のパーソナリティ特性に関し正しい内省をふまえ、生きる戦略を次のように定式化した。

「私はもっと希薄な大気の中で生きなければならない。そこに属しているのだ。そして、もっと濃い気圏で生きようと望むのを許されている他の人々と、共に生きようという誘惑に屈してはいけない」(20)（六八頁）。

彼は世俗的共同社会でたくましい健常な人とともに生きる誘惑を拒絶し、精神の次元での孤高の生を選択する。要するに、この哲学者は「極めつきの、高い知性・繊細な感性」ゆえに生来、俗世間に生理的といってよい違和感をもち、天上の世界に親和性をもつ。彼自身が語る繊細な思考装置のあり方、生き方はクレチマー(14)により提起され、現象学・人間学的精神理学の立場から掘り下げられた統合失調病質（分裂病質）の存在態勢にほかならない。その意味では、事例ウィトゲンシュタインは古典的な統合失調病質に入ると捉えた方がより適切だろう[13]（第九章参照）。

彼は四歳になるまで言葉を話すことができず、その後吃音があったという。一般に生来高い知性と感性をそなえた人は考え深く、この世に誕生して世俗社会に適応するのにきわめて大きな課題を抱えていることは十分考えられるところである。言葉を学ぶ場面でもそうで、乳幼児期に言葉の「発達」が遅れ、吃音を呈する天才人は少なくないように思う。

このような事例をふまえると、精神医学は生来、高い知性と繊細な感性の双方を兼ね備えた傑出人については、彼らが最初に出会う世界との「原初的不調和」が質、量において著しいことも考慮に入れ、統合失調病質や自閉スペクトラム症などとは別のカテゴリー、あるいは亜型を考えることが理にかなっていると私は考える。

Ⅴ　狂気内包性精神病理学

高度産業社会に突入した現代、生活速度が加速し、仕事に時間をとられるあまり、あるいはさまざまなガイドラインに従った行動を要求され、人々は喜怒哀楽の感情を心から正直に表出することが少なくなっている。感情と論理の均衡は大きくくずれ、論理が肥大化し感情が貧しくなっているのは誰しも認めることだろう。効率と生産性、利潤を第一のモットーとするグローバル化の現代社会自体、本来豊かな力動性をもつ言語が平板化し、「アスペルガー化」[8]している可能性があるのではないか。この観点からは、ＩＴ社会を生き抜く上でアスペルガー障碍は「最適者」とは言わないまでも、優れた才能をもつ適応者として登場していると言うことが可能である。

臨床現場で働く医師について言えば臨床実践の現場で仕事をする以上、医師は科学知だけでなく、人間について幅広い知と深みのある感性を培うことを要求される。とりわけ精神科医にこのことがあてはまるのは言うまでもない。フロイトの精神分析を含む広義の精神病理学は、精神疾患についての科学知を補完する役割をもち、スティグマの軽減に寄与すると思う。さらに精神疾患を体験した人が書いた病の記録、ないし思索から教わる事柄も大きい。二人をとりあげたい。

一　ビアーズ

まず精神衛生運動の創始者ビアーズについて言及したい。彼は名門イエール大学を卒業後、実業家の道を歩んでいる途中、精神病を発症し、コネチカット州の精神病院に入院する。計三年に及ぶ入院の後、完全寛解に達し、精神病院で受けた非人道的な仕打ちなどを含め自分の病の記録を綴った著作『わが魂にあうまで』が一九〇八（明治四一）年に刊行された(4)。この著作が人々の心を動かし、精神衛生運動がアメリカ全土で広がった。日本では、最初この本の抄訳が一九〇二（明治三五）年創立の精神障碍を抱える人たちへの支援をする救知会の機関誌『救知会会報』（一九四〇年）に掲載され、わが国の精神衛生運動の発展に寄与した(5)。退院後、完全寛解をみ、精神科患者の人権を尊重し、処遇を改善する精神衛生運動に精力的に取り組むことになったビアーズは、この著作の結びで、精神衛生運動に関し印象的な言葉を次のように記している。

「しかし最も基本的なことは、技術的な改革でも、治療でも、予防でもなく、これらすべてに優先する条件は、精神障碍者に対する精神的な態度が変更されることです。彼らは人間であり、愛も憎しみも知り、ユーモアの感覚もあるのです。最も悪い状態の人でも優しさに感動するのがふつうです。正常な男女以上に、生き生きとした感謝を述べることも稀ではありません。彼らとかかわりを持ち、治療にかかわったことのある人なら誰でも、そのような例を知っています。一般の人々でさえ、狂人も感謝を捧げることがしばしばある事実に気づいています」[3]（二五三頁）。

「精神病者が繊細な感情を顕著に表出することについて、私の関心を呼び起こしてくれるのは、マサチューセッツの州立病院を訪れたときに出会った医師でした」[4]（二五三頁）。

この言葉は、精神病者といえども狂わない精神を保持しており、このことを尊重することこそ治療や予防の前提であるという認識を示す。狂わない精神については、ヤスパースがファン・ゴッホやヘルダーリンなど精神病に陥った天才を論じた際に明言している[13]。「精神は病むことができない」「精神は無限の宇宙に属」すという見解がそれである。こうした天才的な人物だけでなく、ビアーズが精神病院での入院経験から述べたように、病院に入院している普通の精神病患者においても、さらに統合失調症による明らかなパーソナリティ機能低下に陥っていると見なされる患者においてさえも、ささやかなりとも、透徹した鋭いまなざしが見てとれるはずである。今日の精神医学では、病む主体についての考えがないため、狂いから免れている精神を認める視点が欠落している。

二　ウィトゲンシュタイン

再びウィトゲンシュタインを参照したい。ウィトゲンシュタインの卓越した思索は、アスペルガー障碍などといった障碍概念に帰すことができない高い質をもつ。著作『論理哲学論考』はいかに生きるのかを論じた倫理の書という側面をもち、精神医学にとっても啓発的である。

たとえば『論理哲学論考』において、科学的な考え方が支配的になっている時代精神を糾弾する態度がはっきり表明されている。

「現代の世界観はすべて、その根底において、いわゆる自然法則を自然現象の説明とする誤りを犯している」[20]（六・三七一）。

世界を自然法則で説明できるなら問題はすべて解決する、という科学の見地に異が唱えられるのである。彼にあっては、世界をみる際、人は世界が存在していることそのものに驚くという審美的態度が重要であるという認識が控えているのである。このことは次の断章で書かれている。

「世界がいかにあるかが神秘ではない。世界があるということが神秘なのだ」[20]（六・四四）。

「永遠の相のもとに世界を直観するとは、世界を――かぎられた――全体として直観することにほかならない。かぎられた世界としての世界にいだく感情、これこそ神秘的なものだ」[20]（六・四五）。

彼は世界が存在するということを神秘と感じる。世界が存在することは、強度の印象性を帯びて彼にたちあらわれた出来事なのである。この種の審美的態度は芸術家や詩人になるための条件といってよいもので、彼が日記で述べていた「むき出しの魂」に由来すると思われる。

審美的態度を重視するなかで、科学の限界についてはっきり論じる。

「科学上のありとあらゆる問題に解決が与えられたとしてもなお、人生の問題はいささかも片付けられていないことをわれわれは感じている」(20)（六・五三二）。

科学によっては「人生の問題はいささかも解決されない」という見解は、科学を全面的に信奉する「科学パラノイア」に対する批判で精神医学にも敷衍できるだろう。すなわち、科学によっては、精神疾患を抱える人の理解はできない。また、科学によって精神疾患はすべて解明されるわけではない。

精神疾患を抱える患者は、ビアーズの指摘をまつまでもなく、繊細な感性をそなえている。「場を読めない」と烙印を押される人々も、ウィトゲンシュタインがそうであるように、非常に繊細な感性をもっていることを知っておかねばならない。

したがって精神科医は、患者と交流する際、繊細な感性に同調するだけの豊かな言語能力をもちあわせることが望まれる。それは「無条件の歓待」の精神でもって患者に接することに通じるはずで、スティグマを減らすことができるだろう。そうした言語能力を培うには、狂気を取り込んだ狂気内包性の精神病理学の知が肝要であると考える(7)。

Ⅵ　コネチカット・ニューヘブン

私は冒頭で言及したアメリカ精神医学会に出席した後、ビアーズによる精神衛生運動が最初に始まったコネチカット州ニューヘブンに赴き、精神科施設を訪問した。ビアーズが開設したクリニックは、児童精神科施設になっていたのだが、残念なことに、そこにビアーズの足跡を記した展示室や碑はなかった。さらに記念碑的著作『わが魂にあうまで』（A Mind That Find Itself）のことを尋ねても、知っているスタッフはだれもいなかった。すでにこの著作が出されて一〇〇年が優に過ぎているわけだが、歴史の忘却が生じるのは早いと思った。

外来と入院施設があるコネチカット・メンタルヘルス・センターでは、次のような掲示をみて驚いた。精神科患者だからといって、アパートへの入居を断ってはいけないというコネチカット州で定められた法令である。これはまさに、アメリカ精神医学会の会長演説で強調されていた精神科患者の差別をなくすという指針を実践している好例である。アメリカの自由・平等の精神がなお健全であることを実感した。日本ではここまで立ちいったスティグマ廃絶に向けた動きはないように思う。

第二部　グリージンガー・クレペリン・ヤスパース

第四章　グリージンガーにおける神経生理学と力動精神医学

二〇一七年一〇月ベルリンで開催された世界精神医学会議に参加した折り、私は以前から「是非」と念じていたベルヴュ病院精神科の訪問を果たすことができた。大部分の臨床科は新たにセンター化された大学病院の建物に入っているのだが、幸いなことに精神科は旧い単独の建物が使用されていた。それは威容を誇るお城を思わせる立派な造りであった。

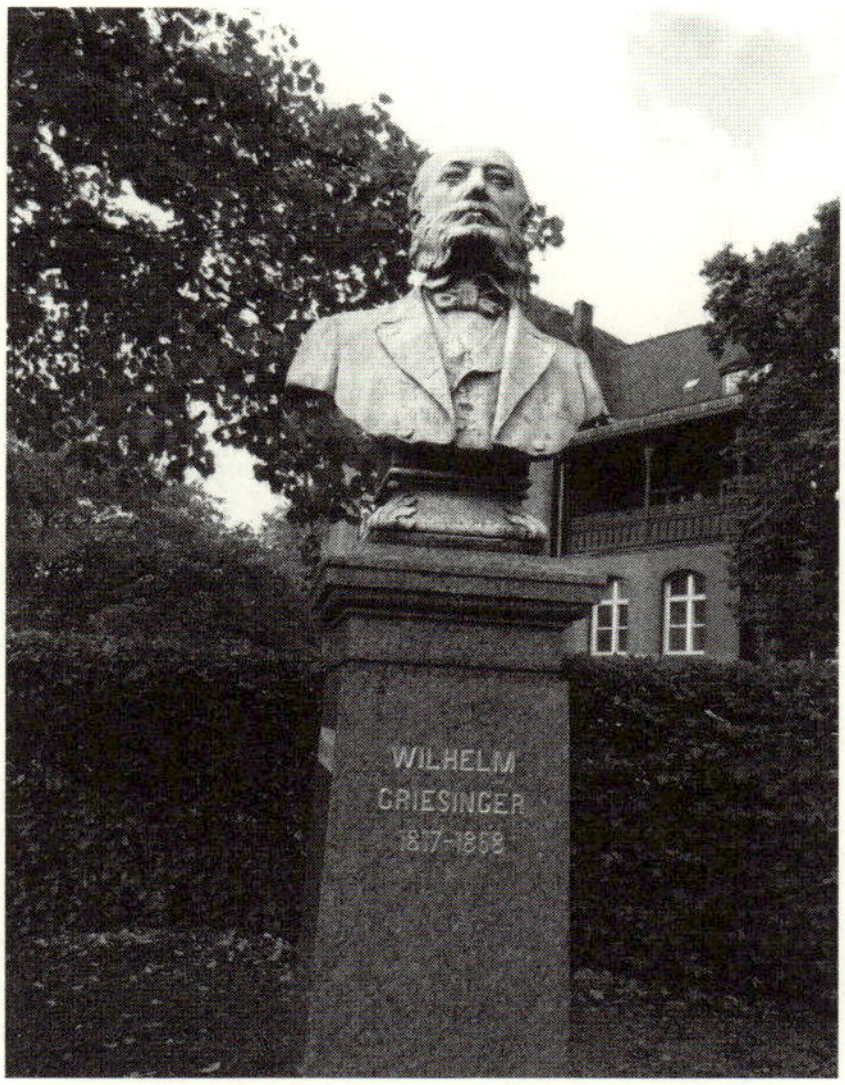

図４ グリージンガー（1817-1868）
2017 年 12 月 8 日　筆者撮影

「精神・神経クリニック」（PSYCHIATRICHE UNERVEN KLINIK）と大きな文字で記された正面の玄関の手前に、聡明で気品のある表情をしたグリージンガーの立派な銅像が建てられていた。それを前にして私はグリージンガー教授に会った気分になり親しみがわいた（図４）。内部に入ると、外来患者も入院患者も通る広い廊下の（片側の）壁全面にベルリン大学医学部精神科の輝かしい歴史が年代順に記されている。症状精神病で有名なボネファー、筋感幻覚の提唱者クラマー、また東西分裂の時代に東ドイツから教授として就任したレオンハルトの名前もある。その要の位置に据えられているのがグリージンガーで、「精神疾患は神経疾患である」（Geisteskrankheiten sind Nervenkrankheiten）という有名な彼のテーゼが大きな文字で書かれている。

欧米における近代医学の発展と確立において、一九世紀初頭から始まるパリ学派(17)は臨床医学や病理解剖学、実験生理学などにおいて目覚ましい成果をあげた。後進国だったドイツはこの動きに啓発される形で一九世紀後半に大きな飛躍をみせる。一部のドイツの青年医師はパリに赴いて学び、後にドイツで指導的立場に就いた。

その一人が一八六五年（四八歳）、ベルリン大学に教授として着任し、一八六六年、神経科と精神科を併合し「精神神経科（Psychiatrischen und Nervenklinik）」を開設したグリージンガーである。同年、ドイツ語圏精神医学の代表的雑誌となる『精神医学・神経医学誌（Archiv für Psychiatrie und Nervenkrankheiten）』を創刊する一方、「ベルリン医学心理学協会」を発足させた。もう一人挙げなくてはならないのは、テューービンゲン大学医学部の親しい学友・ヴンダーリヒである。テューービンゲン大学医学部内科教授に就任し、大学病院に入院している患者すべてに体温を測ることを最初に始めた人物である(30)。コロナ禍の折りすべての人に励行された体温測定は、遡るとヴンダーリヒの功績なのである。彼は精神医学にも造詣が深く狭義の内科医にとどまらない優れた学識の持ち主である(29)。付け加えると、一八七六年（明治九年）から東京医学校（現在の東京大学医学部）内科教授として日本の医学に多大な影響を及ぼしたベルツは、ライプツィヒ大学医学部時代のヴンダーリヒに指導を受けた弟子にあたる。

グリージンガーの親しい学友に、マールブルク大学外科教授になったローザーもいる(18)。まだ三〇歳に満たない若い三人は、ドイツがロマン主義医学から脱し、新時代の自然科学的方法に基づき変革されなければならないという使命感のもとに連帯した。ヴンダーリヒとローザーが一八四二年に「生理学的医学」をスローガンに掲げる雑誌『生理学的医学誌（Archiv für physiologische Heilkunde）』を創刊し、二年後からグリージンガー（二七歳）も編集に参加し、ドイツ医学に新風を吹き込んだ。「精神病は脳の疾患である」というテーゼはそうしたドイツ医学の新しい息吹のなかで提出された。これから二つの章では、現代精神医学を触発する事項が多々あるという関心から、主著『精神病の病理と治療』[9]の精読を試みたい。著作の「各論」の部で扱われる精神疾患分類については次章に回し、ここでは「総論」に力点をおきたい。

なお、引用は原則、邦訳[12]に従っているが、必要に応じ原語を補い、部分改訳（ないし全面試訳）をしている。この点は、クレペリン、ヤスパースについて論じる第六、七章についても同様であることを、あらかじめ断っておく。

Ⅰ　『精神病の病理と治療』の成立事情一般的位置づけ

一八四五年、二八歳の若さで『精神病の病理と治療』[8]を刊行したグリージンガーは、一八四〇年から一八四二年まで公立のヴィンネンタール病院で助手を務め、単一精神病論を説くツェラー[32]のもとで臨床経験をつんだ。短い期間の研修三年後に、臨床に根差し、卓越した奥行きの深い理論を提出した著作が完成したことは驚きである。引用されている症例にはフランスのものが散見され、フランスの記述精神医学の寄与も見逃せない。グリージンガーはテュービンゲン大学で医学を修めた後、六カ月あまりパリに滞在し、マジャンディーの講義を聞いた。コレージュ・ド・フランスの実験生理学の主任教授を務めたマジャンディーは、『実験医学序説』で著名なクロード・ベルナール[3]の師となる人物で、はじめて脊髄が求心性神経と遠心性神経から成り立っていることを明らかにした。著作『生理学要綱』[22]は、グリージンガーが科学的精神医学の方法論を発展させ、後述する脳脊髄神経の機能を論じるにあたり大きな影響を及ぼしたことは間違いない。加えてグリージンガーには、生物学的見地だけでなく、広義の精神病理学の見地もあり、その方面では哲学者ヘルバルト[12]による表象連合説の影響が大きい。

グリージンガーは、そうした青年時代に影響を受けた思想を精神科臨床の現場で自分なりに咀嚼して、傑出した独創的な創見を作り上げた。『精神病の病理と治療』は、まだ黎明期にあった精神医学に対し科学的な装いのもとに明確な方法論を提示し、疾患横断的な形で急性期と慢性期の病態を区別するなど重要なパラダイムを提出した点で画期的な力作であった。ヤスパースが『精神病理学総論』初版[15]を著したのが三〇歳のときである。それよりも若い年で、あのように非常に充実した内容の著作を書けたことは驚くべきことである。こうしてドイツ精神医学は、ピネル[25]、エスキロールに代表されるフランス精神医学に対し優位に立ち、世界をリードすることになった。『精神病の病理と治療』第二版[9]が一八六一年（四四歳）に刊行され、増刷された。西欧で高い評価を受け、一八六五年に仏訳、一八八二年に英訳がなされた。『精神病の病理と治療』は、「総論」に始まり「病因」「精神疾患分類」「治療」の項をそなえ、精神医学における最初の「精神医学教科書」といってよい。日本における本格的な精神医学教科書は、呉による『精神病学集要』（第二版）[20]石田による『新撰精神病学』[14]が知られているが、いずれも統合失調症概念の源になる早発痴呆の疾患単位が提唱されて始まるクレペリンによる精神医学体系[19]を典拠にしており、日本の精神医学の創設時代、グリージンガーの精神医学理論はふまえられていない。一般に精神医学の基本的な方法論は、ヤスパースの『精神病理学総論』により先鞭をつけられたとされる。しかしながら『精神病の病理と治療』の「総論」の部では、精神医学の基本問題である心身相関について、現代でも啓発的な議論がいくつも提示されている。このような吟味は、ヤスパースにはなかったように思う。

Ⅱ　テーゼ「精神病は脳の疾患である」の意義と外延

一　記述精神病理学の手法に基づく精神疾患分類

『精神病の病理と治療』の第一部「総論」(9)の冒頭は、「精神病の座とその研究方法について」と題し、精神医学にとっての基本は「精神病が関係する身体器官はどこか」という問いであるとして、それに答えることから始まる。

「精神異常という現象は、どの器官に属するものなのか?」(三頁)。

「精神異常が存在するとき、どの器官がどんな場合も常に病んでいなければならないのか?　この問いに対する答えが、精神医学総体の第一前提である」(三頁)。

「この問題の器官が脳にほかならないことが生理学および病理学の諸事実によって示されるならば、様々な精神病(psychische Krankheiten)には何よりもまず脳の様々な疾患(Erkrankugen des Gehirns)を認めねばならない」(三頁、原書一頁)。

グリージンガーというとテーゼ「精神病は脳の疾患である」の提唱者として知られるが、「生理学および病理学のエビデンスがあるならば」という留保がつけられ、このテーゼは慎重に提示されている。イギリスの言語学者オースティン(2)による発話分類に従えば、このテーゼは、生理学および病理学によってまだ十分な基礎づけを与えられていないので、事実の裏づけが首尾よくなされたうえでの事実確認的な発話（constative utterance）ではなく、厳密には、現在のところ「私はこう考える」という行為遂行性の発話（performative utterance）とみるべきである。

確かに、第三部「精神病の病型」に入ると、その冒頭で、現在のところ解剖学的知見に基づく分類は不可能であることを認める。

「精神疾患（psychischen Krankheiten）の分類をその本質に基づいて、つまり基礎にある脳の解剖学的変化の種類により分類することは、現時点ではなお不可能である」（二四五頁）。

そして、精神疾患分類は、当面、個別のさまざまな臨床症状とその一定の組み合わせからなる「症状複合」に基づく精神病理学的手法に頼るしかないことを認める。

「すべての精神疾患（Geisteskrankheiten）の組み分けが症候学によってのみ可能であると考えるなら、その分類もさしあたり、様々な症状複合（Symptomenckomplex）、様々な精神異常（Irresein、以下同様に訳す）の型によって決めるしかない」（二四五頁、原書二一一頁）。

グリージンガーが説く症状複合に基づく分類は、記述精神病理学の手法に基づく精神疾患分類にほかならない。この手法はクレペリンの体系からアメリカの精神疾患分類ＤＳＭ－５、ＷＨＯによるＩＣＤ－11に至るまで基本的に変わらないだろう。しかしながら、現代の生物学的精神医学は統合失調症、双極性感情障碍などにつき、注目すべき脳病理の知見を出していることを一言つけ加えておきたい。たとえばユトレヒト大学から、統合失調症では脳のいくつかの部位で灰白質の容量が有意に減少しているという知見が出されている[13]。グリージンガーは、「脊髄と脳は一体である」[8]という認識のもとに、「主として心理的異常をきたす脳の疾患（Gehirnkrankheiten）を、機能的異常と深い器質的病巣を呈する脊髄疾患に病理学的になぞらえて考える」[9]（一五頁）視点を打ち出していた。そして精神病における脳病理に関し、特に（脊髄においては感覚と運動の中継点に位置する）灰白質の変化があることを推論していた。現代においてこの予想を支持する知見が出されていることは意味深い。

二　精神疾患を①精神病理学レベルの転態（メタモルフォーゼ）と②生理学レベルの転態（メタモルフォーゼ）と捉える視点

グリージンガーは当面の精神疾患分類に際し、脳の解剖的病理がすぐに見つからないことをふまえ、科学的方法論として「解剖学的な分類原理にかわって、機能的・生理学的分類原理は堅持しなければならない」[9]（二四五頁）と主張した。この言葉は、精神疾患において、解剖学的な病変はともかくとして生理学的な機能の変化は間違いなくあるという考えの表明ではないか。解剖学的な原因が判明しなくても、あるいはないとしても、「症状」また「症状複合」がある以上、精神疾患で表出される症状に「随伴」している生理学的な変化はあるに違いないという主張である。薬物療法によって抑うつ、躁状態、幻覚、妄想などが消失し寛解する事例を数多く経験している臨床家なら、この主張にすぐに同意することだろう。

なお、精神病理学レベルの症状と生物学的変化の相関を論じる場面での「随伴」の術語使用の仕方は、グリージンガー独自のものと思われる。「随伴」と言う際、生理学的変化が最初にあり、これが原因となって精神症状が出現している場合（たとえば、脳における突発性の放電により、幻覚や妄想が生じるてんかん性精神病）、あるいは精神症状と生理学的変化が同じ一つの病態に由来する場合、たとえば、パニック発作における予期不安を含む不安と動悸、頻脈、冷や汗などが想定可能だが、グリージンガーはこの点については何も述べていない。いずれにせよ、「随伴」において精神症状の出現と身体症状の出現は理論的に区別できるはずである。そして、精神疾患において①精神病理学レベルの転態（メタモルフォーゼ）と②生理学レベルの転態（メタモルフォーゼ）があり、二つが一つの事象の同時的な転態となっていることもあるだろう。その際、たとえばパニック発作における血圧上昇、ノルアドレナリンの分泌過剰などの生理学的な知見は、科学的（医学的）な言語によるもう一つの記述で、基本的に日常言語で記述される不安などの精神症状と平行関係にある。双方は、一つの事象を異なる仕方で描写した「重ね描き」（大森荘蔵(24)）で、原因－結果の説明に単純に還元できない。

花村誠一は、オートポイエーシスの見地から統合失調症の実に多様な病態変遷を「精神は分裂せず、ただ転態するのみ」と定式化した(10)。この転態を「遺伝子－言語複合体」としての人間存在一般に敷衍すれば、精神疾患一般も転態（メタモルフォーゼ）の諸形態であるという見方が成り立つ。グリージンガーが「随伴」の術語で提起する心身相関論を考慮に入れると、精神疾患についてさしあたり精神病理学レベルの転態（メタモルフォーゼ）と生理学レベルの転態（メタモルフォーゼ）が想定できるのである。

興味深いことに、このたびあらためて著作を読み、グリージンガー自身がメタモルフォーゼの術語を使用していることを知った。

たとえば、精神病において①妄想が目立つ病態とは一線を画す②「身体的自己表象・感覚が障害される」病態があることを指摘する際、前者について「表象や欲動が自我を満たすことでもたらされるメタモルフォーゼ（Metamorphose）」と把握し、これに対し後者を「身体的自己表象・感覚が障害されるメタモルフォーゼ（Metamorphose）」と把握する。このように転態を鍵言葉にして、両者は「はっきり区別されなければならない」[9]（五九頁、原書五一頁）と述べている。この見解についてグリージンガーは一言も説明していないのだが、敢えてわれわれの見地から表象連合説による「自我」に注目して類推してみる。

「妄想が目立つ病態」に「表象や欲動が自我を満たすことでもたらされるメタモルフォーゼ」をみることは、たとえば自分は世界一の王であると言った誇大妄想において、誇大的な確信は自我のメタモルフォーゼといえる。かたや、「身体的自己表象・感覚が障碍されるメタモルフォーゼ」とは、「手足がばらばらだ」「自分の体はない」などと確信する体感性の幻覚・妄想において、自己身体のまとまりを欠いた病態を指し示し、本来、ひとつのまとまりをもった自我とはもはや言えない括弧つきの「自我」の特異的なメタモルフォーゼといえる。いずれにせよグリージンガーがここで論じるメタモルフォーゼは、精神病理学レベルのメタモルフォーゼといえる。

また思春期における自我の大きな組み換えを言い表すのに、メタモルフォーゼの術語が使用されている。

「これによって自我は、全く新しい別のものに変化し、自己感覚は徹底的なメタモルフォーゼ（Metamorphose）を遂げる」[9]（五七頁、原書四九頁）。

思春期は心身両面にわたる大きな変化を迎える時期である。そこにおいて自我が新しい変化を遂げる事象につき、メタモルフォーゼの術語があてられている。そこでの転態は自我の転態で、まずは思春期における正常な成長過程自体が念頭におかれている。ここでも心理的レベルでの転態がいわれているが、これに随伴する生理学（生物学）レベルの転態も想定されているはずである。また、思春期の成長が滞る、あるいは挫折して生じる思春期やせ症などの精神疾患も自我の転態、そして生理学的な転態と捉えることも可能だろう。

三　アンチスティグマの意義をもつテーゼ「精神病は脳の疾患である」

グリージンガーの若い頃、ドイツでは精神病の病因は患者自身の罪、悪霊の仕業に由来するなどと説くハインロート(11)に代表されるロマン派精神医学が力をもっていた。この考え方に対し、グリージンガーは近代科学の視点から次のように論難する。

「精神異常つまり表象と意志の異常において、疾患は魂（die Seele）にまで及んでいるかという、かつてのドイツの精神医学によって長い間、繰り返し取り上げられた問いには。ごく簡単に、そのとおりだと答えよう」(9)（一〇頁）。

「その際、……（中略）……、魂そのものの疾患というべきではなく、表象と意志に障碍をもたらす脳の疾患とだけ言うべきなのである」(9)（一〇頁）。

精神疾患が表象と意志に障碍をもたらす脳の疾患であるとするこの見解は、精神病において、魂が病んでいるのではなく､脳が病んでいるという身体的な局在を明示し､その限りでテーゼ「精神病は脳の疾患である」はスティグマを減らす効果をもつ行為遂行性発話という側面をもつとみることもできるだろう。科学的精神医学は、ロマン派精神医学による精神疾患患者に対する偏見をなくす効果をもったと思われる。そこにはピネル[35]から引き継ぐグリージンガーの人道主義を認めることができるだろう。

四　精神的反射行為・巨大な反射器官としての脳

総論第二章「解剖学的予備考察」で、グリージンガーは当時明らかになった、痛み刺激があれば本能的に手足を引っ込めるなどの「脊髄反射」に関する神経生理学の知見をもとに人間の脳の活動を「精神的反射」と捉える観点を提示した。この精神的反射行為（psychische Reflexaktion）[7]の考想から、神経生理学的に正常な人間、異常な人間の双方を捉えようとする視点は、現代精神医学においても目覚ましい進歩を遂げている神経心理学の先駆けとなるものである。

「脊髄には、（i）脳に感覚を伝える（ii）脳からの運動刺激を伝える、さらに（iii）単純な反射、感覚の運動への直接的な変換をおこなう、という三つの働きがある」[9]（二五頁）。

「これらの働きを担っている灰白質は、（i）求心的な伝達経路と（ii）遠心的な伝達経路の真ん中に位置しており、（iii）反射行為（Reflexaktion）はこの灰白質に固有の活動である」（二五頁）。

この見解は、グリージンガーの青年期における生理学の師であるマジャディーに負うと思われる。グリージンガーは脊髄と脳は連続した身体器官であるという認識のもとに、「神経による伝達や脊髄反射などを神経や脊髄の機能として考えるのと同じように、表象と欲動を脳の働き、その特異な活動」（四頁）と考え、脳の活動について現代でいう神経ネットワークを想定して、感覚の成立過程を素描する。

「脳内では、脊髄を介して届けられたすべての諸印象、および高度な感覚神経、視覚、聴覚などの諸印象が一つに集められる。それらは、互いにごちゃごちゃにされることなく集められ、相互に結合し、連合しながら、多様な関係と連携をつくり、脳内で全くあたらしい、純粋に主観的な内的感覚像をつくりあげる」（二五頁）。

さらに、抽象概念や思考活動の成立過程にまで議論を進める。

「そして、これらすべてから抽出されて残ったものが互いに結合しながら、最終的に一般的性格を有するもの（抽象概念）をつくり出す。ここまでのプロセスは全く意図されないものだが、抽象概念の成立と同時に、論理的な加工と、判断や推論に向けた統合および結合が始まる」（二五頁）。

「抽象概念をつくり出す」過程に至っても、それは「全く意図されない不随意なものである」という指摘は重要である。

続いて、「脳は絶えず刷新される感覚の興奮状態が運動刺激を生み出し続ける巨大な反射器官である」（二五－二六頁）という、認知パラダイムが力をもつ現代からすると、斬新で再考に値する見解が提出される。

抽象概念が作られ、人間の判断、推論が導かれる局面において、感覚の受容、感覚興奮状態から始まり、運動刺激の創出がなされるという回路が想定され、そこでは自我によって意識されるという契機は前提とされていない。このくだりは、大脳皮質にまで刺激がいかなくても、感覚が受容されて、自我が知ることなく不随意的な運動が自動的に生じる「脊髄反射」に類比を求める形で、一種の反射でもって人間の判断・推論が精神的反射行為の形で発動することを論じている。人間の脳を、「(感覚の興奮状態が運動刺激を生み出し続け）絶えず刷新される巨大な反射器官」であるという定義はなかなか要を得ている。

スポーツ選手の真剣勝負をみると、たとえば、野球の試合で「さよならホームラン、ないしヒット」を打った選手のなかに、どう打ったのか全く覚えていないと、インタビューで答える人がかなりいる。試合を決める高い緊張のなかでの打撃は、確かに「自我」が意図して行う練習、そして試合で意図する部分はあるにせよ、「いま・ここ」での瞬間に発動する勝負の技は「絶えず刷新される巨大な反射器官」としての脳によって可能となっている観を強くする。もちろん、この際、脳の精神的反射行為は身体の反射行為を随伴している。

人間の日常生活においても、かなりの部分は無意識の力動に駆動される精神的かつ身体的反射行動によって進んでいると言って過言ではない。オーガズムを頂点とする男女の性行為もそのよい例だろう。このように精神的反射行為をとらえるなら、フロイトの意味での「無意識の科学」につながる視点が含まれていることに思いが至ることだろう。この点について後に論じる。

五　心身問題への洞察・還元主義に対する批判

人間の脳を「絶えず刷新される巨大な反射器官」であるという主張以前に、総論で「精神（die Seele）を差し当たってまず、脳の諸状態すべての総和として説明することは、科学的に見て正当なのである」（八頁）という見解が打ち出される。これも鋭い論点である。

「精神は脳の諸状態の総和である」とは、脳にその時々の状態でそれに応じた精神活動が生起しているということを意味する。つまり精神活動は、「自我」がそれと主題的に意識するまでに至らなくとも、その手前で脊髄反射に類似した反射のように自動的に生起している。

精神を脳の活動の「総和」とするこの見解は、精神を脳の活動に還元する説明を、その逆の脳の活動を精神から説明する考え方と同様、不十分であるとする含みをもっている。グリージンガーは次のように明言する。

「精神の内部で実際に何が起こっているかは、精神過程を身体過程によって説明しようとする唯物論によっても、また肉体を精神から説明しようとする唯心論によっても、明らかにされない」（九頁）。

これは、脳科学の限界を自覚し、還元論的思考を批判する言葉である。注目すべきことにグリージンガーにあって、このような見解の背景に、人間に精神の自由、精神の自律性を認め尊重する洞察が控えている。

「経験論が、感覚や表象、意志といった現象を、脳の働きに帰す際、それは、豊かな全体をもつ人間の心の生活（menschliches Seelenleben）の事実的な内容に触れることは何らない。それどころか人間の心の生活の自由な自律性をあらためて浮き彫りにする」(9)（九頁、原書七頁）。

「人間の意識にそなわる最も普遍的かつ価値あることがらを、脳の中でさわれないからといって、一切放り出してしまうことについて、一体何を言うべきだろうか」（九頁）。

人間には脳の活動に還元できない自由な自律性があるという洞察は貴重である。「人間の意識にそなわる最も普遍的かつ価値あることがら」については具体的な内容が述べられていないのだが、察するにそれは、「心の生活の自由な自律性」という言葉を踏まえるなら、善とか美、ひいては新たなささやかな価値を創造していく人間の創造力ではないか。あるいは、物質に還元できない人間における精神の不断の生成ということができるかもしれない。「魂の本質（Seelensubstanz）とは一体何なのかといった問いは開かれたままにしている」と明言する次の言葉に示されるように、グリージンガーは脳科学の方法に限界があることを認め、哲学的な問いの余地を残している。

「経験論は、感覚や表象、意志との関係において、心的存在（psychischen Exsitenz）となる魂の本質とは一体何なのかといった問いは開かれたままにしている」（九頁、原書七頁）。

この見地から、「狂信的な、あるいは過度に厳格な唯物論の側も、これらの問をめぐる議論で、まだきちんと光があてられていないと私には思える論点には注意を向けるべきだ」（九頁）と単純な生物学的な還元論を批判する。

「神経で生じているいる基本的過程というものは、とりわけこれを、――多くの人が今日そうしているように、――電気的なものだと考えるならば、プラスとマイナスからなり、すべての人間に共通する、きわめて単純な過程だと考えざるを得ない」（九頁）。

「これだけから、直接それが表象や感情や意志に見られる無限の多様性、しかも一人の人間のではなく、何百年にわたる人類の多様性が説明できるだろうか」（九頁）。

人間の精神活動は人類の長い歴史の厚みをもち、無限ともいえる多様性をもつ。これを生物学的過程にすべて還元することはできない。このようにグリージンガーは、人間についての哲学知にも通じている卓越した思想家でもあることを忘れてはならない。

特に精神医学にとっても基本問題となる心身関係について、プラトン[26]、アリストテレス以来の議論まで遡って、啓発的な考察をしている。グリージンガーは、（怒りや愛、記憶、また思考するなど多様な様態をもつ）心と身体の関係に論及しているアリストテレスの名著『心とは何か』[1]を参照して、「記憶や愛は――アリストテレスは述べている（魂について）――魂に帰属するのではなく、魂と身体の結合によって生じる」（一〇頁、原書七頁）と述べ、さらに、「精神活動（Seelentätigkeiten）には常に物質の動きが随伴（Begleitung）していることは、誰も否定できない」と明言する（一〇頁、原書七頁）。「精神活動に物質の動きが随伴している」という表現は、既に注目した脊髄反射から脳の活動を説き起こすグリージンガーによる心身関係についての重要な見解である。

心身問題を論じるのに、グリージンガーは「純粋で物静かな思索」といったものよりも、身体的過程と呼ばれるもの（生体の他の働き）にはるかに近い「心的過程（psychischen Prozess）」に注目する。そこではアリストテレスが『心とは何か』のなかで論じる考察を再び援用し、「怒ること、奮い立つこと、欲望をもつこと、一般に感覚すること」は「魂と身体の結合によって生じる」という考えをふまえ、近代科学の視点からさまざまな感情、欲望、感覚、そして思考は脳を含む身体の活動の「随伴」を伴うと敷衍する（一一〇頁）。「随伴」という考え方は、心身相関についての重要な問題枠を提供する。

しかしながら、グリージンガーは論じていないように思われるが、それは複数の解釈の余地を残すように思われる。あくまで図式的だが、一つは、①精神活動が一次的で、脳の活動がそれに随伴する、二つ目は②脳の活動が一次的でこれに精神の活動が随伴する、三つ目は③精神の活動と脳の活動が同時的に進む、という三つの解釈の余地を残している。たとえば、人が「怒る」「人に恋する」とき、精神活動が最初である場合、脳の活動が最初である場合、あるいは同時的である場合、いずれも想定できる。いずれにせよ、精神活動にはいつも脳を含む身体の活動が伴うことに注意が喚起されている。

グリージンガーが心身問題を論じるとき、人間の脳は「絶えず刷新される巨大な反射器官」で、精神は物質には還元できない自律性をもつといった広義の哲学的人間学の思索に裏打ちされている。このような洞察は心身問題の核心をついているもので、精神医学の基本にかかわる。こうした一筋縄ではいかない問題があることを知っておくのは、単純な還元主義的思考が跋扈する現代の精神医学に求められる重要な事項ではないか。ヤスパースによる『精神病理学総論』[15]また内村による『精神医学の基本問題』[28]において、グリージンガーが論じられるとき、もっぱら「精神病は脳の疾患である」という還元主義的性格をもつ脳科学の提唱者であることが強調され、そのテーゼには熟慮されたさまざまな外延があることには注意が払われていないように思う。

Ⅲ　「無意識の科学」に通じる力動精神医学・自我心理学

一　表象複合体としての自我

グリージンガーは、神経生理学の観点を広げるような形で、神経ネットワークの考え方に類比される表象のネットワーク形成の考えを提出し、自我心理学について論じる。

「人間の成長とともに、諸表象（Vorstellungen）は互いに連携を密にし、大きな表象の集合体が形成されていく」(9)（五五頁、原書四八頁）。

人間の成長過程で表象連合がなされていくことになる「表象」の多くは、時間が経つうちに忘却されていくことになるだろう。記憶は表象の術語を用いて次のように定義される。

「観念連合によっては新しい表象が惹起されず、かつての表象のストックだけをたよりに、いくつかの表象が喚起され、かつ再生されるようになるケース、これを記憶という」（三五頁）。

これは記憶想起の優れた規定だと思う。そこからも類推されるように、グリージンガーが使用する「表象」の術語は、大きく①頭のなかで思い浮かべられ意識される表象だけでなく、②貯蔵されていて、そこから引き出され、使用される表象、③引き出されることなく「記憶」の貯蔵庫に入ったままの表象の三つの種類が区別される。第三の表象は、フロイトの意味での無意識の記憶に通じる含みをもつ。

グリージンガーは、表象の連合が進み、自我ができていき人格が成長・発展を遂げていく動きを明確に述べる。表象連合による自我形成というときの「表象」はフロイト(4)、さらにラカン(21)の精神分析でいえば言葉、シニフィアンにそれぞれあたると見なせる。グリージンガーにあって表象連合が形成されていく過程は、すでに述べた「精神的反射行為」によって進むと構想されていると思われるが、そうだとすると、脳神経においても表象連合に「随伴」する脳活動が想定されているはずである。現代では、脳神経細胞同士のシナプスを介したネットワーク形成として実証されているところではないか。

「表象連合のネットワーク形成」と「脳細胞の連合ネットワーク形成」がどのように関係しているのかについては、グリージンガーは明確に述べていないように思うが、この関係ないし随伴のあり方を明らかにすることは現代脳科学、また精神医学の重要課題だろう。

それはともかく、グリージンガーにあって表象連合から自我が形成されていく過程は、無意識における領域を含みこむ仕方で厳密に論じられるため、やや難解になっている。

「子どもの持つ表象群は、まだ比較的小規模だけれども、すでに子どもはそこから表象群を保存するようになっており、これが一定の大きさと強度を獲得しさえすれば、即座に——抽象的な言い方をすれば自我（Ich）が形成されはじめる」(9)（五六頁）。

「自我とは、一つの抽象物（eine Abstraction）であり、そこにはそれまでの感覚、思考、意志すべての残滓

（Residuen）が言わばひとまとまりになって蓄積されており、また精神活動の進行に応じて、常に新しいものがそこに取り込まれていく」（五六頁、原書四八頁）。

自我形成において「表象群の保存」がなされるという指摘、また自我には、「それまでの感覚、思考、意志すべての残滓が言わばひとまとまりになって蓄積されている」という指摘は、自我には自ら気づいていない無意識の領域があることを認めるものである。他方、自我は「一つの抽象物」であるというときの自我は、無意識の領域を下地にしたひとつの定点としての自我を指すように思われる。さらに進めて、「表象・意志複合体（Komplex von Vorstellung und Wollen）が自我を表象する」（五六頁、原書四八頁）、という自我についての規定もなされる。そうすると、自我は、①「表象・意志複合体」の部分と、②この複合体によって表象される部分から考えられている。「表象・意志複合体」が無意識を構成する一方、これがもとになって、一種の「定点」をもった〈私〉としての自我（Ich）が表象される。要するに、グリージンガーは、表象連合の観点から、自我は、①非意図的な表象に属す「表象および意志の複合体」からなる意識されない自我と②意図的な表象に属す、意識される自我から構成されているとみている。

自我の分裂や葛藤についても、複数の表象集合体の視点から論述される。

「新しい表象が成長し、その表象が自我に取り込まれていくのに時間がかかる。まだ吸収されていない表象は、自我に対し、人間関係に喩えるなら「君」（Du）に相当する対象としてまず立ち現れる」（五六頁、原書四八頁）。「やがて新しい表象は、『表象・意志複合体』——それが自我を表象する——から徐々に離れていき、その結果、それ自身で閉じたいくつもの要素からなる、ある程度の強度をもった表象群がいくつも出来上がってくる」（五六頁）。「内的葛藤やせめぎあいも、ここから生じ、実際それは、思考する限り、どんな人間にも起こっている」（五六頁、原書四九頁）。

こうした表象連合の観点から、精神疾患における妄想などの固定観念の形成過程についても論じられる。

「脳疾患によって、表象どうしが間違った仕方で接続され、さらに、その結果生じる誤った推論が頑強なものになって、自我を構成する一塊の表象集合体（Vorstellungsmasse）の中に混ざり込んでしまい、これに対抗するはずのものが、精神の外側へと放擲され、そのため誤った推論があらゆる決断の中に入り込み、この『固定観念』に欺かれた自我が、自分に都合のいいように舵をとるようになる」（五三頁、原書四六頁）。

この説明はやや心理学的にすぎるという批判があるだろうが、神経生理学レベルの病理を想定しながら、妄想を一塊の表象群集合体と規定し、無意識も包摂する自我における表象連合の病理ととらえる見解は、認知機能の障害と把握する今日的な理論に通じる面をもちつつ、より豊かな内実をもっているのではないだろうか。

『無意識の発見』のなかで、エレンベルガーはグリージンガーを連合心理学主義を展開する力動医学の先駆者であると評価している(3)。確かにフロイトの理論に近似する論点がいくつも出されている。実際、抑圧の考え方も表明されている。

「表象・衝動・意志志向性複合体はその内部で対立し、状況によってはある表象・衝動・意志志向性複合体が別の表象・衝動・意志志向性複合体を抑止（zurückdrängen）することもある」(9)（五七頁、原書四八頁）。

つまり抑止は、わかりやすく言えば「表象・衝動・意志志向性複合体Ａ」が、「表象・衝動・意志志向性複合体Ｂ」を抑えこむ作用と定式化される。その際、原理的には、意識的になされるものと、無意識のうちになされるものが区別されるが、これについては述べられていないように思う。しかし、フロイトがいう抑圧（Verdrängung）と重なる事象が問題にされていることは間違いない。フロイトが提唱したエディプス複合（Ödipuskomplex）でいわれるコンプレクスは、まさに抑圧・抑止の恰好の対象となる「表象・衝動・意志志向性複合体」とみることができるだろう。言うまでもなく、この「表象・衝動・意志志向性」は、フロイトの精神分析の鍵言葉「欲動」ないし「欲望」の先駆けとなる表現だろう。

フロイトは『夢解釈』のなかで同時代の学者の本を引用しながら、グリージンガーの名前を出し、正当な評価を与えている。

「グリージンガーの議論は、夢と精神病に共通の表象作用の性格が欲望形成にあることを、実に判然と暴き出している。私自身も、探求の末、夢と精神病の心理学的理論の鍵がここに見いだされることを学んだ」(5)。

二（広義の）心的外傷性精神障碍

臨床的には、『精神病の病理と治療』のなかで、（広義の）心的外傷性精神障碍について自身が論じた脊髄反射、および精神的反射行為の考えも踏まえて、フロイトを先取りする考察もなされている。

「刺激が過度である場合、感覚でも、表象でも同じ結果がもたらされる」「強い光をいっぺんに受けたり、大きな音や強烈な臭い（たとえばアンモニア臭）が入ってくると」「大量の感覚情報が一気に押し寄せてきて、雷のようなショック感覚を襲う」（三四頁）。

人間では、「強烈な印象とともに、ある一群の激しい表象が、一気に喚起されると、そのショックが最も多い場合には、やはり麻痺が生じる」（三四頁）。

「大量の感覚情報が一気に押し寄せてきて、雷のようなショック感覚を襲う」という事態は、フロイトが示した、外傷性神経症の病理を「表層の刺激保護が破られ、過大な刺激量が心の装置へと入り込む」[6]という考え方と符号している。それは、たとえば東日本大震災で起こった津波を見て、その刺激を処理できず、感覚麻痺さらには昏迷に陥ってしまう「急性ストレス症」にあたる病理を記述している。他方、「強烈な印象、また一群の激しい表象が、一気に喚起されると、そのショックが最も多い場合には麻痺が生じる」[9]（三四頁）という事象は、外傷記憶のフラッシュバックが起こって感覚麻痺さらには昏迷などが生じてしまう重篤な「心的外傷後ストレス症」の病理をよく言い表しているのではないだろうか。「そうならない場合でも、当該の表象複合体（Vorstellugkomplex）は印象が消え去った後も、意識をほとんど独占し、その他の表象には、しばらくの間、注意が向けられなくなる」とも述べる。

心的外傷後ストレス症を、精神的反射行為の発動をもたらす表象複合体の病理ととらえる視点は示唆に富む。

それは、ＰＴＳＤを基本的に神経症とみる考え方につながり、しかも生理学的変化が「随伴」していることが暗黙の裡に前提されている。グリージンガーは表象連合学説（ヘルバルト[12]）に示唆を受け、自我の形成、また心理的葛藤を考える一種の力動精神医学を構想している。それは自我心理学および無意識の科学で、神経生理学と切り離しがたい関係をもつものとして構想されていたと思われる。現代に入り、マジストレッティとアンセルメ編集の『神経科学と精神分析』[23]といった著作がよい例だが、学際的に神経科学から精神分析学に光をあてる研究が盛んになっているのだが、これはグリージンガーの構想を発展させるものだといえる。

グリージンガーは従来の診断分類でいう（脳炎によるせん妄などの）症状性精神病および（統合失調症や躁うつ病などの）内因性精神病だけでなく、（神経症やＰＴＳＤなどの）心因性精神障碍にも注目し、自身の精神病理学の視座から鋭い考察をしていることも付け加えておきたい。

「大きなショックとなるような生活経験は、すでにこのような形で、精神を荒廃させうるのである」（三三頁）という指摘は、たとえば、相思相愛の大恋愛をした末に、相手の男性から捨てられ大きな情動的かつ精神的打撃を受け、急性精神病状態に陥り、その後立ち直れず廃人になってしまう事例を思い浮かべればよいだろう。こうみると、次章で論じることになる、精神疾患を「一次性感情障碍」、そして一部の事例でこれに続いて生じる「二次性の精神的衰弱」と大きく分けるグリージンガーによる精神疾患分類は、外傷性精神障碍にもあてはまることを認めており、そこでの「単一精神病」は、神経症を含む心因性精神障碍も包摂した概念といえる。

三　精神異常の「最も重要な基本状態」としての精神的苦痛

「総論」において表象の快と苦について論じるところで、グリージンガーは外傷性精神症だけでなく精神疾患全般の発病の基本的なあり方として、精神的苦痛を重視する。「精神的苦痛（psychisches Schmerz）こそ精神異常の最も重要な基本状態である以上、この点には一層、注意が必要である」（三八頁、原書三四頁）と精神的苦痛を重視する。そして精神的苦痛が表出される際の身体症状について経過を追いながら周到に記述する。

「感覚でいえば、局在化がなされない形で身体がすぐれないとか、身体がだるいといった感じ、表象でいえば、対象は不明の形で、何かに圧迫されているという気分、すなわち不安であり、これがしばらく続いた後に、やがて個々の具体的な苦痛の表象が析出されてくるのである」（三八頁）。

ここには、グリージンガーによる精神疾患の大分類でいう一次性感情障碍が始まる最初の段階、つまり「非常に強い身体の病感」をもってさまざまな身体的不定愁訴が患者によって語られる「最も軽度の精神疾患」、つまり「ヒポコンデリー」（二四九頁）の病像が記述されているのがわかる。

「総論」では、「不安、驚愕、悲哀、悲嘆など精神的苦痛は、それが内側からやってこようと、外側からやってこようと、他の身体器官に感覚的な痛みと同様の結果もたらす」「すなわち、不眠、栄養失調、体重の減少、慢性的な疲労があらわれる」「心窩部の痛みも見られる」（四二頁）。

ここから、精神期苦痛を①外側から生じてくる精神的苦痛と②内側から生じてくる精神的苦痛が区別されていることがよくわかる。親しい人が亡くなるという喪失体験は外側から生じてくる精神的苦痛の一例で、このように苦痛な体験を発症の契機にもつ精神疾患はかなりある。他方、内因性うつ病のように、何の外的誘因なしに突然気持ちが沈み込み、この精神的苦痛が精神疾患の始まりに認められる精神疾患もある。「精神的に苛まれた人は、あらゆる刺激が不快であるため、外界との交流を忌避し、それらには無関心になりながら、自分自身の殻に閉じこもってしまう」（四〇頁）、時に引きこもりに続き、「さまざまな幻覚や幻想」が生じる一方、「あらゆる精神的印象が不快に向かってしまうため、否定的な感情や嫌悪感が広がってしまい、好意や愛の代わりに、不信や憎悪に向かってしまう」（四一頁）とも述べる。この指摘は、恵まれない養育環境を過ごした人による犯罪事例にも目を向けていて、現代にもそのままあてはまるだろう。

以上のように、グリージンガーは、精神疾患の最初の基本的なあり方に関し、①生活上の苦痛な出来事を誘因にする群と②誘因なしに始まる群に分けながら、いずれも精神的不快から始まることを説いている。なるほど鋭い見解ではないか。これに従うと、躁病も精神的苦痛から始まるということになる。確かに悲しい出来事に遭い、これを心理的に克服する途上で、躁病性の防衛が生じる事例がある。もっとも、外的な契機なしに自生的に爽快気分になり、躁病が始まる事例もあるのではないか。

グリージンガーは、精神疾患のなかに精神的苦痛をもたらす外的な出来事や状況に強く結ばれる一群があることに注目した。ＩＣＤ－11[31]では、親しい人が亡くなった後、抑うつが長期に続く遷延性悲嘆症[27]、また頻回の逆境的体験を下地にする複雑性心的外傷後ストレス症（complex PTSD）などの臨床単位を新設し、これらを心的外傷後ストレス症（ＰＴＳＤ）などとともに新たに上位カテゴリーとして新設したストレス特異関連障碍（disorders specifically associated with stress）のなかに組み入れた（第二章参照）。かたやグリージンガーは、精神的苦痛をもつ人はいかなる精神病理の推移をたどるのか、非常に説得力をもって記述している。これは心的外傷・逆境性体験の精神病理学の先駆けといえる。

そうした意味でグリージンガーは、ＩＣＤ－11がうちだした状況論的・動的に精神疾患を理解しようとする問題枠を先取りしていたといえるだろう。

Ⅳ　グリージンガーの悲嘆

グリージンガーは大学五年時に、彼を優しく育て見守ってくれた愛する父が、突然ピアノの女性教師にピストルで殺害されてしまうという大変悲惨な体験をした。この出来事は、すぐに癒えることのない心的外傷として彼に影響を与え続けたことが推し量られる。『精神病の病理と治療』ほど、外傷性体験、あるいは精神的苦痛を重視した「精神医学の教科書」はないのではないか？　これは自身の外傷と無関係ではないように思う。ベルリン大学教授に就いてわずか三年あまりで過労のためか感染症のため五一歳で突如、亡き人になってしまった。もしも彼がもっと長くドイツの指導者に君臨していたなら、クレペリンの時代はすぐに来ることはなく、精神医学の歴史は違った歩みをしたのではないかと夢想する。

第五章　一次性感情障碍／二次性精神衰弱（グリージンガー）から早発痴呆（クレペリン）への歩み

臨床の現場で多くの患者の治療にあたり、長期の経過観察を含め多くの経験を積んでいくなか、私は、躁うつ病（感情障碍、気分障碍）と統合失調症の臨床単位の基礎となったクレペリンの精神医学体系だけでなく、それに先行して欧米で支配的な力をもっていた、各種の精神障碍は連続していると構想する単一精神病論の系譜に属すグリージンガーによる精神医学体系から学ぶものが多いと、再評価の必要性を説いてきた(14・15)。

ドイツの精神病理学者ヤンツァーリクがこの問題意識を鮮明に打ち出し、（広義の躁とうつなどの感情変動にあたる）生命力動と（まずは病前の性格・気質などの）人格構造の視座から精神疾患の病態を捉えていく構造力動論を提唱した(13)。私は同じ問題意識をフロイト－ラカンの構造論的精神分析の見地を付加し継承・敷衍し、ネオグリージンガリズムと称して新たな構造力動論を提唱した(16)。分子生物学の進歩とともに、アメリカでひところ、統合失調症と躁うつ病を二つの別々の疾患単位であると二分割したクレペリンの体系を生物学的に裏づけようと試みるネオクレペリニズムが力をもった。しかし、統合失調症と躁うつ病にまたがる共通な疾患横断的関連遺伝子が数多く見出されるなど、これを支持しない知見がかなりの数出されてから、「クレペリンによる二分法の終焉が始まっている」(5)と題した論考に代表されるように、ネオクレペリニズムは旗色が悪くなっている。

そうした動向のなか、方法的にクレペリンの体系を一旦括弧入れして、まずグリージンガーが精神疾患をいかに捉えたのかを跡付け、その上でクレペリンがいかにして統合失調症の端緒となる早発痴呆の概念を提出するに至ったのかを明らかにしたい。これが本章の目指すところである。前章にて、『精神病の病理と治療』[6・7・8・9]はヤスパースに先駆け精神病理学総論の考察を行い画期的な著作であったことを論じた。しかし何より刮目すべきは、黎明期にあった精神医学に対しはじめて科学的な装いのもとに体系化を施し、疾患横断的な形で急性期と慢性期の病態を区別したことである。

「精神病患者を閉鎖的処遇からはじめて解き放った人道的医師とされるフランスのピネルは、『精神病に関する医学＝哲学論』（一八〇〇）において第一種精神病「メランコリー」、第二種精神病「妄狂を呈さないマニー」、第三種精神病「妄狂を呈するマニー」、第四種精神病「痴呆もしくは思考の消滅」などと大づかみの疾患分類をしていた[28]。この分類との関連で言えば、『精神病の病理と治療』はピネルの分類の第一種精神病「メランコリー」と第二種・三種精神病の「マニー」を「一次性感情障碍」と一括して捉え、これに対し「痴呆もしくは思考の消滅」を「二次性精神衰弱」と捉え、精神疾患分類の体系化を行った。精神病理学的に説得力をもつこの体系は、欧米で、一八九六年に躁うつ病と（統合失調症の先駆けとなった）早発痴呆を疾患単位として創出したクレペリンの体系が導入されるまで大きな影響力をもつことになった。

しかし、グリージンガーが五一歳という働きざかりに亡くなったことも関係して、それはおよそ五〇年という短い期間だったと思われる。その後、クレペリン精神医学が長期にわたり君臨しているという歴史的経緯も手伝い、グリージンガーの精神医学はすっかり忘却された観がある。それも関係してか、邦訳（第二版）[7]は遅れ二〇〇八年にはじめてなされている。本章では、必要に応じ原典にあたり、クレペリンによる早発痴呆の概念の成立過程に光をあてることも目指しながら、グリージンガーの論点をいくつか確認・吟味し、今日的な意義を

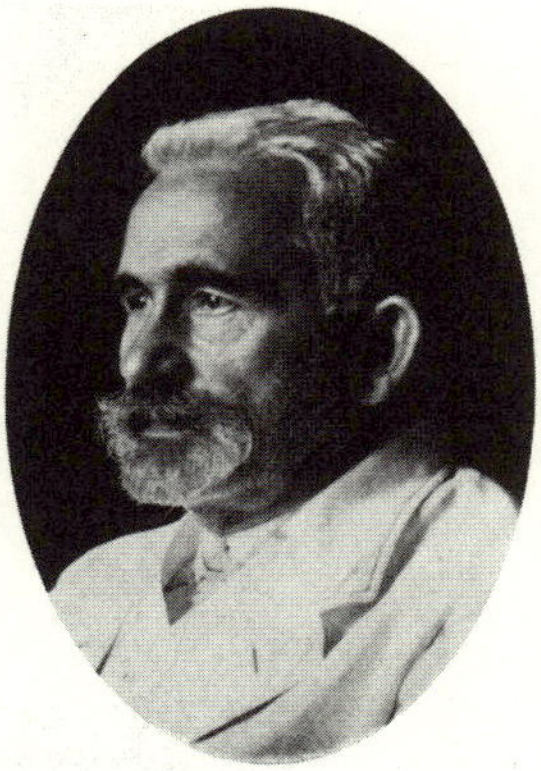

図５　エミール　クレペリン
1856-1926

明らかにしたい。そのため双方に同時に目を向ける複眼的な論じ方をあえて試みたい。

クレペリンは、一八九六年『精神医学教科書』第五版において早発痴呆（Die dementia praecox）、カタトニー（Die Katatonie）、妄想性痴呆（Die Dementia paranoides）を、主に思春期・青年期に脳を含む身体内の要因による「鈍化過程」が始まり、人格解体に向かっていく重篤な病いと断定した[19]（図５）。この時点では、早発痴呆はカタトニー、妄想性痴呆と並置されていた。早くも三年後の第六版に至って、早発痴呆は破瓜型（Hebephrenische Formen）、緊張型（Katatonishe Formen）、妄想型（Paranoide Formen）を下位群にもつ、ひとつの疾患単位として提唱された[20]。これこそ、私が精神科に入局して学び、後に統合失調症へと改称された精神分裂病の原像であった。

それから一〇〇年余りが経った二〇世紀末から、確かに重篤な経過をとる統合失調症事例が一部にあるものの、良好な経過をとる統合失調症が増えてきて、クレペリンの硬直した捉え方は臨床的見地からは時代にそぐわなくなっている面がある。軽症化の要因として、社会・文化の変化に加え、薬物療法、社会療法の進歩をあげることが出来るだろう。そこでクレペリンの体系に先行するグリージンガーの柔軟な病態理解に立ち戻って、クレペリンの理論について検討を試みたい。二一世紀に入ってから統合失調症はさらに「転態」（メタモルフォーズ）を続けている。この病態変遷については後に論じる。

クレペリンは「精神病の現象形態」[25]と題した一九二〇年の論文で、疾患単位の構想に大きな変更を加え、精神疾患を表現形態から見直し、「譫妄性表現形態」「妄想性表現形態」「情緒性表現形態」「衝動性表現形態」からなる第1群と「脳病性表現形態」「精神薄弱性表現形態」「ヒステリー性表現形態」からなる第3群の中間に、第2群「分裂性表現形態」「言語幻覚型表現形態」「けいれん性表現形態」からなることを付言しておかなければならない。早発痴呆をめぐるクレペリンの位置づけ大胆な分類を発表していった理論的変遷をみて、われわれは早発痴呆、精神分裂病、統合失調症などとさまざまな仕方で名指された複合病態が、いまだに謎を秘めた事象であるかを知ることができるだろう。

I　治療・実践的な視点

グリージンガーが提出した精神疾患分類の最大の特徴は、疾患横断的に「治癒可能な急性期病態」（一次性感情障碍）と「治療抵抗性の慢性期病態」（二次性精神衰弱）に二分する大分類で、治療的な問題意識が前面にでており、実践的である。著作の題名『精神病の病理と治療』に盛りこまれた言葉「治療」は、最終的に目指す目標であるとする思いがこめられていたことが推測される。後に述べるように、一般に慢性病態と位置づけられる二次性精神衰弱そのものも一次性感情障害との移行病態の要素もあり、決定的な判断は厳密には困難で、改善する可能性もあると説いており、好感がもてる。

かたやクレペリンにあっては、『精神医学教科書』第八版の冒頭の「精神疾患の分類」の項目で、精神科における診断の要は「どのくらい先まで確かな見通しを将来に向かって開けるか、ということによって測られる」ことに求められる。「先の見通しを判定すること」、つまり予後の判断をすることが「実地的な要求」であり、これこそ精神医学の使命であるという考えを強調している[21]。「実地的な要求」は治療ではなくむしろ予後の判断であるとする主張は、精神病は治らないとする悲観論に裏打ちされているのだろう。私は研修時代にこのくだりを読み、違和感を覚えた。

実際、早発痴呆（統合失調症）は「精神的な人格内部の関連が独特の破壊を受け、感情生活と意志の損傷が主をなすような」内因性鈍化と把握され、明らかに予後不良な疾患と定義される[23]。早発痴呆を深いレベルの人格の特有な障碍であると見て取ったのは、創見である。しかし、早発痴呆の診断がつけられると、その患者の将来は期待できないとされてしまうことになるわけで、クレペリンには精神鑑定医を思わせる姿勢が目立ち、治療的な観点に乏しい。

多くの種類の新規抗精神病薬が開発された現代、精神科薬物療法はとりわけ統合失調症と躁うつ病の急性期いずれに対しても同じ薬が使用され、一定の効果を示している。この知見は、精神疾患を横断的に薬物治療有効な一次性感情障碍と、薬物治療抵抗性の二次性精神衰弱に二分するグリージンガーの分類を支持するものといえるだろう。クレペリンには早発痴呆において急性期と慢性期を明瞭に区別する視点は稀薄で、薬物療法による治療を考える点でもクレペリンの精神医学体系は大きな問題をかかえているように思う。ヤンツァーリクが『精神医学の力動論的基礎』[13]のなかで説いていることでもあるが、抗精神病薬は生命力動（Dynamik）のリズムの著しい失調（逸脱）の是正に効果を発揮する。確かに、統合失調症の急性期だけでなく躁病（双極性感情障碍、躁病エピソード）にも効果的である。

ここでグリージンガーが、精神病に対する治療的な視点を内に含んだ体系を提出した理論家で、それを実現に移そうと務めた実践家でもあったことを思い出しておきたい。晩年の論文で、精神科医療について先駆的な提言を行い、それまで精神科施設を人里離れたところに建てる伝統に異議を唱え、都市の中に急性期の患者を治療する急性期病床を、つまり都市精神科病院（Stadt-Anstalt）を創設する必要性を説いた[10]。これにより患者は家族との面会が容易になり、外泊もしやすい。そこに二四時間観察可能な観察室を設えることも説いた。大学病院精神科病棟を開設することの提案である。対象となる病態としてまず産褥性精神病（産褥性マニー、分娩後マニー）や急性アルコール中毒、振戦せん妄（飲酒マニー）などが念頭におかれており、『精神病の病理と治療』では「大都市の精神病院は、こうした短期の患者も入院させられるように設備を持つべきだろう」と提言し、ニューヨークの病院統計を引き合いにしながら、都市部の精神科病院には「予後のよい症例が集まる」と述べている[7]（三三二―三三三頁）。

さらに付け加えると、大学病院精神科を創設することで、他科との連携もでき、教育にも資することができると、精神科研修に関する提言もしている。実際、ベルリン大学に招聘されたグリージンガーは、シャリテ病院内に精神科急性期病床を開設している。都市部、ひいては大学病院に急性期精神科病棟を創設する意義を強調するグリージンガーの提案は、複合的な病態をもつことが多い急性期患者を高い質の医療環境で治療にあたる必要を説くものであり、精神科救急、総合病院精神医学、リエゾン精神医学の提唱に通じるきわめて斬新な構想である。

Ⅱ　疾患横断的な大分類：一次性感情障碍／二次性精神衰弱

さて、グリージンガーは精神疾患分類の第一グループの病態の基本を、「感情および情動状態に関する病的状態」からなる原初性（感情）異常に求める。この一次性感情障碍の何よりの例は、従来から英米圏でも感情障碍とされるうつ病、躁病である。さらにグリージンガーにあって、このグループのなかには今でいえば初期統合失調症や急性期統合失調症も含まれていると考えられる。

今日の臨床でも、初期統合失調症また急性期統合失調症は広義の感情障碍の様相を呈する事例が多いのではないだろうか。このことを説いた学者は少なくない。たとえば、戦争に赴くドイツ兵士をつぶさに観察したコンラートは、名著『分裂病のはじまり』のなかで統合失調症急性期の経過において、「基底感情の亢進」が当初からあり、抑うつ、ないし躁の気分変動が認められることに注意を払っている(4)（二四頁）。また統合失調症の治療に力を入れるスイスの精神病理学者チオンピは、「統合失調症慢性期は人工産物」であり、「統合失調症は感情障碍である」と明言し、統合失調症の病態の基本を急性期に見定める(3)。そうした見解は、統合失調症急性期も一次性感情障碍に含めるグリージンガーの流れをくむものであることがわかるだろう。統合失調症慢性期を二次性の人工産物であるという捉え方は現在において吟味に値する貴重なもので、いかに急性期を首尾よく締めくくるのかは、医師の技量にかかっているという含みがあるとも受け取れる。

躁うつ病と統合失調症急性期などを包摂する一次性感情障碍は、ヤンツァーリクの構造力動論の見地から言えば、生命力動のリズムの著しい失調、つまりリズムからの脱線（逸脱）と特徴づけられる(13)。既に述べたように、疾患横断的に抗精神病薬が効果的なのは、生命力動のリズムの失調を是正する機能をもつからであるといえる。抗精神病薬は躁うつ病急性期だけでなく、産褥性精神病やアルコール精神病にも効果的である。また、もともと躁うつ病に適用とされる気分安定薬（たとえば、炭酸リチウム、バルプロ酸）は統合失調症急性期にも有効である。気分安定薬はもともと生命力動の逸脱を是正する機能をもつわけで、この薬剤が統合失調症にも一定の効果を発揮することは、統合失調症急性期の病態が生命力動レベルの明らかなリズムの失調を呈していることの傍証となる。

次いで、急性の感情・情動障碍に続発する第二グループ「二次性精神衰弱」は、「情動状態とは無関係に存在する慢性病態で、誤った思考や意志の障碍が際立ち、治癒は望めないとされる[7]（二四五－二四六頁）。慢性化した統合失調症における持続する妄想、自発性減退などがその好例だろう。ただし、グリージンガーにあって、二次性精神衰弱は、統合失調症だけでなく、躁うつ病、またアルコール中毒等でも生じるというように、一次性感情障碍の場合と同様、疾患横断的に構想されている（図６）。

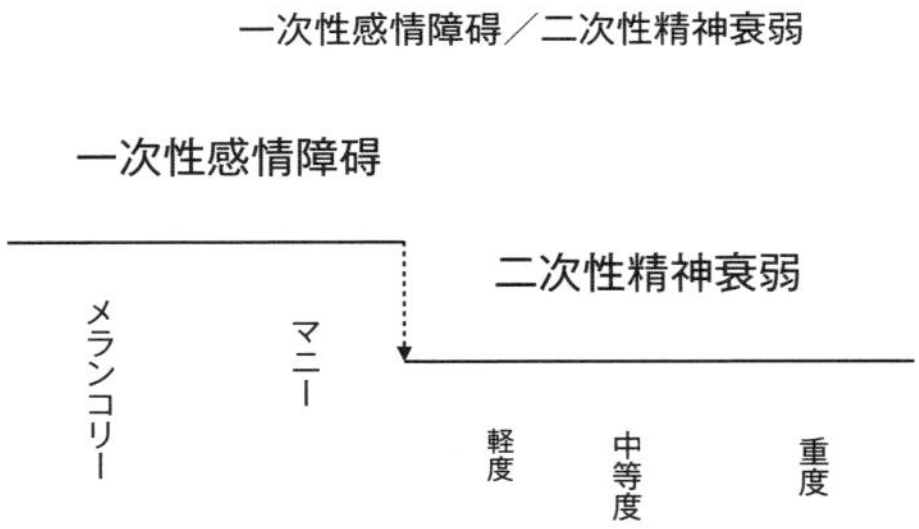

図６　グリージンガーの大分類

ヤンツァーリクの構造力動論の見地からいえば、二次性精神衰弱の病態の基本はまずもって生命力動レベルの変化ではなく、人格構造レベルの変化にあり、その広義の変形、解体に求められる。そのため薬物療法では大きな改善は期待できないものの、支持的精神療法、作業療法など非薬物療法が一定程度の効果をもつ。現代では解離性障碍や心的外傷後ストレス症（ＰＴＳＤ）でも活動性症状が消退してくると無気力、無関心などが長期にわたり続くパーソナリティ機能の不全をきたす慢性化病態がしばしば出現するわけで、グリージンガーが提唱した疾患横断性の二次性精神衰弱という概念は正当性をもつ。一次性感情障碍、二次性精神衰弱ともにそれぞれ疾患横断性のものであるとする精神疾患の捉え方は、精神科病院における急性期病棟、療養病棟の区別など現代の医療体制において図らずも踏襲している分類ではないか。

Ⅲ　うつ病、躁病についての示唆

グリージンガーが抑うつ（Depression）、躁病（Manie）について述べていることは、現代における臨床にも有益な示唆を与えるものが多い。一部とりあげる。

一　抑うつ、メランコリー

「精神的抑うつ状態」は、「精神の落ち込みとそれに伴う脳の過程に由来する無動状態や衰弱状態だけを意味するのではない」「非常に活発な脳の刺激状態と精神的な興奮が、その基本にあるように思われる」(7)（二四七頁）と述べ、抑うつ（Depression）の病態の基本は「脳の刺激状態、精神的な興奮」であると指摘する。確かに特に内因性うつ病では、さまざまな心配が堂々巡りをして精神活動は普通より過活動になっている。制止、ひいては昏迷の出現は、精神の過活動が基礎にあってのことであると解した方が理に叶っているように思われる。薬物療法においても、（脳内神経伝達物質の明らかな異常をきたしている）内因性うつ病に対しては、伝統的には鎮静系抗うつ剤（たとえば、三環系抗うつ剤）また少量の抗精神病薬が使用され、効果的である。今日、うつ病にも適応が認可されている新規抗精神病薬が増えているのは同じ事情によると考えられる。

症状面では、メランコリー患者が示す特徴的な身体運動の異常に注目して、二つあげられる。一つは不安・焦燥・不穏で、次のように述べている。

「内的な不安が身体的な不穏状態として現れる（焦燥メランコリー、melancholia agitans）」。これは焦燥性うつ病の記述である。「心の中では妄想的な考えが駆け巡っていることが多い」と、妄想のために落ち着きなく動き回る事例も記述されている。その妄想の特徴につき「それはあくまで単調で、交替性に乏しい」と述べる。

確かに妄想性うつ病で、不安・焦燥が前景に出る事例は珍しくない。メランコリーにおける「単調で、交替性に乏しい」言葉は、同じ心配を繰り返す堂々めぐりの妄想の特徴を言い当てており、絶え間なく内容が変わっていく躁病の場合の不安また妄想とは対照的である。

「患者は落ち着きなく動き回り、泣いたり、もみ手をしたりする」「ときに徘徊の傾向をみせ、遠方の親類や友人のところまで行ってしまうこともある」（放浪メランコリー、melancholia errabunda）(7)（二六八頁、原書二八五頁）。私が外来で診ていた（罪責妄想を主題にもつ）妄想性うつ病の患者が、突然電車に乗り二時間以上かかる実母の家に行ってしまうことがあった。「うつ病でこんな動きをするのか」という新鮮な驚きであったが、今日的なうつ病概念が提出される前にグリージンガーがしっかり記述しているのである。「遠方の親類や友人のところまで行ってしまう」行動は、穿ってみればすでに双極性・混合状態を呈しているとみるべき病態で、この特徴が的確におさえられている。

メランコリー患者におけるもう一つの特徴的な身体運動が、緊張病性昏迷へといたる運動で、次のように記述している。「動きが遅く、のろのろした動作となり、臥せがちとなる」。これが進むと「硬直したまま、まるで彫像のように動かなくなることもある」「関節は硬く、ほかの姿勢をとらせようとすると、かなりの抵抗がみられる」「逆に抵抗なく手足を曲げたり動かすことができても、動かされたままの姿勢をとり続けることもある（カタレプシー状態）」(7)。これはメランコリーにおける緊張病性昏迷の記述である。統合失調症性の緊張病も入っている可能性も否定できないが、グリージンガーは、メランコリーにおけるそうした身体運動の変化は「悲痛な感情によって特徴づけられる」と指摘していて、気分に一致した変化であることを周到に指摘している。ＤＳＭ−５の特定術語を使うと、「気分に一致する」運動変化、ひいては「緊張病を伴ううつ病」と記述される。

メランコリーにおいて身体運動が前景化する類型として、焦燥性うつ病（melancholia agitans）に加え、「突然自殺衝動が湧き起こって」きて、予想外の自殺企図がなされる、あるいは他人に対する突然の暴力行為を行うなどの激越うつ病（raptus melancholicus）も挙げている(7)（二九三頁、原書二六二頁）。現在、高齢者に突然の自殺企図が生じると、認知症をまず考える風潮がでているが、激越うつ病を鑑別として考慮すべきである。

メランコリーにおける妄想については、その特徴を「受身性、受苦、圧倒性」にあると的確な指摘をしている（二六五頁）。受身性・受苦の特徴は、人間学−現象学的立場からなされた内因性うつ病の病態の中核病態として論じられている、「苦悩の重圧」ないし「他なるものの重圧」を自らに課されたものとして背負い込んでしまう主体変容の在り方を先取りしたものといえる(17)。妄想内容では、罪責妄想に力点がおかれ、付随的に被害妄想や幻覚が出現することが述べられている。

次のように罪責妄想に続いて、被害妄想や幻覚が出現する事例があげられている。

「犯罪者が重大な犯罪を犯したあとで感じるような不安状態の中で、自分自身が何かの犯罪を犯した犯人ではないかという邪推が生まれる」。

「特定の敵、秘密組織、スパイなどに付け狙われていると感じ、あらゆる出来事を自分と関係づけ、微々たる事実を根拠に、さらに妄想をふくらませてゆく」（二六五頁）。

「死刑執行人の呼び出す声を聞き、自分の処刑が準備されている様子を実際に見る」「自分の足元に地獄が開き、幽霊が現れ、患者に刑の宣告をする。自分を中傷したり咎めたりする声を聞く」。

先にメランコリーにおける運動異常について、気分に一致していることを指摘していることに触れたが、妄想・幻覚についても「悲痛な感情変化の特徴を強くもって現れる」と、気分に一致している性質をもっていることをここでも指摘している。つまり、DSM－5でいえば、「気分に一致する精神病性の特徴をもつ」病像ということになる。

二　抑うつと躁病の中間状態・移行病態

グリージンガーによる一次性感情障碍についての記述で興味深いのは、絶えず抑うつと躁病の中間状態、ひいては混合状態に注意が向かっていることである。

「単純型メランコリーの経過は、ときに非常に急速である」「躁病にまで高まる不安を伴う悲痛な感情変化が先行し、ときに挿間する」[7]（二七一頁）。

「躁病への移行や、抑うつと躁病との交替は、ごく一般的に認められる」（二七一頁）。

このように双極性の病態についてグリージンガーが述べる際、グリージンガーにあって、抑うつ自体が躁病の要素を内在的にそなえ、抑うつと躁病の間での微細な動きをみせるたえざる揺らぎの中にあって、ある時は一気に病像が急変すると診ていたことが推察される。

メランコリーで「目につくものをすべて破壊しようとする盲目的な衝動が発生」すると、それは「明らかに狂躁の一型」であるとする理解もそのよい例である[7]（三〇一頁）。こうした病態理解は、グリージンガーが躁うつ病の臨床単位を暗黙の裡に想定していたことを考えさせる。

クレペリンは『精神医学教科書』第八版のなかで、躁うつ病につき「躁うつ病の様々の形のものに属する多くの症例を詳しくみていくと、今まで区別した諸基本型、すなわち躁性興奮と抑うつの間に多くの移行がみられる」と、躁性興奮と抑うつの間の移行病態を強調している[24]。グリージンガーの見解を継承したこの診立ては、クレペリンの『精神医学教科書』初版から認められていることを次章で論じる。

三　メランコリーにおける「痴呆」

グリージンガーは抑うつにおける「痴呆」（Blödsinn）について、次のように慎重に論じている[7]。「感情鈍麻を伴う抑うつ」が観察され、「抑うつに伴う落ち込みは外見上感情鈍麻と区別しにくい」「落ち込み状態がきわめて高度になると、外見的に痴呆と区別しにくくなる」と重要な指摘をしている。さらに「軽度の痴呆へも移行することがある点で、その予後と治療上の誤りを犯しやすい」とも述べる。ここで問題にされる「痴呆」はまずもって知性（Intelligenz）の障碍とされる。「知性」の障碍は、計算ができない、日付がわからないなどの認知能力の低下だけでなく感情表出が乏しくなる、意志発動が乏しくなるなどのパーソナリティ機能の包括的な不全を指すように思われる。したがってこの鑑別上の指摘は、①一次性感情障碍による豊かな感情性を持つ抑うつと、②感情鈍麻を呈する二次性精神衰弱の区別が難しく、判断に慎重を要すること、さらに、両者がそれぞれ移行的な中間段階にある可能性もあることを言い表していると受け取れる。この認識は臨床的に重要である。

実際メランコリーの急性期後、①全く精細を欠いた状態が続き、単なる遷延とみるのか、あるいは②二次性の慢性的なパーソナリティの不全が生じたのか迷うことがある。罪責妄想、被害妄想を呈する妄想をもつメランコリーで「痴呆」状態が続けば、むしろ統合失調症と診た方が適切な事例もある。参考までに、抑うつにおける「痴呆」においてグリージンガーは「感情鈍麻」という表現を使用しているが、クレペリンが早発痴呆における特有な感情表出の変化を特徴づける術語こそ感情鈍麻である。いずれにしてもグリージンガーは、メランコリーにおいて仮性の（二次性）精神衰弱だけでなく、真正の（二次性）精神衰弱のいずれも出現することを指摘しており、今日の臨床に照らしても正鵠を射ている。

そして、メランコリーにおける仮性（二次性）精神衰弱と真正の（二次性）精神衰弱との鑑別は、メランコリーでは「ただその目つきだけは『痴呆』患者のそれと違って、なお悲痛な感情、不安、内向的なおののきを表現している」点に求められる[7]（二八六頁、鍵括弧は筆者補足）。メランコリーでは仮性（二次性）精神衰弱でも「悲痛な感情、不安、内向的なおののき」といった特徴的な感情が保たれていることを指摘しているのであり、鋭い観察眼である。

『精神病の病理と治療』には老年期認知症の独自の項目がなく、老年痴呆（senile Blödsinn）は精神衰弱であるとして、精神衰弱の項に入れられ一緒に記述されている（三五六－三五七頁）。したがって、高齢者における抑うつと真正の認知症との鑑別も同じ見方が妥当するとみてよいだろう。確かに、うつ病において認知機能の「低下」をきたす仮性認知症は認知症と誤診されやすい一方、経過を追うと、明らかな認知症に移行する事例もある。そうした臨床観察をふまえ、われわれは「うつ病－認知症領域」（Depression-dementia medius）[18] の記述概念を提出しているのだが、グリージンガーにもこの見方が伏在的にあったと言えるだろう。

四　メランコリーの転帰

メランコリーの転帰につき、「長期にわたって持続するメランコリーの場合」「昏迷状態が現れたり、精神衰弱状態や中等度ないし高度の痴呆へと移行するものもある」と述べる(7)。この点は、メランコリーにおける「痴呆」という問題ですでに少し論じたところで、そこではメランコリーと二次性精神衰弱の中間にある移行病態もあり、二次性精神衰弱の診断は慎重にすべきであるとグリージンガーは説いていた。そうは言っても、メランコリーに引き続き、活気がない状態が続くといった真正の二次性精神衰弱状態が出現することは、伝統的診断でいう内因性うつ病でも生じる病態といえる。別の転帰として「妄想症（Verrüktheit）に近い状態」あるいは「妄想症そのもの」があげられる。メランコリーに引き続く妄想症の事例として次の事例が紹介されている。

「患者は毒をもられるとか、陰謀が企てられるとか、電気にかけられているなどの妄想を口にし、治癒傾向はほとんどない」（二七三頁）。このような経過は、統合失調症との鑑別を検討してよい事例である。もし高齢になって提示事例のような被害妄想が出現しているなら、高齢初発統合失調症や対人接触欠損妄想症（ヤンツァーリク）(29)との鑑別が必要になるだろう。

五　精神昂揚状態 Die psychishen Exaltationszustände（マニー）「自我周辺」が侵される狂躁と「自我深部」が侵される妄想性興奮

グリージンガーがいう躁病について少しみておこう。①運動性興奮と「精神的激しさによって次から次へと入れ替わり、錯乱し、恒常性を保つことはない」狂躁（Tobsucht）と②「患者は表面的には静かに見える」こともあり、「持続的な誇大感情が生まれ、妄想へといたる」妄想性興奮（Wahnsinn）に大別されている。とはいえ、「両者は厳格な意味で互いに密接に連関し合い稀ならず交互に移行し、さらに断片的に混合した状態にもなる」(7)（三一一頁）と、ここでも相互の移行状態・混合状態があることにも注意を促す。

狂躁の基本病態は「精神的エネルギーが衝動の赴くままに増大」することに求められ、これが「直接運動器官へと伝達」し「持続的な筋肉運動（発語、表情、体全体）が起こり、喋ったり、騒いだり、跳ねたり、暴れたりする」。ヤンツァーリクでいえば生命力動の拡大の事態といえる。障碍は「精神生活の比較的周辺の領域においておかされる」と述べる。狂躁では、自我深部ではなく、自我周辺が侵されると診る視点は重要である。

狂躁において双極性の気分変動が生じることも指摘している。「興奮と無動、充足と空虚といった気分状態は、非常にしばしば交替」し、「癒楽から悲哀へ、反抗から無抵抗へ、無関心から激しい反応や嫉妬状態へ、不安状態から自信過剰へ」といった極端な変化が生じる。この病態の「最大の特徴は、錯乱（Verworrenheit）」であると明言される。したがって、グリージンガーが狂躁という時、錯乱の段階にまで病態が進む躁病がモデルとして考えられていることがわかる。DSM-5(1)でいえば、「（抑うつもある）混合性の特徴を伴う躁病エピソード」ということになり、今日、多弁、多動を主要標識とする躁病に比べ、それよりも重い病態が躁病の一つの類型とされている。そこでの気分変動は「何の動機もなく起こり、外部からの精神的介入によってそれを中断させたり、静穏化することは一般に不可能」である（三一七頁）。もはや主体の制御を超えた激しい気分変動は、脳内神経伝達物質の明らかな異常をきたしている躁うつ病における内因性病態、ヤンツァーリクでいえば生命力動のリズムの著しい失調を言い表していることがわかる。

妄想性興奮（Wahnsinn）においては、「妄想が精神生活全体を支配」し、「特定の妄想観念の形で意志の逸脱」、つまり妄想の影響を受けた問題行動が生じる。「不可能な発明計画を抱く」「（自分は）ナポレオン、億万長者、大改革者、神、英雄、国王」（三四一頁）などの妄想また幻覚が出現する。そしてこれら二つの病態を比較して、狂躁（Tobsucht）においては、「精神生活の比較的周辺の領域」しか侵されていないのに対し、妄想性興奮では、障碍が「自我深部にまで及んでいる」「精神の深奥部を疎外し、改竄してしまう」[7]（三一二頁）「思考が病的に変化している」と、病態の質的違いを明示する。「自我深部にまで及ぶ障碍」「精神の最奥部の疎外、改竄」「思考の病的な変化」という把握は、訂正不能な妄想が持続し、本来の判断能力が著しく損なわれている病態が出現していることを語っている。つまりグリージンガーは、妄想性興奮（Wahnsinn）につき躁病のレベルを超えた病態、つまり（妄想型）統合失調症にあたる病態を想定していると考えられる。

狂躁状態の経過に関し、「狂躁が回復せず、精神病がさらに進行していくと、二次性の精神衰弱状態へと移行」「痴呆症状を呈し、時に焦燥」（三二七頁）が続発すると述べる。確かに躁病ないし躁うつ病においても、まったく覇気がない状態が続きパーソナリティ機能の不全をきたすなど二次性の精神衰弱が出現することも稀ではない。興味深いことに、「妄想性興奮の患者でも治癒はありうる」（三四四頁）とはっきり述べる。これは現代における妄想型統合失調症でも認められる経過である。

「治らない場合には、患者は妄想性興奮特有の気分昂揚状態にずっと留まるということはなく、興奮や昂揚は次第に消えてゆき、固定化した妄想観念だけが残遺する」「あるいは痴呆段階へと進んでゆく」（三四五頁）。そうした残遺性妄想やパーソナリティ機能の低下などからなる二次性精神衰弱の出現も、現代の妄想型統合失調症に観察される経過である。

グリージンガーは、狂躁と妄想性興奮は「同一の精神的過程から生じたもの」と断定的に述べる。他方で、狂躁と妄想性興奮では精神生活において侵される場所に違いがあることにも注目し、狂躁では「精神生活の周辺領域」、妄想性興奮では「自我の深部」がそれぞれ侵されると明言している。クレペリンは、後にも論じるように、妄想性興奮に単なる感情の病いでは理解できない人格における独特な病態があるという洞察のもとに、早発痴呆の疾患単位を導いた。グリージンガーにも既に類似の見方があったことが窺える。

われわれの構造力動論の見地にひきつけて言えば、グリージンガーは人格構造の視点から、「精神生活の周辺領域」が侵される単なる精神昂揚状態（マニー）と、「自我の深部」が侵される精神昂揚状態（マニー）の病態を区別する姿勢を示したのである。ただしかし、両者は精神昂揚状態（マニー）に包摂される。それは生命力動の視点からの見解と受け取れる。つまり、生命力動の逸脱という点では両者は連続すると考えたと理解できるだろう。この意味でこそ、狂躁と妄想性興奮は「同一の精神的過程から生じた」とグリージンガーは論じたと言えるかもしれない。

以上から、グリージンガーの体系はわが国でよく紹介されるいわゆる単一精神病論とは一線を画すことがわかるだろう。現代精神医学に立ち帰って翻案すれば、躁うつ病の急性期と統合失調症の急性期は、人格構造のレベルでは段差がある一方、薬物療法において同じ薬が効果的であることから、躁うつ病の急性期と統合失調症の急性期は生命力動のレベルでは連続しているという見方を指し示しているのである（図７）。それは、ヤンツァーリクの構造力動論[13]、ネオグリジンガリズム[16]の観点にほかならない。

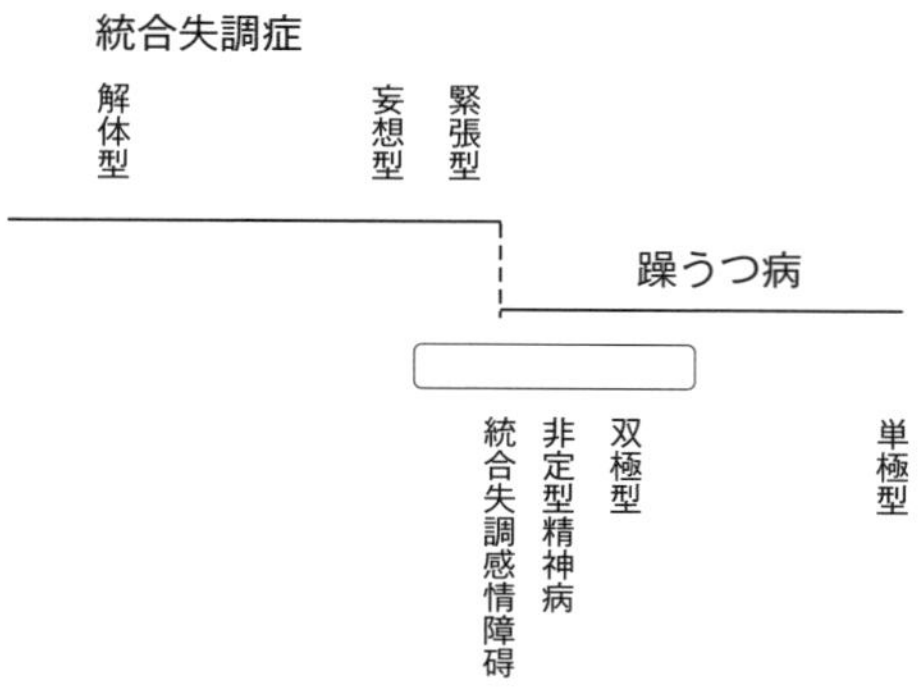

図７　統合失調症と躁うつ病の段差と連続性

Ⅳ 「早発痴呆」をめぐるグリージンガーからクレペリンへの歩み

最後に、一次性感情障碍に続発する二次性精神衰弱状態に論じ、クレペリンによる早発痴呆の導出過程について考えたい。「一次性疾患群の残遺状態」とも総称されるこの病態は、急性期が首尾よく締めくくられず、主にパーソナリティ機能の低下が生じていることを指し示しており、私が本書第一章で述べた生命力動／人格構造の視座からするなら、人格構造の視座から病態を記述して導かれていることが分かる。われわれの臨床において、統合失調症だけでなく、感情障碍圏では双極性障碍において病前に比べパーソナリティ機能の低下が出現し、慢性化することが散見される。内因性うつ病でもこの現象は観察される。これがグリージンガーの言う二次性精神衰弱で、それは解離性障碍や心的外傷後ストレス症（ＰＴＳＤ）も含む形で疾患横断的なスペクトラムを形成している、と私は考える。

とはいえグリージンガーは、一次性感情障碍から二次性精神衰弱へと病態の大きな変化を来す事例があることを指摘する一方で、慎重に次のような留保を付ける(7)。

「終末状態（二次性精神衰弱状態）と初期状態とのあいだに、非常に多くの移行段階がある」「患者がまだ移行段階にあるのか、あるいは精神的に衰弱状態に入っているのかの判別には長い観察期間を要す」（三五一頁）。

もはや治療的展望がない慢性期に入ったと断定される統合失調症といえども、可塑性をそなえるとみる柔軟な

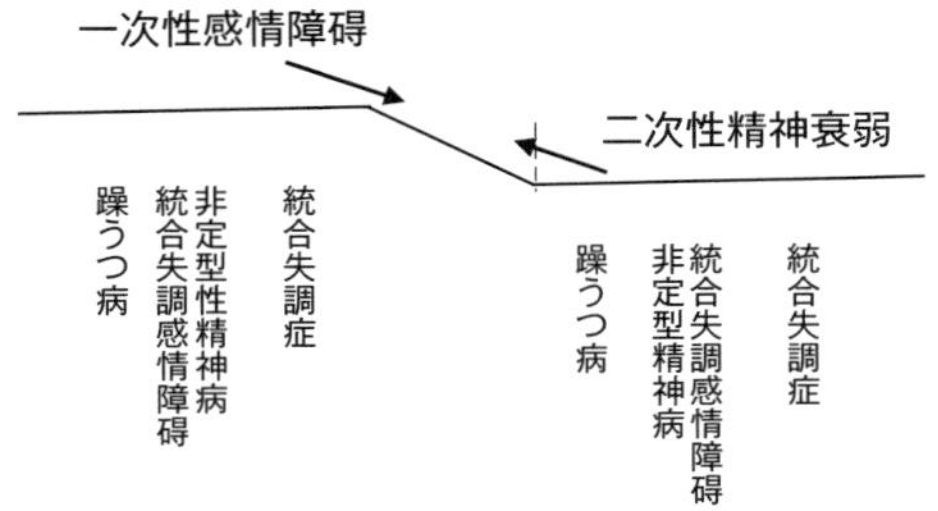

図８　一次性感情障碍－二次性精神衰弱中間（移行）領域

姿勢は重要である[27]。前にグリージンガーに、メランコリーとマニーにおいて揺らぎのある移行的病態、つまり、中間（移行）領域の病態を一次性感情障碍の病態の中核に求めようとする姿勢があることをみた。一次性感情障碍と二次性精神衰弱にあっても相互の移行病態、**いわば一次性感情障碍－二次性精神衰弱中間（移行）領域**に注目する姿勢が認められる。それは慢性期にも治癒へと向かう内発的な動きがあることへの眼差しである（図８）。

統合失調症での予後に関するクレペリン精神医学の「定見」によると、華々しい急性の幻覚、妄想の消退後、すっかり自発性を欠き、生き生きした感情が失われ、自閉的となり、明らかな「人格欠陥」が始まったと判断される。ところが、作業療法やデイケアへの導入を通じ、目を見張る快復をみせ、社会で働き始める事例が少なくない。幻覚、妄想が長く続く引きこもりの慢性期から、五年から一〇年、ひいては二〇年をすぎて、予想もできない眼をみはるパーソナリティ機能と社会機能を発揮する完全寛解事例もある。

これまで論述はところどころ思わず、グリージンガーとクレペリンの双方に目を配る複眼的なものになってしまった。この複眼的な論述をさらに進め、クレペリンが早発痴呆を導くに至った歩みを、グリージンガーの体系の側から捉え直したい。一つには、早発痴呆は急性期後に二次性精神衰弱が際立った一連の事例があることに注目して案出された記述概念とみることができる。確かに統合失調症は病態の根が深いだけに二次性精神衰弱をきたしやすく、その程度も重い。早発痴呆の成立に関するもう一つの見方として、早発痴呆は、思春期・青年期に感情障碍に先立たれることなく、一次性の精神衰弱・痴呆が出現する一群の事例があるという認識のもとに導かれたと見ることもできる。そうすると、グリージンガーがいう精神衰弱・痴呆は必ずしも二次性ではなく、一次性のものもあるというのがクレペリンの着眼となる。この点では、クレペリンによる早発痴呆の概念は、グリージンガーの体系に対する批判の上に導かれたといえる。クレペリンの真意はこちらの見方にあるとみるのが正しいかもしれない。

クレペリンによるパラノイア概念の導出の仕方がその傍証となることだろう。クレペリンは、『精神医学教科書』において版を重ねるごとにパラノイアについて考察を続けている。最初に論じた第三版から一貫して、「以前グリージンガーによって主張された見解によると、妄想症は常に、それに先行する情動性障碍の続発的な段階であるとみなされていた」。しかし、「スネル、ウェストファール、ザンダーの諸研究によってはじめて『原発性』妄想症が特別な病型として一般に認められるようになった」と述べ、一次性パラノイアの存在を主張していた[23]。

要するに、一次性感情障碍に引き続いて、はじめて固定した妄想の出現があると考えるグリージンガーに対し、クレペリンは感情障碍なしに一次性に固定した妄想が出現する事例があるという見解をとる。これと似た論法で、クレペリンは、感情障碍に先立たれることなく、言わば一次性の精神衰弱が出現する事例が存在することを踏まえ、早発痴呆の概念を導いたと考えることができる。付け加えておくと、少なくとも初期のパラノイア概念の中には後に早発痴呆に組み入れられた事例も多数含まれていた。グリージンガーは最晩年（亡くなる年、一八六八年）の講演で、スネルの見解を受け入れ、一次性妄想症（Primäre Verrücktheit）の存在を認める発言をしていることも付け加えておかなければならない[11]。それは、クレペリンの主張を先取りする考え方の表明で、それまでの彼の体系を一部覆すものである。だからといって、本章で焦点をあててきたグリージンガーの大分類の意義が失われることはない。

それはともかく、クレペリンによってはじめて急性期の病態において、感情障碍とは一線を画す独特な質を持つ種々の症状に注意を払って、独特の質をもった特有な症状複合群が切り分けられたとみるべきだろう[22]。「早発痴呆」の導出に際し「独特な」(eigenartig) 興奮、「特有な」(eigenthümlich) 振舞いなどの記述が数多くなされていることから、早発痴呆の概念は、広義の現象学的な観察からなされた記述的エビデンスと捉えることも不可能ではない。

もっともグリージンガーは、一次性感情障碍からはみ出す一次性の精神衰弱の病態が認めれる一群の事例があることには気付いていたことは間違いない。既にふれた、狂躁においては「精神生活の比較的周辺の領域」しか侵されていないのに対し、「妄想性興奮」(強固な妄想観念を特徴とするマニー[7] (三三八頁) では、「自我深部にまで障碍が及び」という記述が傍証となるだろう。自我深部の障碍では、「精神の深奥部を疎外し、改竄してしまう」(三一一頁)、「思考が病的に変化している」とも述べる。それは、患者の主体性が妄想的他者に剥奪・支配され、訂正不能な妄想が持続し、本来の判断能力が著しく損なわれている病態が出現していることを語っている。そこでは感情ではなく〈自我〉の障碍があるという洞察がなされていると推察される。このようにして、グリージンガーは、躁病・メランコリーとは質を異にする病態があるという直観をもったと想定可能である。

大きな流れをみるなら、クレペリンにより「早発痴呆」と命名された疾患単位の導出は、グリージンガーの臨床経験を進める形でなされたといえる。精神医学にとり、また人類の歴史において、統合失調症にあたる臨床単位の基礎が創出された意義は大きい。ビンスワンガーに始まる統合失調症およびその辺縁のパーソナリティについての現象学・人間学研究は、クレペリンが導いた早発痴呆概念の一定の正当性を支持するものといえるだろう。

V　カテゴリーのレベルを異にする感情障碍（双極性障碍、およびうつ病）と統合失調症：一次性感情障碍 vs（言語自動症を含む）一次性言語病理

妄想・幻覚の発生過程を考える時、感情障碍を基盤にして出現するのか、あるいは感情障碍に先立たれることなく、あるいは裏打ちされることなく出現するのかの区別は重要である。グリージンガーは、原則、感情の変化が先に出現し、それに引き続き妄想が生じると主張する。これは、うつ病、躁病の妄想・幻覚によくあてはまる。しかし、感情の変化なしに妄想が出現するとみるクレペリンの見地は重要である。それは感情障碍の病理には還元できない統合失調症の幻覚・妄想によくあてはまる。

統合失調症発症後四〇年が経過しており、そこそこのパーソナリティ機能が保たれている六〇代の女性患者は、「脳内妊娠」をして「自動的に脳内出産してしまっている」と突然医師に語る。「脳内妊娠」「脳内出産」という言語新作は、統合失調症に特有な病態を物語っているのではないだろうか。統合失調症にあって妄想・幻覚が一次性の言語自動症を基礎にしており、その言語の自己増殖によって妄想が生み出されていることを示唆する。

グリージンガーは精神衰弱の一つ亜型「部分的妄想症」で、意味不明な「独自の言葉を作り出して妄想を語ったりする」「そこで幻覚が存在すると、言葉はいっそう意味不明なものとなる」と記述している(7)（三六三頁）。この場合の幻覚は、言語新作に付随する言語性幻覚、つまり意味不明な内容の言葉が聞こえてくるという幻聴が念頭におかれていると察せられる。統合失調症慢性期だけでなく急性期においても意味不明で謎に満ちた言語新

作を内容にした幻聴が出現する。これが核になって妄想が形成されていくこともある。そうした臨床観察もふまえ、精神病理学の眼差しからは統合失調症の基本を言語の病理に求める見地は正当である。

グリージンガーは、「部分的妄想症」で「幻聴の声と言い争ったりする」対話性幻聴をあげ、ささやく声に聞き入っている姿にも注目している。統合失調症に特徴的な幻聴に聞き入る振舞いは、患者において主体の意志とは無関係に言葉が勝手に自動的に喋る言語自動症が生じていることを指し示す。また、患者の唇が勝手に動いていて何か言葉を発しているように見えるのだが、聞き取れないし、患者も何を喋っているのかわからないこともある。この種の言語自動症は統合失調症における一次性言語病理としてよく知られたもので、グリージンガーが目ざとく指摘した自我の深部の障碍にほかならないだろう。

「早発痴呆」に代わって「精神分裂病群」の呼称を提唱したオイゲン・ブロイラーは、精神分裂病群（統合失調症）の基本病態を連合弛緩に求める。連合弛緩は言葉が上手くつながっていかない事態を指している(2)。それは、ラカンでいえばシニフィアンの連鎖(26)の障碍で、一次性の言語の病理にほかならない。

一般医学では種々の病気は原則、身体器官の病いであるので、同じカテゴリーに属し、循環器疾患、呼吸器器疾患、泌尿器疾患などと並置できる。ところが、精神疾患では事情を異にする。統合失調症と感情障碍（双極性障碍、およびうつ病）がその最たる例で、両者はカテゴリーのレベルを異にする。このため精神医学が身体医学からはみ出す部分をもつ。臨床家は、第一章で説いた「統合失調性言語」をはじめとした多言語を要請される所以である。

このことを理解するのに、『分裂病のはじまり』の中でのコンラートの次の説明が参考なるだろう。「『X 氏の統合失調症は内因性うつ病で始まった』というのは、誰も反対できない正しい定式化ではないだろうか」「しかし逆に、『Y氏のうつ病なり躁病が統合失調症から始まった』とは決して同程度の権利をもって言うことはないだろう」という例を持ち出し、「統合失調症と躁うつ病は『同等の疾病学的単位として並列不能』であり、統合失調症は躁うつ病に比べ上位にあると断じる(7)。われわれの見地からすると、あくまで理念的な言い方になるが、躁うつ病の病巣は感情の次元にあるのに対し、統合失調症の病巣は言語の次元にあり、躁うつ病の基本病態は一次性感情障碍、統合失調症の基本病態は一次性の言語病理、それゆえ言語により構成される〈私〉の形成不全と定式化される。こうして、統合失調症は躁うつ病の上位のカテゴリーに属し、両者を同じ平面に並べることは方法的に誤りなのである。

以上、グリージンガーの精神病についての周到な臨床記述を手掛かりに、クレペリンによる早発痴呆の導出に至る歩みを、われわれの問題意識から論じた。一言でいえば、クレペリンの早発痴呆概念はグリージンガーの一次性感情障碍概念と二次性精神衰弱概念を問い直し、それぞれに共通する独特の病態を抽出して、いわば脱構築する形で導かれたというのが要点である。

クレペリンが創出した二つのカテゴリーには理があり、これは突き詰めると、躁うつ病に罹患する人に特徴的な病前からの人格・気質と、早発痴呆に罹患する人に特徴的な病前からの人格・気質は質を異にするという、人格構造の質的認識に通じるという見方が成り立つ。こうした病前のありかたもふまえ、躁うつ病の基本は一次性の感情障碍であるのに対し、統合失調症の基本は言語自動症をはじめとした一次性の言語の病理であると捉え直すことは生産的な視点といえるだろう。

Ⅵ　人間存在の多様な転態（メタモルフォーゼ）

私は統合失調症、また躁うつ病と診断される多数の患者を担当医として長期にわたり外来、病棟で治療に携わってきて、やはり二つの病態は質を異にするという観を強くしている。この点でクレペリンは慧眼であったと思う。しかし、しかるべき社会生活を首尾よく送る良好な経過をたどる統合失調症事例も多数みており、クレペリンによる『精神医学教科書』第5版から第8版までの早発痴呆の構想は、パーソナリティ機能の低下といった悲観的な経過を強調しすぎていて、治療論に欠けるという思いを一層強くしている。同様の批判は、DSM－5における統合失調症にもあてはまる。注意を引くのは認知障碍を最重視し、「認知機能の変化は精神病症状の出現に先立って発症の段階ですでに存在し、成人期には固定した認知障碍の形態をとる。認知障碍は他の症状が寛解しているときにも持続し、本疾患による能力障碍に影響することがある（1）（一〇二頁）と説いている点である。

このように「固定した認知障碍の形態」をとり、「他の症状が寛解しているときにも持続」するなどという理解は、動的視点を欠け、治療的展望が全くない。それは統合失調症を新たな「神経認知障碍」と見なす姿勢にさえ通じるわけで、DSM－5の統合失調症理解は現代版の「早発痴呆」概念と言われてもおかしくない硬直さが窺われる。これに対し、グリージンガーの精神疾患理解は病態の可塑性を認め治療的な展望を拓き、現代に見合っているというのが私の論点である。

最後に、クレペリンが「精神病の現象形態」と題した一九二〇年の最終論文において、グリージンガー理論とは別な意味で現代において評価すべき貴重な見解を提出していることを確認しておかねばならない（25）。「われわれは絶対に疾病過程自体の根本的な相違を固持しなければならない」（三三〇頁）という言葉から、早発痴呆の固有性に揺ぎない確信が窺える反面、「人格の構造は何度となく回復される患者」（三三〇頁）がいるという言葉からわかるように、早発痴呆は多様な表現形態をもち、必ずしも悲観的ではなく、良好な経過を歩む事例があることを認めているのである。そうした動的視点は、一層多様性な表現型を持って現れるようになっている二一世紀の統合失調症を理解するのに資するところが大きいことは間違いない。

「遺伝子－言語複合体」としての人間は、自分が直面するさまざまなライフ・イヴェントや環境において、自身の身体的素地、また人格構造に即して絶えざる状況構成をする。そこには自己治癒的な動きもある。DSM－5では、統合失調症についてはとは硬直した病態理解が目立つのとは対照的に、興味深いことに自閉スペクトラム症においては、病態に関し非常に柔軟性に富む姿勢が表明されている。たとえば、「重症度は状況によって変化し、時間とともに変動する場合があるという認識を持つ」必要が説かれている[1]（五〇頁）。その文言は、周囲の支援を要する程度を表す重症度の特定にあたっての注意事項を述べる際に述べられている。また、自閉スペクトラム症の「症状の発展と経過」の項で、次のような踏み込んだ見解が表明される。「変性疾患ではなく、生涯を通して学習や代償をし続けることが一般的である」（五五頁）。

たえざる動きをみてとる広義の力動的視点から、成長の可能性を考慮して、自閉スペクトラム症の病態と経過を把握する姿勢は、大いに評価に値する。私はDSM－5で最も注目に値するのは、自閉スペクトラム症に関して強調されるレジリアンスの視点であると真面目に思っている。微細にみるなら、統合失調症も基本的に「状況によって変化し、時間とともに変動する」可塑性をもつ病態であるとみるべきである。オートポイエーシスの見地から統合失調症の実に多様な病態変遷を「精神は分裂せず、ただ転態するのみ」と喝破した花村[12]の定式は、精神病理学の見地から統合失調症の可塑性を明確にしている。その多様な生成変化は、「遺伝子－言語複合体」としての人間存在の多様な転態（メタモルフォーゼ）の所産にほかならない。

第六章　クレペリンの感情障碍論　グリージンガーの継承・発展

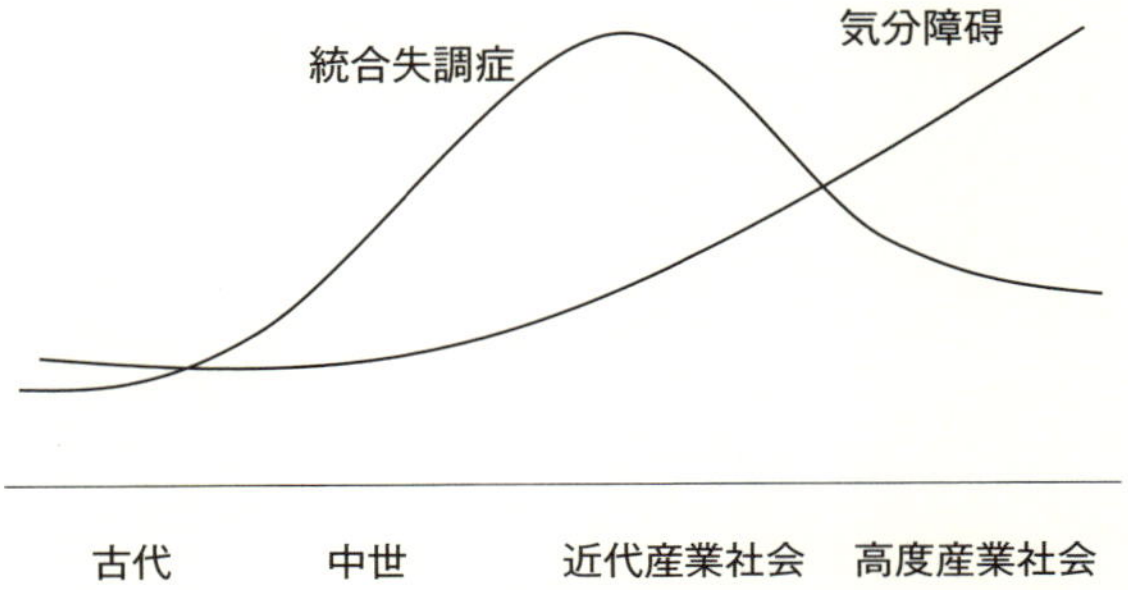

図9　人類史からみる統合失調症と気分障碍の病勢

ここ最近、わが国では精神科クリニックや総合病院だけでなく単科精神科病院でも、うつ病、ないし気分障碍と診断される外来初診例の著しい増加が目をひく。入院でも気分障碍圏の事例が増えている。これに対し、初発の統合失調症の外来受診また入院事例は減っている。厚労省の患者報告でも、気分障碍事例の増加が示されている[10]。また、世界保健機構（WHO）により全世界の人々を対象に、（寿命・健康喪失の程度を表す）障害調整生存年数（DALY値）を指標にして病気の比較をした二〇〇四年の調査では、第一位呼吸器感染症、第二位消化器感染症に次いで、第三位がうつ病になっている[17]。グローバル化の時代に入り、総じてうつ病の病勢が統合失調症と逆相関するかのように、先進国だけでなく途上国でも著しく増長していることは、人類史にとって特筆すべき現象である（図9、第一一章参照）。

このような疫学的知見にも後押しされて、あらためて気分障碍について検討する必要性がでてきている。その際、現代の気分障碍概念の祖型を創出したヴィルヘルム・グリージンガーに続いて初期エミール・クレペリンによる感情障碍論を概観してみることは意義深いはずである。クレペリンは『精神医学教科書』初版(11)からグリージンガーを継承しつつ独自に感情障碍論を発展させた。第五版(12)から早発痴呆概念が創出され、（統合失調症の概念の先駆けとなった）早発痴呆と躁うつ病の二分法（dichotomy）の構想が打ち出された。この二分法以後のクレペリンの躁うつ病論は、第八版の訳書を通じわが国でよく知られているところである。本章ではクレペリンについては、グリージンガーの分類、記述との対比も必要に応じ行いながら、初版の感情障碍論に力点をおいて論じたい。

二〇一三年刊行の『ＤＳＭ－５ 精神疾患の診断・統計マニュアル』（以下、ＤＳＭ－５）(1)、また二〇二四年に公表された『ＩＣＤ－11精神、行動ないし神経発達症のための臨床記述と診断要件』（以下、ＩＣＤ－11）(18)は、グリージンガーによる『精神病の病理と治療』、クレペリンによる『精神医学教科書』を引き継ぐ現代版の精神医学の教科書といえる。そこで、これらも必要に応じ参照し、偉大な創見が現代精神医学に貴重な示唆を投げかけていることを、私の関心にひきつけて論じたい。われわれは精神医学の世界にあっていまや四つの主要な国語（la langue）を手にしており、精神障碍を切り分ける仕方は違うものの、どれも優れた言語体系であるという認識を新たにしている。初期クレペリンの感情障碍分類をみると、グリージンガーの継承とそこからの発展の様子がわかる。

クレペリンは、一八八三年刊行の『精神医学教科書』初版(18)において、「最初の精神病のグループを、われわれは抑うつ状態群（Deprssionszustände）と呼ぶ」と高らかに語り、グリージンガーと同様、精神障碍の最初に抑うつ状態群を配置し、①「単純メランコリー」（Melancholia simplex）と②「妄想観念を伴うメランコリー」

(Melancholia mit Wahnideen) に分類する。そしてⅠ 抑うつ状態群の次に、Ⅱ 催眠などによる病的睡眠状態、けいれんとヒステリィ性朦朧状態、昏迷および恍惚、急性痴呆からなる「朦朧状態」(Dämmerzustände) を配置する。これは少し意表をつく分類である。その次に、Ⅲ マニーにあたる興奮状態群 (Aufregungszustände) が配置され、①能動メランコリー (Melancholia activa)、②マニー (Manie) ③熱性譫妄－アルコール譫妄 (Delirium febrile-Delirium alcholicum) を含む譫妄性興奮状態 (Deliriöse Aufregungszustände) が配置される (一八七－二六八頁)。

ここにもクレペリン独自の分類が認められる。能動メランコリー (Melancholia activa) は、まさに躁うつ混合の病像を言い表そうとする概念である。また躁病性の譫妄性興奮状態 (Deliriöse Aufregungszustände) と明らかに器質性の病因をもつ熱性譫妄やアルコール譫妄を同じ項目に組み込む分類も意外である。察するに、精神障碍を、活動力が低下している「抑うつ状態群」のすぐ次に、眠っているように見える「朦朧状態群」、その後に「興奮状態群」という順に配置した際の基準は、外から観察される身体運動量を指標にしているように思われる。これに対しグリージンガーは、一貫して感情を指標にして分類していた。

比較のため表に、グリージンガーとクレペリン初版の感情障碍分類を示す。

Ⅰ　抑うつ状態群　Deprssionzustände

「最初の精神病のグループ」である抑うつ状態群の共通の特徴は、「表象生活 (Vorstellungsleben) また行動の領域にも影響を及ぼす精神的苦痛による不快感情が支配的となる気分を背景にしていることである」(一九〇頁)、と述べる。

この規定は、抑うつ状態の基本は精神的苦痛、また不快な感情にあり、それが二次的に自分は悪い、罪があるなどの表象、また体の動きが減るなどの振舞いが生じると捉える姿勢を示す。第四章でふれたことだが、グリージンガーは精神疾患の最初の基本的なあり方を外的な出来事によるものであれ、誘因なしの内的状態であれ、精神的苦痛に求めていた。この考え方が継承されていることがわかる。

表1　グリージンガー第2版（1861）の感情障碍分類

第一グループ「一次性（感情性）精神異常」
（Die primitiv（affectartig）geistigen Anomalien）

A　**精神的抑うつ状態群—うつ病ないしメランコリー**
（Die psychischen Depressionszustände-Schwermuth oder Melancholie）
①ヒポコンデリー（心気症）
Die Hypochodrie
②狭義のメランコリー
Die Melancholie im engern Sinne
③愚鈍を伴ううつ病
Die Schwermuth mit Stumpfsinn
④破壊衝動を伴ううつ病
Die Scwermuth mit Ausserung von Zerstörongstrieben
⑤持続的興奮を伴ううつ病
Die Scwermuth mit anhaltender Willensaufregung

B　**精神的昂揚状態群**
Die psychischen Exaltationszustände　マニー
①単純躁病（狂躁、Tobsucht）
②複合躁病（妄想性興奮、Wahnsinn）

第二グループ「二次性精神衰弱状態群」
（Die secundäre psychischen Schwächezustände）

表2　クレペリン第1版（1883）の感情障碍分類

A　**抑うつ状態群**　Deprssionzustände
①単純メランコリー
Melancholia sinmplex
②妄想観念を伴うメランコリー
Melancholia mit Wahnideen

B　**興奮状態群**　**Aufregungszustände**
①能動メランコリー　Melancholia activa
②マニー　Manie
②－１　軽躁病　Hypomanie
②－２　躁病性興奮　Maniakalische Erregung
③譫妄性興奮状態　Deliriöse Aufregungszustände

「通常、激しい精神運動反応を伴う感情の発展までいくことはなく、正常な〝気分変調〟(normale "Verstimmung")とされるのが常の、精神的過程が拘束され阻害される状態が続く」[11](一九〇頁)。

クラフト＝エビングによる一八七四年の著作『メランコリー』を引用して、「病像はメランコリーという共通の名で呼ばれる」(一九〇頁)という言葉から、メランコリーの術語は多数の司法鑑定を手掛け、朦朧状態の研究で知られるクラフト＝エビングに準拠していることが記される。

一　単純メランコリー　Melancholia simplex

「抑うつ状態」の筆頭に配される単純メランコリーについては次のように述べられる。

「不満足、不愉快、全般性の不幸な感情が続き、気分はずっと制止され、喜びも抑えられる」「物事への注意力、集中力が低下し」「外界に対する関心の低下」も認め、「常に慢性」で「一カ月以上は続く。一年にも及ぶことがある」(一九八頁)と経過が長いことが指摘される。ここでは、全体として(意志発動や感情表出などにブレーキがかかった)制止優位のうつ病に強調点がおかれているように思われる。

①多様な経過

病態が発展すると、「道徳規範を逸脱する行動」あるいは「突然の自殺企図」がなされることも述べられる。興味深いことに、その経過では「悪化する時期と軽減する時期のほぼ規則的な周期的交代」[11](一九八頁)が認められると、微細な双極性の性状をもつ病態の揺らぎがあることに注意がなされている。ある事例では、「重症のメランコリーから寛解した後の中間期に病的症状が出現し、その後、回復が進んでいくと「周期性経過」が現れ、消失する[22]（一九八頁）など、「多様な寛解と再燃を経て」治っていく。ただ、「メランコリーからの〝治癒〟に入ったと思ったところ、突然、抑うつ性気分変調から爽快性気分に転換」する事例も稀でない（一九九頁）など、単純メランコリーが実に多様な経過を呈し、その中に明らかな双極性病態をもつ事例もあることに注意を促している。

②予後不良因子

予後の重要な指標は体重で、増加は回復兆候であるという指摘もしている。これは今日でも参考になるのではないか。予後は一般的に良好で、「一年続くメランコリーも回復の希望がある」と指摘している。「より深い感情の障碍にまで達していない場合、たとえば（妄想が主要病像の）一次性妄想症（primäre Verrücktheit）、（梅毒性の精神障碍である）麻痺性痴呆、躁病（Manie）といった別の精神病性障碍（Geistesstörungen）の初期段階における気分変調ではない」場合は、予後良好であるとする[11]（二〇〇頁）。

この鑑別に関する指摘で興味をひくのは、メランコリーにおける抑うつが、一次性妄想症や梅毒性精神障碍、マニーそれぞれの初期段階における気分変調と質を異にしているとみている点である。グリージンガーの体系では、いずれも一次性感情障碍と捉えられ、個別の性状には注意が向かなかった。これに対しクレペリンは、さしあたり抑うつを呈する精神疾患を三つあげ、「より深い感情の障碍」にまで達しているのか、達していないかを標識に区別し、より深い感情の障碍に達しているメランコリーが最も予後が良いと指摘している。察するに、そこで考えられているメランコリーは、躁病相をもたない内因性の単極うつ病ではないか？

感情障碍の議論から逸れるが、一次性の精神障碍が感情の障碍ではなく、思考の障碍に求められ、妄想が原発的な仕方で生じる一次性妄想症つまりパラノイアこそクレペリンの創見である。『精神医学教科書』初版から、この後長く重要な争点になるパラノイアないし早発痴呆にあたる病態が記述され、一次性感情障碍との鑑別に論及がなされていることは精神医学史において注目に値する。とはいえクレペリンは、一次性妄想症でもその初期段階に気分変調が観察されることを認めていることも記しておかねばならない。

予後不良因子として、「以前から精神性衰弱がある」といった「精神病質素因がある」こと、および自殺企図歴をあげる。初版でいう「精神病質素因」は、第八版でいう抑うつ性素質[11]（二四九頁）と基本的には同じ性状の気分変調にあたると考える。

対応として、「（入院）患者からの刺激を避ける」[11]（二〇〇頁）、「日々の活動から解放する」「静かな環境にいる」「規則的な睡眠をとる」など、うつ病患者に対して刺激のない環境での休息の必要性を説いている。これは精神医学教科書にふさわしい真っ当な指摘である。

以上の鑑別診断および予後不良因子、また具体的な治療指針などはグリージンガーにはなかった点で、教科書として現代にも通じる内容が盛り込まれ、『精神医学書』初版からしてなかなかの充実ぶりである。

③　双極性

クレペリンは「単純メランコリー」において、「病態が進んでからは、外界の動きに対する病的な痛み反応をもたらす精神的な疼痛亢進が生じると、時に激しい感情の動揺に至る」[11]（一九三頁）と、中等症レベルの単純メランコリーから双極性の病態が始まるという考えを示す。その転換に際し、「精神的な疼痛亢進」、つまり患者の苦悩が増していると診ていることは示唆に富む。「激しい感情」は不安感情を端的に指し、「激情性の感情の動揺」は焦燥性の特性をもつ精神運動をきたす可能性をもつ病態で、不安・焦燥優位の病態を指すといえる。

われわれがみるところ、クレペリンは（ブレーキがかかった）制止優位のメランコリーと（身体的な動きもふえる）不安・焦燥優位のメランコリーを分ける姿勢を示し、不安・焦燥優位の病像の方が病態の程度は進んでいるとみる。そして制止優位のメランコリーから不安・焦燥優位のメランコリーへと病態が移行する機制について次のような刮目すべき仮説を提示している。

「（精神的）疼痛性の緊張のなか、精神性の制止が突破（durchbrechen）され、不快な興奮への変化から熱情的な興奮が生じる」(11)（一九三頁）。この際の「制止が突破される」という理解は、優れた精神病理学的考察ではないか。「制止」は、エネルギーの放出がせき止められ、ダムにエネルギーがため込まれる状態とみる。能動性、活動性、あるいは穿ってみれば攻撃性をため込み、押し黙ったような振舞いとみているのではないか。そして、言わばダム決壊により、精神運動を伴う「激しい感情の動揺」が噴出してくる。グリージンガーにおいて、うつ病が潜在的にもつ双極性の布置のなかで焦燥性うつ病、それに伴う突然の自殺企図を図る激越うつ病（raptus melancholicus）が記述されていた（第五章）。クレペリンは激越うつ病を「時に、一過性に突然の暴力行為の形で、制止を突破する」と、「制止」が「突破」される事態と捉えている。これは単純メランコリーでも、病態が進み、少なくとも中等度症のメランコリーと診るべきだろう。

確かに制止状態が続くメランコリーの患者で、押し黙った表情の奥に苦悩を伴う激しい感情、ひいては攻撃性が秘められているのを感じることがある。私は、外来で加療をしていて、長く続く制止の果てに突然の自殺企図に走った事例を経験している。その時、苦渋の表情をした患者の制止の背後になにか押しとどめられた激しい苦悩を感じた。

またクレペリンは、「単純メランコリー」の事例で、朝、「恐ろしい悪夢を伴う落ち着かない夜を契機に、気分変調は強くなることが繰り返される」[11]（一九八頁）と指摘している。今日でも、朝、ひどく落ち込み調子が悪く、午後から夕方にかけこの気分変調が軽減する事例はよく観察される。クレペリンは夜、悪夢をみるなどして落ち着かず、睡眠が十分とれなかったなどに引き続くという言い方をしている。この記述は、内因性うつ病患者における一日のうちで気分の変化が生じるという日内変動（Tagesschwankung）の先駆けと捉えることができるように思う。

グリージンガーには特に午前中、調子が悪いといった日内変動の着眼はなかったように思う。ただ、うつ病においても双極性の布置があるという基本視座からすれば、一日のうちで気分の揺らぎがあり、日内変動が生じることは想定内の現象ということになる。かつて、日中は全く気力がない抑うつが続き、夕方から多少とも元気が出てくる果てに、夜に入り明らかに気分が高揚し、多弁多動となり躁病へと移行する事例を経験した。この種の事例は、メランコリー（うつ病）が双極性の布置をもっているというグリージンガーとクレペリンの把握の正当性の傍証となる。

しかも、「神経質な、精神的に緊張しやすい人に観察される」と、単純メランコリーが生じやすい病前のパーソナリティについて踏み込んだ見解を述べる。このような論及はグリージンガーにはなかった事項で、クレペリンの新しい理解といえる。さらに、単純メランコリーの発病契機にも言及し、「しばしば何らかの動機をもち、または動機なしに生じる」と、明らかな生活上の出来事が先行する事例と、発病契機がない事例があることをはっきり述べる。これは、グリージンガーが精神疾患の最初の基本的あり方を精神的苦痛に求めた際にも行った区別と重なる。

また、単純メランコリーはある時には病態が軽くなり、「内的な不満足と内的な不機嫌へと明確な境界なしに移行する」[11]（一九〇頁）と述べる。この指摘は、単純メランコリーと正常な気分変調の連続性を認める見地といえる。

クレペリンは最終的に『精神医学教科書』第八版で、躁うつ病の病前、またうつ病相、躁病相が寛解した中間期（Zwischenzeit）に抑うつ性素質、躁性素質、刺激性素質、気分循環性素質からなる躁鬱病の基本状態が認められ、これらはうつ状態、躁状態、混合状態等と連続体をなすという構想を提出した[13]（一四七－二六三頁、原書一二三七－一三二〇頁、表三）。そうした病前の気質と臨床的発病をセットにした形での躁うつ病理解は、評価に値する。ＩＣＤ－11[18]は、うつ病および躁病を含め、各精神障碍と正常の連続性を問題にしながら、生涯縦断的な把握をする構えをみせている（第一章参照）。その意味では、ＩＣＤ－11は、クレペリンが

表３　クレペリン第８版（1913）の感情障碍（躁うつ病）分類[24]
（187－261頁、原書1237－1320頁）
（注　原書には明確な分類表がないので，筆者が作成）

A　**躁状態** Manische Zustände
- ①軽躁病　Hypomanie
- ②狂躁　Tobsucht
- ③妄想形成、感覚錯誤を伴う躁状態
- ④譫妄状態　deliriöse Zustände

B　**抑うつ状態**　Depressive Zustände
- ①単純メランコリー　Melancholia simplex
- ②妄想性メランコリー　paranoide Melancholie
- ③空想メランコリー　phantasische Melancholie
- ④譫妄性グループ　deliriöse Gruppe

C　**混合状態**　Mischzustände
- ①抑うつ性躁病　depressive Manie・不安躁病 ängstliche Manie
- ②思考僅少性躁病　gedankenarme Manie
- ③躁性昏迷　manische Stupor
- ④観念奔逸性うつ病　ideenflüchitige Depression
- ⑤制止躁病　gehemmte Manie
- ⑥憤怒性躁躁　zornige Manie
- ⑦不平躁病　nörgelnde Manie

D　**基礎諸状態**　Grundzustände
- ①抑うつ性素質　depressive Verlagung
- ②躁性素質　manische Verlagung
- ③刺激性素質　reizbare Verlagung
- ⑤気分循環性素質　zyklothyme Verlagung

感情障碍論で打ち出した構想に連なるものといえる。

各論に戻って、クレペリンは初版で「単純メランコリー」の次に妄想性うつ病とみてよい「妄想観念を伴うメランコリー」が配置する。これにつて、次にみたい。

二　妄想観念を伴うメランコリー Melancholie mit Wahnideen

「妄想観念を伴うメランコリー」では、「連合的な仕方で、意識において抑うつ性観念が生じる」[11]（二〇三頁）。妄想観念を伴うメランコリーを単純メランコリーから明確に区別して考察するようなことは、グリージンガーにはなかった。「連合的な仕方で、意識において抑うつ性観念が生じる」という指摘は、「単純メランコリー」における「制止」が一定程度、「突破」された事態において、不安感情を基礎にして、妄想にかかわる表象が連合的に浮上することを描いているとみてよいだろう。抑うつ性観念は「批判はできず、客観的な性状をもつ」という指摘は、うつ病における妄想は固定し、患者は確信し、批判はできないことを述べていると言える。確かにうつ病における妄想確信は統合失調症の場合とは別な意味で強固である。

次いで、「妄想観念を伴うメランコリー」では、「稀に、中枢性の興奮状態によって、実際の感覚錯誤が生じる。それは、表象の経過において、メランコリー性の内容」（二〇三頁）と述べる。つまり、人が自分の悪口を言っている声が聞こえるなどの幻覚が妄想に加えて生じる。それは脳の「中枢性の興奮状態によって」出現するという脳科学的な説明がなされる。このクレペリンの説明の仕方に、われわれは、グリージンガーの脳科学言説が踏襲されているとみることができる。

Ⅱ　興奮状態群　Aufregungszustände

メランコリーに続いて、「感情の動揺は、激情と衝動の性格をもち、さまざまな運動性の興奮に変換される」興奮状態群が配置される。

興奮状態群の基底をなす気分背景に関し、「抑うつ状態では、われわれは、患者の内的生命にだけかかわる気分背景の変化に出会った」(二三三頁)と抑うつ状態とは気分背景の質が大きく異なると指摘されるだけで、興奮状態の基底となる気分について明示されていない。類推すると、基本的には他人から見て明らかにわかる焦燥といった身体運動をきたす「気分背景」を想定しており、まずそれは不安感情、次いで、高揚気分ということになるのではないか。つまり、クレペリンは、グリージンガーと同様メランコリー(うつ病)、躁病ともに病態の基本は感情にあるとみている。

一　能動メランコリー　Melancholia activa

興奮状態群の各論で目を引くのは、最初の類型に「不安性の興奮の症状形成がなされ」、「不安が外部に表出され、明らかな不穏」(二三四頁)をきたす「能動メランコリー」を配置していることである。大局的にみると、クレペリンにあって、メランコリーの術語が記されている病像は、「単純メランコリー」および「妄想観念を伴うメランコリー」と「能動メランコリー」の三つである。これに対し、「抑うつ状態」の中に組み込まれる「単純メランコリー」と「妄想観念を伴うメランコリー」は共に「受動メランコリー」(二三八頁)と包括されている。

能動メランコリーは外から見て運動興奮、不穏が目立つことから、興奮状態群のなかに組み入れられたと考えられる。その場合の基底感情は不安であることが強調される。外からの観察で目を引くのは明らかな不穏で、患者は落ち着かず同じ場所にとどまっていられない。表情には「特徴的な不安」が認められ、「内的不安、また患者が想像する危険から逃れるため衝動行為」（二三六頁）に至ることもあれば、「自分自身に対する思慮を欠いた破壊行為」に至ることもある。具体例として、「目、舌を切る、さらにペニスを切る行為、また自殺、他人の殺害」が挙げられる（二三七頁）。確かに激しい衝動的行為で、興奮状態群に組み入れておかしくない病像である。それは、伝統的診断でいう激越うつ病（raptus melancholicus）にあたる病像といえるだろう。ただし、突然の「ペニスを切る行為」は後のクレペリンがいう早発痴呆(統合失調症)を示唆する性状をもつことを付記しておきたい。

①「制止の突破」

さて、前に単純メランコリー中等症の病理について、クレペリンが「制止の突破」と述べたことにふれた。能動メランコリーで激しい逸脱行動が出現していることから、この見方は、単純メランコリー中等症に比べ病態が深まる能動メランコリーにより良く妥当するといえる。クレペリンは明確に何も述べていないので、私が敢えて推論してみると、制止が突破される際の基底感情は、やはり不安であるという見方は可能ではないか。単純メランコリー中等症に関し私見を述べた「制止の突破」を「ダムの決壊」と診たてる譬えが間違っていないのなら、ダム決壊の事態において患者をつなぎとめ拘束する柵がなくなってしまうなら、寄る辺ない不安がその感情となるのではないか。こうみると、能動メランコリーと単純メランコリー中等症は連続した病態であることがわかるだろう。

② 経過

能動メランコリーの経過については、①受動メランコリー（passive Melancholie）に引き続いて生じてくる場合と②最初から単独に生じてくる場合[11]（二三八頁）があり、後者のように「急性に出現すると寛解も早く、数週から数カ月」で、「遷延することは、単純メランコリーに比べ少ない」（二三八頁）と指摘している。一般に急性期病態ほど寛解が早いと言われるが、この経過は能動メランコリーにもあてはまることをクレペリンは認めている。

能動メランコリーの予後に関しては、「比較的、不良ではない。特に急速に発展する事例では」良好としつつ、「不安を伴う焦燥が長期にわたる昏迷に移行する」事例や「不安を伴う焦燥と、昏迷を交代する」事例があるなど、能動メランコリーで昏迷、つまり緊張病の病像に至る事例があることを指摘している。さらに「不安激情がなくなってからも、妄想観念や感覚錯誤が続く、ある場合には部分的に続く」経過不良例があることを認める（二三九頁）。この病態の推移は、グリージンガーの大分類からすれば一次性感情異常群から二次性精神衰弱群への移行と見なされることだろう。早発痴呆の概念がいまだ導出されていない初版のこの段階では、グリージンガーの視点の継承とみることができる。あるいは、穿ってみれば、初版からクレペリンによる早発痴呆の素描がなされているると考えることも不可能ではないだろう。

二　躁病 Manie

能動メランコリーに次いで躁病が配置される。これは現代にもよくあてはまる躁病の病像で、特徴として、まず「表象過程が速くなること」があげられる。これはさまざまな考えが浮かんでくる観念奔逸を指す。次いで「中枢性の興奮状態が行動に転換される」[11]（二四一頁）と、躁病における多動をあげ、「中枢性の興奮」に起因すると脳科学的な説明がなされる。精神病理学的記述を脳器質的説明が同じ平面でなされている点は、グリージンガーの『精神病の病理と治療』でも認められ、精神疾患に対する同じ説明の仕方である[7]。

気分は「早く動揺し、主に爽快で高揚」すると記述される。グリージンガーは躁病の基本を、「精神生活の中の運動機能が自由になっている」と、運動機能が「自由」になると把握した。この見地からすれば、「表象過程が速くなる」のは、また多動・多弁、気分高揚は、精神生活の中の運動機能が自由になる事態の所産と見做せる。

① 軽躁病　Hypomanie

クレペリンは躁病の「最も軽い型」としてメンデル（一八八一）が提唱した軽躁病を配置し、かなり具体的に詳しく記述している。「障害はしばしば（正常と異常の）境界面で動く。そのため、素人には病気であるとわからない」[11]（二四二頁）、「以前に比べ、利口、明敏で仕事が早く見える」「普通ではわからないような事柄に関し、類似を見出す事に長けている」「才能ある患者は、周囲から天才的な躍進をする人と思われ、自身も知的理解が増したと思うマニー」であると特徴づける。

これは軽躁病のなかでも最も軽度の病態で、これより多少とも様態が進んだ病態につき、「その後、興奮が増すと、思路が弛緩してきて、そこで素人にも病気であることが明らかになる」（二四三頁）と、話しのまとまりが明らかに悪くなることが語られる。この病態は、「表象過程の内的統一性」がなくなり、「特定の思考の流れの一貫性」つまり「諸観念に対する論理的な徹底操作と秩序づけ」が失われ、「関心に一貫性がない、関心がどんどん変わっていく」と特徴づけがなされる。気分の基本的な調子は「爽快」で、「制止がなくなり、持続的な快の気分が生じ、気分は高揚的な色調をもつ」（二四四頁）。行動面では、多弁で派手な洋服を着て落ち着きなく（二四五頁）、「計画性のない旅行」がなされ、周囲と諍いを起こす（二四八頁）。アルコール飲酒もなされ、「アルコール酩酊の最初の段階であるとも指摘する（二四四頁）。

以上から、クレペリンのいう軽躁病（Hypomanie）は、伝統的診断でいう爽快躁病（heitere Manie）を含んでいることがわかる。

いわば周囲から異常と認知されない狭義の軽躁病、そして異常がそれとわかる広義の軽躁病から進んで、感覚錯誤、特に視覚領域の錯誤、また人物誤認や妄想観念が生じる病像も記述される。これはＤＳＭ－５でいう「精神病性の特徴をもつ」躁病ということになり、軽躁病の外延は現代と違い非常に広いことがわかる。第八版では、躁状態の「最も軽い形」として軽躁病（一八七頁）があげられる。伝統的診断でいう軽躁病（hypomania）はこれを継承したものといえる。

こうした初版での軽躁病の把握の仕方から、クレペリンは、マニーの基本病理を「制止」がなくなり、「表象過程が速くなる」事態に求め、次いで爽快性躁病から発展する次の幻覚、錯乱病像などを呈する「躁病性興奮（Maniakalische Erregung）」こそ真の躁病と診る姿勢が窺える。

② **躁病性興奮**　Maniakalische Erregung

躁病性興奮でも表象の速度が亢進することに注意が向けられる。頭の中では「記憶像がどんどん浮かんできて、患者の意識に押し入ってくる」「記憶像は早く前のものを押しのけ意識に入り、次の記憶像によって押しのけられる」[11]（二一七頁）と一見、統合失調症の自生思考に類似の現象が記述される。

知覚は、「感受性の亢進とともに、より豊かな素材が感覚の入り口を通して、患者に流れ込む」「個々の知覚は、早い変化に富む続き方で交代していく」「最終的に、各対象は患者の耳に押し入り、患者の注意を惹く」「すべて束の間で亢進した転導性のため、知覚は曖昧で表面的に捉えられる状態にとどまる」「そこでは慎重な観察はできず、知覚は偶然の戯れに委ねられる」（二四六―二四七頁）などと一種の知覚変容が実に微細に記述される。そうした躁病の病勢のなか、「もはや制御できない思考飛躍が生じる」（二四七頁）。そこでは、「ちょっとした単語の音や脚韻を聞くことが大きな役割を果す」と、他人の話した言葉から表象が賦活されることを指摘する。確かに、躁病において外界の動きに触発されて音連合などにより、時に被害的な内容を含みさまざまな観念が次々に発せられることはよく観察される。

躁病性興奮が進むと、「速度を速めた表象過程は最終的に内的な関連性を失う」「観念奔逸性の錯乱」に陥ることが明記される（二四七頁）。そこでは、「受け取った諸印象に対し知的作業による独立した論理的な思考操作はなされない」「支離滅裂な観念でも直ぐに患者によって受け入れられる」などと記述される（二四七頁）。支離滅裂な考え・言葉というと、今日では統合失調症の診断指標にも上げられる傾向があるが、躁病でも認められるという指摘は評価に値する。

躁病における感覚錯誤に関しては、「より強い躁病性興奮の経過ですぐに認められる現象は感覚錯誤」で、「それは多く、幻想的で、多様に交替する性格をもつ」「さまざまな感覚錯誤と関係する表象内容の性格をもつ」、「そこでは、感覚錯誤が前から多数出現し、長く状況を支配」などと語られ、「幻覚性マニー」（hallucinatorische Manie）と呼ばれると指摘されている（二四八頁）。これは、グリージンガーが躁病の項でも記述していた錯乱性躁病の記述に重なるとみてよいだろう。

三　譫妄性興奮状態　Deliriöse Aufregungszustände

躁病性の「興奮状態」の第三の類型として「譫妄性興奮」があげられる。躁病の病態がさらに進行した「より高い程度の精神的興奮」で、「外的印象と内的印象の意識・統覚が多少とも濁る」「そのため、朦朧状態(Dämmerzustände)とも捉えられる」[11](二二三頁)と、躁病が譫妄状態の病像にまで深まる可能性についての周到な論及である。「特徴的なのは、強く出現する統覚の障碍で、病的な激情の強さとは何の関係もない」、「夢のような錯乱と表象過程が関連喪失、一群の幻想様(幻覚的な)知覚把握」が生じる。「そこでは、活発な運動性興奮の存在が唯一前景に出る(二六一頁)などの記述は、支離滅裂な言動、幻覚に加え、激しい運動興奮が前景に出ている病像を前にしてなされたものであるだろう。現在でいえば、夢幻様の病態を基礎にした精神病性興奮のため脳炎などの器質性疾患との鑑別が必要になり、総合病院精神科病棟への緊急入院が必要になる重篤な躁病の事例である。

このような譫妄性興奮状態について、「能動メランコリーを伴う」という指摘がなされる。要するに譫妄性興奮状態は、「不安性の興奮の症状を形成」し「不安が外部に表出され、明らかな不穏」が生じ、感情の基調は抑うつである能動型メランコリーから発展する形で段階的な仕方で出現すると考えられている。これは錯乱性躁病を指す病態でもある。

実際、大切な人との死別を契機に、あるいは最近では初期コロナ禍の中、抑うつ感を背後にもつ不安を端緒に①幻覚・妄想そして夢幻様の病態に至る事例が散見された。非定型精神病ないし、非定型病像を伴う躁うつ病・うつ病と診断される事例である[6]。

『精神医学教科書』第八版にあたると、躁病の状態像の一つに「譫妄群」[13](deliriöse Gruppe、(二〇三一二〇五頁、原書(22)一二八〇頁）が記述されている。この状態像は第一版から指摘されていることがわかる。概して今日、躁病というと爽快躁病、不機嫌躁病どまりで、外見上「意識障碍」をきたす病態まではあまり考えない風潮があるのではないか。わが国では、この種の病態を非定型性精神病に組み入れる傾向があったのではないか。しかしグリージンガー、クレペリンともに、躁病の病理の極まったものとして錯乱性病態を重視していることは留意されてよいだろう。

さらに、『精神医学教科書』第八版では、「意識の深い、夢幻的な混濁」が生じる「譫妄性メランコリー」も記述されている。これはグリージンガーの「妄想を伴うメランコリー」から「漸次移行して抑うつ状態の譫妄群」となったものであると、クレペリンは、『精神病の病理と治療』においてグリージンガーが創出した術語を一言引用して論を進める(13)（二二七―二二九頁）。躁病の「譫妄群」と「譫妄性メランコリー」は相重なる夢幻様の病態を指していることは明らかである。

そうしたメランコリーと躁病の一連の病態の推移を総体としてみると、クレペリンの急性期躁うつ病論は、「躁うつ状態」から「幻覚―妄想体験」、次いで「朦朧―夢幻状態」「錯乱―夢幻状態」へと病態が段階的に進んでいく、フランス学派のアンリ・エーが説く意識解体の病理と捉える急性精神病（psychose äigue）の構想に近づいている面があることがわかるだろう(4・6)。

Ⅲ　感情障碍における諸病態の移行・混合

われわれはグリージンガー（第五章）とクレペリン初版の感情病論の双方いずれも、病態の絶えざる移行また重なりを説いていることをみた。クレペリンの原書にあたり、第一版と第八版の感情障碍の章を比較すると、第一版でも目をひいたものの、第八版になると「妄想を伴うメランコリー」から「漸次移行して抑うつ状態の譫妄群となる」など、移行（Übergang）の術語が非常に多くなり、印象的である。そもそも、『精神医学教科書』第八版では――これは早発痴呆との二分法の考えが打ち出された第五版以来のことであるが――、「躁うつ病」がまとまりをもった一つの疾患単位として提出され、躁うつ病は大きく、「躁状態」「抑うつ状態」および（躁状態とうつ状態がともに認められる）「混合状態」の三つに区別される[13]（一八七－二四六頁）。そしてクレペリンは「躁うつ病のさまざまの形のものに属する多くの症例を詳しくみていくと、今まで区別した基本型、すなわち抑うつと躁性興奮との間に多くの移行がみられる」と、「制止」と「昂揚」を極とする二つの病態の間における移行病態こそ実地臨床では最も多いという自身の経験を顧みて、「混合状態」を躁うつ病の根本病理に求めた。

その一つの例として、躁病で「爽快の代わりに抑うつが加わり」「観念奔逸と興奮と不安とから組み立てられる病像ができあがる」とし、これを「抑うつ性躁病」あるいは「不安性躁病」と命名される。この不安性躁病は、初版でクレペリンが興奮状態群の最初に配した「不安性の興奮の症状を形成」し「不安が外部に表出され、明らかな不穏」が生じると定義した「能動メランコリー」[11]（二三四頁）の言い換えであることは間違いないだろう。

このように、第八版の「混合状態」は、単なる記述概念ではなく、主要には急性期に力点をおいた病態の移行という基本的洞察に裏打ちされた理論的概念と捉えるべきである。そして、「諸病態の移行・混合」こそ、グリージンガーとクレペリンの感情障碍論を統一的に把握する視座を提供しているといえる。この視座からは、第八版の躁病「譫妄群」と「譫妄性メランコリー」は基本的に同じ質の混合状態と捉えることが可能な病像である。包括的にみると、「混合状態」は「制止」のベクトルと「昂揚」のベクトルからなる双極性病態を言い当て

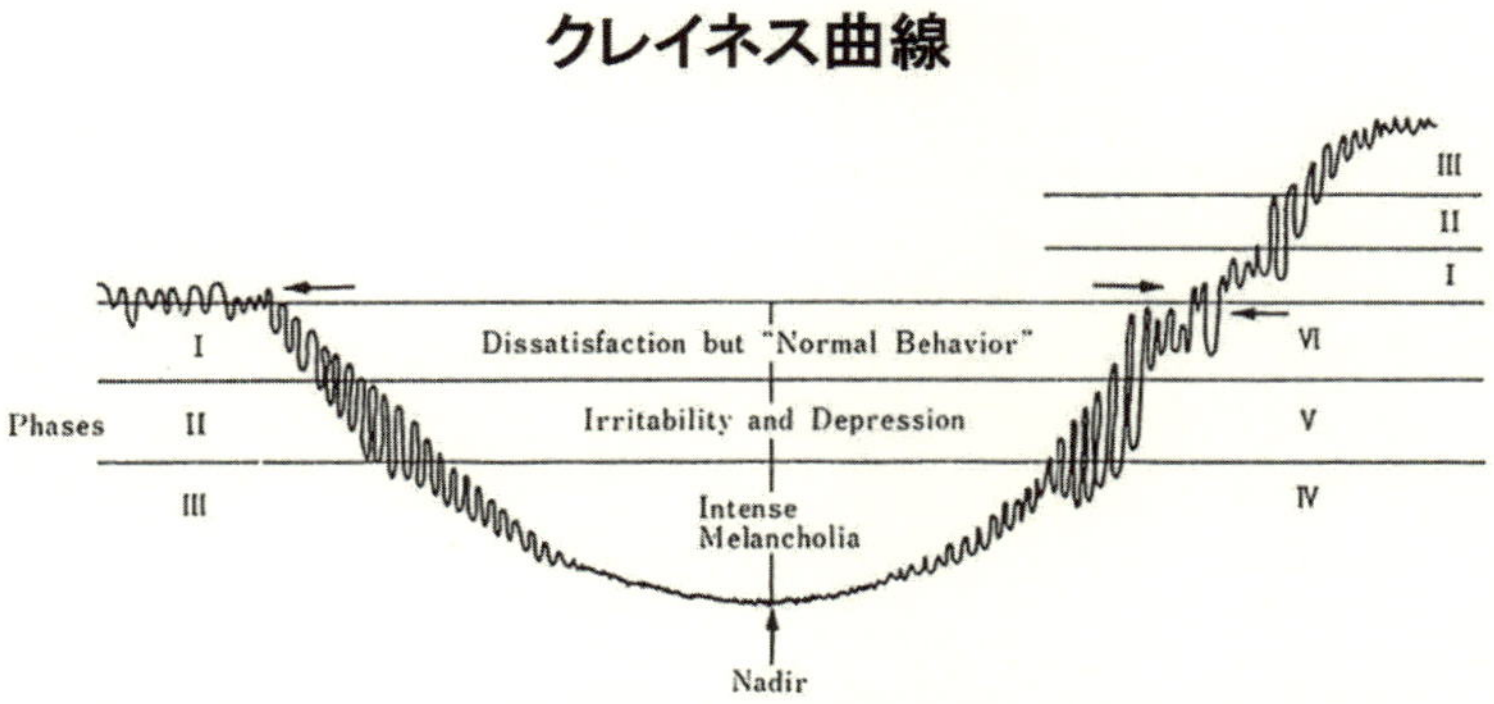

図10　双極型うつ病の気分曲線（クレイネス論文（25）31頁より引用）

ており、絶えざる二つのベクトルの揺動からなり、感情障碍（affective disorder）は、微細にみればいつも感情（affect）の上下の揺れ動きをしていると捉えられる。クレイネス⒁が「双極型うつ病」について作成した気分曲線は、感情障碍におけるこの双極性の激しい揺れ動きの様子を見事に描いているので、参照されたい（図10）。

グリージンガーの感情障碍論、クレペリンの感情障碍論のいずれにおいても、一貫してうつ病相のみで経過する単極うつ病は考えていない。二人の権威からすれば、単極うつ病といえども、感情（affect）は微分的には双極性の揺れ動きをしているとみる。脳内神経伝達物質の明らかな変化をきたす内因性うつ病では、この見解は正しいと受けとるべきだろう。

この問題はさておき、DSM－5⑴でもICD－11⒅でも、うつ病と双極症を別々のカテゴリーに区別しつつ、それぞれ「混合性の特徴を伴う」病像を認めている。もしも「混合性の特徴を伴う」躁病エピソードと「混合性の特徴を伴う」抑うつエピソードを比較するなら、二つは類似し、区別が困難な事例が多々あるのではないだろうか。これは、うつ病と双極性障害をカテゴリーの上で峻別可能なのかという疑義を呈する恰好な臨床問題となるのではないか。「混合」の考え方がクレペリンとＤＳＭ－５・ＩＣＤ－11ではだいぶ違うのは明らかで、端的には、ＤＳＭ－５、またＩＣＤ－11の感情障碍には、クレペリンが注目している錯乱性ないし譫妄性の病像が含まれていないように思う。一般的に言ってＤＳＭ－５、またＩＣＤ－11には、諸病態の移行可能性という視点が希薄ではないか。

クレペリンにあって早発痴呆の概念が導かれた後も、支離滅裂な言動や幻覚、そして運動興奮が見られ、全く意志疎通ができない一群の事例を躁病の枠の中で捉える姿勢が堅持されたことは意味深い。現代において、この種の事例はややもすると、操作診断に照らして、了解不能と判断される諸症状から統合失調症と診断される傾向があるからである。

このような問題意識から私は、双極症および、うつ病の特定用語として「せん妄性の特徴を伴う」を新設することを提案したい。それはグリージンガー、また初期から後期のクレペリンの感情障碍論の再評価につながることだろう。

クレペリンは初版において、メランコリー、マニーとは別の項目立てで、「周期性精神病」を記述し、Ａ周期性躁病、Ｂ周期性うつ病、Ｃ循環性精神病を区別し、いずれも「予後不良」とした。第八版ではこうした周期性精神病を含んで躁うつ病の疾患単位が形成されている。クレペリンは、躁うつ病の予後について、「躁うつ病の個々の発作についていてならば良好である」[11]（二八七頁）とする一方、再発が多いことを指摘する。そして、再発を繰り返し、病像が重篤で長く続く場合、「精神的荒廃が発生する大きな危険が多少ともある」（二九〇頁）、さらに「抑うつ性興奮」や「躁性昏迷」「抑うつ性躁病」といった「混合状態」は、「時として特別の色彩の荒廃に陥るのではないか」と、躁うつ病の一群に予後不良例があることを述べている（二〇二頁）。すなわち、クレペリンは躁うつ病の疾患単位においても、グリージンガーのいう二次性精神衰弱群に移行する事例があることを認めている。そうすると、クレペリンの精神医学体系には、一次性感情障碍群と二次性精神衰弱群に分ける二分法の見地も認められるともいえるのではないか。そうはいっても、躁うつ病事例の二次性精神衰弱と統合失調症事例の二次性精神衰弱の間に質の違いがあることにも注意を払っており、躁うつ病と統合失調症の二分法も保持されていることに変わりはない。

Ⅳ「躁うつスペクトラム」と「統合失調スペクトラム」

私は第一章で、精神科臨床に携わる者は、患者の呈する病態把握は一筋縄ではいかないため、治療にあたり多言語を要請されるという問題意識から、さしあたり、「神経症性言語」と「統合失調性言語」「脳器質性言語」の三つの言語を区別しておく必要があると説いた。「感情障碍性言語」も当然挙げなければならないわけで、このたびグリージンガーに続いてクレペリン初版の感情障碍論を原書にあたり、「感情障碍性言語」の特徴づけが見事になされていることに感心した。彼らがまず診たのは、精神科病院への入院が必要になった、犯罪事例を含む多少とも重症の事例で、それぞれの病態の推移を、長期経過を含めつぶさに観察している。それだけでなく、グリージンガーではヒポコンデリー（心気症）、クレペリンでは抑うつ性素質や躁性素質、気分循環気質など外来事例あるいはエピソード後の中間期の様子にも目が配られている。

精神科病院に勤務し、多くの急性期事例と慢性化事例の治療に関わるなか、特に急性期の臨床病像は実に多様で錯綜し、診立ては推測的である事を余儀なくされることが多く、治療はいつも冒険的な性状を帯びる。そうしたなか、グリージンガーと初期クレペリンによる感情障碍性言語を手引きにして、身体運動、言語面双方での患者の表出総体における一定の意味論（semantics）と統辞論（syntax）についてあらたな学びができたように思う。

現在の統合失調症の端緒となった早発痴呆の概念の創出は、精神医学の歴史にとって決定的な出来事である。私は自らの臨床実践に照らし、これは現象学的な明証性に基いた正しい切り分け（découpage）だと考える。繰り返しになるが、クレペリンは、躁うつ病について、病前および中間期に認められる抑うつ性素質や躁性素質、気分循環性素質などを躁うつ病の基本諸状態（Grundzustände）[13]（二四七―二六二頁）と位置づけ、これがうつ状態・躁状態・混合状態など急性期病態と連続性をもつ一つの疾患単位の構想を打ち出した。それは「躁うつスペクトラム」の考え方につながる。これに似て、統合失調症圏の病理についても統合失調気質、統合失調病質パーソナリティ障碍、統合失調型パーソナリティ障碍、そして統合失調症が一定の連続性をもつ「統合失調スペクトラム」が想定できる。

「躁うつスペクトラム」と「統合失調スペクトラム」はクレッチマー[15]が患者家族の遺伝研究から導いた代表的な二つの精神病理連続帯にほかならない。統合失調スペクトラムについては、現象学的精神病理学の見地から、ビンスワンガー[2]やブランケンブルク[3]、木村敏[8・9]らによりその正当性が理論化された。またごく最近の遺伝子解析研究は、統合失調症の多遺伝子リスクスコアが統合失調症患者だけでなく、発症していない家族同胞でもあるいは魔術的な思考をする人たちにおいて、健常コントロール群に比べ高いという結果を出している[16]（第一〇章参照）。これは、分子生物学の見地から統合失調症スペクトラムの考えを支持する貴重な知見である。

第七章　ヤスパースが説く記述的エビデンスと高次の了解、精神療法

既に第三章でふれたところだが、アメリカ精神医学会による精神疾患分類（ＤＳＭ）の推進者であったアンドリアアセンは、精神科医がＤＳＭを金科玉条にして臨床実践を行う風潮を憂え、この「ＤＳＭ至上主義」は患者に対し「非人間化作用」を及ぼすと注意を促した。自身の苦悩や病的体験について語る患者の言葉や患者がおかれている諸状況について詳しく聞こうとせず、ＤＳＭの診断標識にあげられた症状に基づいて診断するという現象はわが国においても生じている。アンドリアセンはこの問題の打開策として、アメリカ精神医学はヨーロッパの精神病理学を学ぶ必要があると説く。彼女は具体的に述べていないが、その代表的な必読文献はヤスパースの『精神病理学総論』ではないだろうか。

一九一三年初版の『精神病理学総論』(5)は版を重ね、実に九版（一九七三）(7)を数えた。加筆修正が施され、初版が三三三頁、九版が七一六頁で、二倍を優に超え、本の厚さがどんどん増していった。内容面では、特に四版（一九四六）以降、ヤスパースがハイデルベルク大学の哲学教授に就任してから刊行された三部作『哲学的世界定位（哲学Ⅰ）』(8)『実在開明（哲学Ⅱ）』(9)『形而上学（哲学Ⅲ）』（一九三二）(10)においてなされた深い実存的思索の成果がもり込まれ、かなり高度なものとなった。ヤスパースは約五年あまりの臨床経験の後、精神医学から哲学へ転向したとよく言われるが、『精神病理学総論』の大きな展開をみるなら、哲学教授になってからも

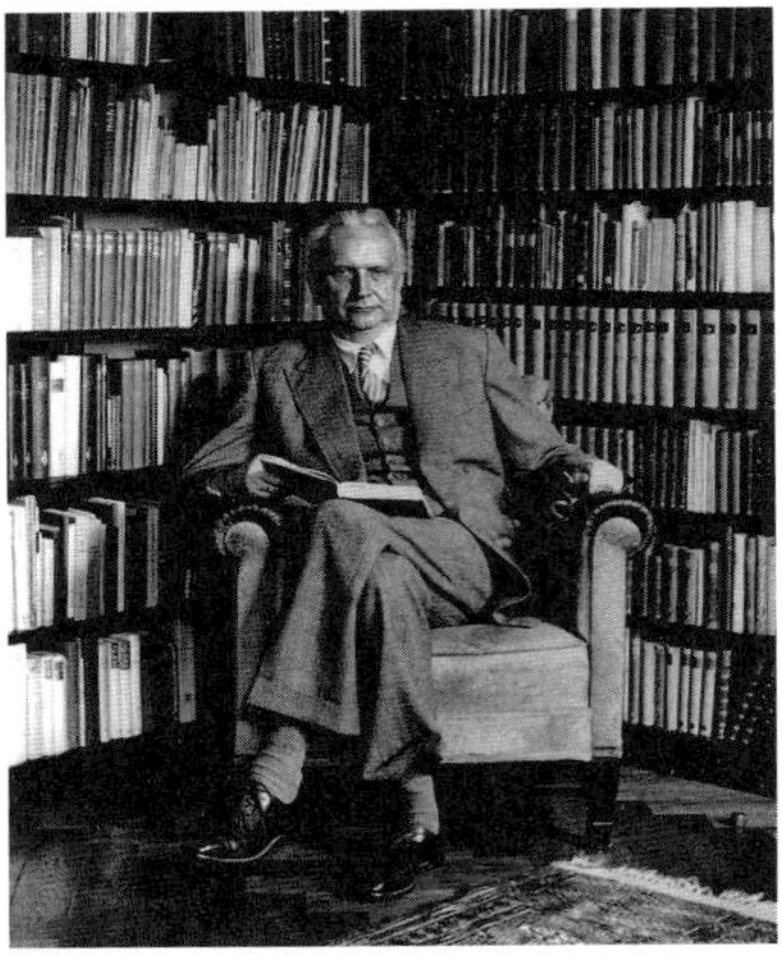

図 11　カール　ヤスパース
（1883-1969）

一貫して精神病理学者であったことがわかる（図11）。

かつてドイツの精神病理学者キスカーは、患者との出会い（Begegnung）において患者を理解することを要請されるなかで人間知を育むという問題意識から「精神科医は哲学する」と述べた[16]。この言葉は、まずもってヤスパースにあてはまる。一連の著作を一瞥すると、患者に見合った人間知を深め、治療に資するという問題意識がみてとれるように思う。さらに、最後に論じるように、精神療法についても深い洞察をもち現代に通じる豊かな治療的視点もあった。

邦訳では、『精神病理学総論』の初版、つまり西丸四方訳『精神病理学原論』[5]と上・中・下巻の三冊からなる内村祐之・西丸四方・島崎敏樹・岡田敬蔵訳『精神病理学総論』第五版（一九四八年）[6]を読むことができる。日本を代表する指導的立場にあった精神医学者が『精神病理学総論』に関心を持ち、苦労の多い翻訳の仕事に携わっていることは特記すべきことで、この影響のもと、『精神病理学総論』が「ＤＳＭ精神医学」が登場するまで、日本の精神医学の指南書となっていたと思われる。

『精神病理学原論』は精神医学の臨床に定位した事項に焦点があてられコンパクトなことから比較的読みやすい。それに比べ、重厚な哲学的思索の成果が加わった『精神病理学総論』すべてを読み通すことはかなり努力を要す。私自身、全部読んでいないし、理解できていない部分がある。『精神病理学総論』は疾患では統合失調症の病理に力点がおかれている。そのため、幻覚・妄想の症状論、および精神疾患における幻覚や妄想は了解できるのか、否かを問う了解関連を扱ったあたりは迫真に迫り、卓越した考察がなされている。そうした特徴は、精神病に対するヤスパース自身の個人的関心による面が大きいと思える。この点は、一貫して基本的には神経症問題に焦点をあてた精神分析学の創始者フロイトと対照的である。

『精神病理学総論』は精神医学の固有性に注意をはらい、精神病理学、ひいては精神医学の方法論を明確に提示している点で劃期的である。

本章では、まず『精神病理学原論』の緒言を精読することから始め、ヤスパースが提起する精神医学の方法論を概観し、次いで、四版以降の『精神病理学総論』にもあたりながら、彼が提起した統合失調症に特徴的な記述的エビデンスといえる要素症状について述べ、最後に、了解不能な事象について論じたい。翻訳ではなく、ドイツ語の原書で読んだ方がヤスパースの主張したいことが伝わってくるので、必要に応じ原語にあたる。また、原則『精神病理学総論』という時、四版以降を指し、初版は『精神病理学原論』と呼ぶことにしたい。

Ⅰ　精神病理学が目指すところ

一　精神科学としての精神病理学

『精神病理学原論』は若干三〇歳時にヤスパースの哲学教授資格論文として書かれた著作にほかならない。その事情もあるのか、巻頭におかれた緒言はかなり長い一つのまとまった論文といってよいもので、力強い言葉で、あるところでは冷静なヤスパースにしては珍しく情熱的に語っているのが印象的である。それは、精神病理学のマニフェストといってよいもので、精神病理学を学として打ち立てるという彼の意気込みと自信がうかがえる。濃密な文章で綴られる緒言は全体の要旨という性格をもっているといってよく、内容を概観するのにも役立つ。四つの項目に分けられ、最初の項目は「精神病理学総論の境界づけと課題」（Abgrenzung und Aufgabe der Allgemeinen Psychopathologie）（一三頁、原書一頁）[5]と銘打たれている。西丸訳では「精神病理学総論とはなにか」（一三頁）とされているが、原書では、「私は精神病理学総論を樹立する」というヤスパース自身の強い意気込みが伝わってくる言葉である。

まず、精神医学は「いつも人間全体を問題にする」実践であることを説く。次いで精神病理学者は「一人一人の人間ではなく、一般的なものの存在を知り、その性質を知り、それを分析する」[5]と説く（一三頁）。

精神病理学者の目指すところは「体験することとか感情移入することとか洞察することそれ自体ではない。これらは精神病理学の材料であり基礎であって、これらを十分発展させることが精神病理学には必要なのである」（一三頁）。

「精神病理学が本当に志すものは、概念として表現しうるもの（das in Begriffe Ausdrukbare）、伝達しうるもの（Mittelbare）。規則にのせることができるもの、……（中略）……である」[5]（一三－四頁、原書一頁）。「学問というのは、伝えることができる、体系的な概念としての考え方でなくてはならないのであって、このような考え方ができる限りでの学問なのである」（一四頁）。

この言葉からよくわかるように、精神病理学は名人芸や勘にとどまるものではなく、精神疾患の症状や病態などにおける普遍妥当性をもつあり方を導くことを目指す学問であることが主張される。ヤスパースの了解概念の先行者である哲学者ディルタイ(2)は、一九世紀後半に括頭した自然科学の方法に則り、心理学の分野でも因果連関で理解しようとする説明的心理学が優勢になってきた動向を受け、心の生活（ゼーレンレーベン、Seelenleben）の了解連関に注目する了解心理学の発展の必要性を説いた。それは自然科学に抗し、これを補完する精神科学（Geisteswissenschaft）を確立することを目指す企てであった。その意味では、ヤスパースの精神病理学は精神医学の領域における「精神科学」の展開であった。

自然科学の方法とは別個に、人間存在に固有なあり方を明らかにする精神科学（Geisteswissenschaft）を確立するという問題意識は、フッサールによる一九〇〇年初版刊行の『論理学研究』に始まる現象学の運動に触発されたものと考えられる。その意味では、『精神病理学総論』は精神医学における現象学の試み、つまり現象学的精神病理学である。なお、一九〇〇年はフロイトの『夢解釈』が刊行され、「無意識の科学」が始まった年でもある。精神病理学にとって二一世紀が方法論的に相いれない現象学と精神分析によって始まったことは興味深い。

ヤスパースは精神病理学が対象とする事象について次のように明言する。

「精神病理学の対象は、実際に生じ、（当人に）意識された精神的な出来事（wirkliche, bewusste, psychishen Geshehen）である」(5)（一五頁、原書二頁）。

精神病理学は「（当人に）意識された精神的な出来事」を対象にするという規定は、フロイトが創始した精神分析の方法論の対極にあることがわかるだろう。

「われわれは人間が何を体験し、またどのように体験するのかを知ろうとする」（一五頁、原書二頁）。「しかし、精神的な出来事全体ではなく、『病的な』ものだけを取り扱う」（一五頁）。

要するに、精神病理学は精神疾患をもつ患者が体験する病的な出来事を扱う。そこには患者によって「意識された出来事」という留保がつけられる。この留保は、無意識の探求を課題に掲げる精神分析における精神病理学とは違うことを示したものと思われる。なお、この著作では、次の定式化にみられるように精神病理学の対象として「心の生活」（Seelenleben）の術語が頻繁に使用される。

「精神病理学は異常な心の生活（ゼーレンレーベン、Seelenleben）が実際にどんなものであるかをあらゆる手段を使ってあらゆる側面から知ることに努めなければならない」(5)（二五頁、原書四頁）。

実は、ディルタイの著作(2)、またフロイトの著作（たとえば『素人分析の問題』(3)）でも、「人間の『心の生活』のあり方は……」といった言いまわしが目立ち、ゼーレンレーベン（Seelenleben）が鍵言葉となっている。心、魂を指すゼーレ（Seele）、また生命、生を指すレーベン（Leben）の言葉自体ドイツ語特有の表現であるように思う。ゼーレンレーベン（Seelenleben）は人間の心の不断の動き、状態の総体を直截に言い表しており、生きしたゼーレの力動が伝わり、臨場感がある。英語や仏語、日本語にこれにあたる言葉はないようである。人間の生、生命の全体から心の生、生命を取り出し、術語とする背景には、個々の人間の心には独自の生、動きがあるとみる認識が控え、それを他人が外から把握しようとする姿勢があることが窺われる。

ゼーレンレーベン（Seelenleben）は『精神病理学原論』の邦訳では「精神生活」であるが、われわれとしては「心の生活」の訳を使用したい。『精神病理学総論』で、哲学的言説がもり込まれてくると、精神（Geist）の術語がもう一つの鍵言葉になり、後に少しふれるようにゼーレ（Seele）とガイスト（Geist）の違いが問題にされる。その意味でも、ゼーレンレーベン（Seelenleben）には、「精神生活」よりも「心の生活」の訳語をあてた方がしっくりいくだろう。

哲学との関係について大胆ともいえる次のような言葉が発せられている。

「精神病理学には哲学から受け取って学ぶようなものは何もない。しかし哲学の勉強は消極的な価値をもっている。（カントの）批判哲学をよく考えてみる努力をした人は、誤った問題の出し方や余計な議論や妨害になる先入見に陥らずに済む」[5]（二一〇頁、括弧内筆者）。

この言葉には、精神病理学は患者に認められる異常な「心の生活」（Seelenleben）を基礎に独自の学問を発展させることが要請されているという問題意識をみてとることができる。確かに、精神科医こそが異常な心の生活について記述し、普遍妥当的な知を導くことができる。哲学の役割は、人間の思考がしばしば陥る越権に歯止めをかけることに厳しい目を向ける批判哲学の道を切り拓いたカントの意味での批判（Kritik）の機能に求められる。

精神病理学の方法論を明確にするうえで哲学は役立つ。しかし、哲学の学説を精神科患者の心の生活の理解にそのまま適用するようなことはあってはならないというのがヤスパースの言わんとするところだと思われる。

もっともな指摘である。

二 還元論に対する批判

「精神病理学における先入見」と題した項目では、心の生活をめぐる自然科学的方法に対する正面からの批判が注意をひく。

「自然科学は適応範囲の広い、基礎のしっかりした理論をもとにしており、これは諸事実を理解するための基礎を与える。原子論とか細胞学がこれである」。

「心理学や精神病理学にはこのような広く正しく適用するような理論がない。したがって、この学問では唯一のまとまった体系というのは作れない。できるとすれば、せいぜい個人的なでっちあげでしかない」(5)(二一〇頁)。

この例として、心理的現象、ひいては精神疾患を自然科学的方法で解明していこうとする当時の動向をあげる。

「心的なもの(Seelische)を科学的に論じるためには、解剖学的に、身体的に、身体機能を考えなければならない」。

「この解剖学的なでっちあげはまったく空想的なものになってしまうので(マイネルト、ウェルニッケ)、『脳神話』といわれるのももっともである」(二一一頁)。

「大脳皮質の細胞と追想像、あるいは神経繊維と心理学的連合のごとく互いに何の関係もないものが一緒にされる。この神話には何の根拠もない。というのは、ある一定の精神的な出来事に直接平行する現象として附随しているような一定の脳の出来事は何一つ知られていないからである」（二二一―二二頁）。

かなり手厳しい批判である。今日でいえば、脳科学が著しい発展をとげ、ヤスパースによる批判は多少変更が必要になっているかもしれない。精神医学にひきつけていえば、この批判は、精神疾患を生物学的事象に還元し、事足れりとする還元論に向けられていると受け取ると、現代においてもこの指摘は有効である。

「心的なものとわれわれのアプローチできる身体的現象は、われわれの知らない、両者のあいだにはさまった無数の現象によって隔てられている」。

「心的なものと身体的なものと平行関係にあるか相互作用の関係かの問題は経験的にはまったく定められていない」（二二二頁）。

統合失調症において一定の部位に脳萎縮がある、また遺伝子変異があるなど種々の知見が出されている。これらは統合失調症における心の生活が脳の変化とある程度は相関していることを示唆する知見である。しかし、二〇〇一年より始まったヒトゲノム解析プロジェクトの一環で行われた精神疾患に対する遺伝子解析の結果が示しているように、統合失調症や双極性感情障碍など代表的な精神疾患と一対一対応するような遺伝子の知見は出されていない。幻覚や妄想など各種の精神症状についても同じことがあてはまるだろう。確かに、脳科学の進歩により一九一三年『精神病理学総論』初版の頃に比べ、心的なものと身体的なものとの間の平行関係、また相互作用に関する知見は出てきており、正常な心の生活、また病的な心の生活において生物学的な事象がどのように関与しているのかが解明されだしている。しかし、正常、および病的な心の生活を生物学的な地平だけでもってすべて理解することは不可能である。ヤスパースは、人間の正常かつ病的な心の生活には固有な次元があるとみる。これは正しい見解である。

精神病理学が正当な学問として成立すると述べる際、彼は次の留保をつけていたことを思いおこすとよい。

精神病理学には「一方で限界があって、それを乗り越えてはならない」。「この限界がどういうことによるかというと、精神病理学者が一人一人の人間を取り扱う時にこの人間をこの学者が用いる心理学的概念ですっかり割り切って片付けてしまうことが決してできないからである」。「精神病理学者としては、個々の人間は無限で汲み尽くすことができないということを知っていればよい」（一四頁）。

要するに、人間の心の生活には通常の理解を超える「無限性」の次元があり、それは端的には精神（Geist）の術語で指し示されることだろう。それゆえ、生物学的還元論も心理学的還元論も方法論的に不適切で越権行為となる。なお、無限性の次元は『哲学』三部作において「包括的なもの」「実存的なもの」の術語で主題化される（後述）。

三　精神病理学の方法の第一歩　病的な心の生活を思いうかべる作業

精神病理学は自然科学の体系的な手法とは別な手法で進めていくことが宣言される。

「心の生活の個々の側面がわれわれに見えてくるような特別なやり方でやっていこう」（二一〇頁）。

そしてこの「特別なやり方」に関し次のように述べる。

「精神病理学でわれわれの研究の基礎となるものは、（患者の）感覚的に知覚できる表情や行動と、（患者が）言葉でいいあらわしたものを通じて了解され（verständene）、われわれの心のなかに描き出される心の生活（uns zu vergegenwärtigende Seelenleben）である」（二一四頁、原書一一一頁）。

患者の表情や行動には、独り言や衒奇的な振舞い、昏迷をはじめ奇妙な事象が多数ある。さらに患者が自分の病的体験について発する言葉にも理解に苦しむものがよくある。これらの患者の心の生活を、医師が「心に描き出す」（vergegenwärtigen）作業こそ精神病理学の足掛かりとなる方法論的通路と位置づけられる。術語「心に描き出す」はヤスパース精神病理学の鍵言葉となる。精神病理学にとって患者の心の生活を「自分の心のなかに描きだす」ことが端緒となる。フェアゲーゲン・ヴェルティゲン（vergegenwärtigen）は、「現在」を意味するゲーゲンヴァルト（Gegenwart）から由来する言葉で、『精神病理学原論』は「思い浮かべる」とも「心に描き出す」とも訳されている。本章では『精神病理学総論』での訳語に準じて「心に描き出す」としておきたい。

「われわれは人間の心のなかで現実に起こっている事柄を感じ（fühlen）、理解し（begreifen）、あとからよく考える（nachdenken）ことをしてみたいと望む」（二五頁、原書一二頁）。

「実際に起こっていることに迫りたいという日常よくある衝動（Drang）は、精神病理学では現実に起こっている心の生活に迫りたいという衝動である」（二五頁、原書一二頁）。

この言葉には、病んでいる患者の心の生活を是非知りたいという医師の強い知の欲望が表明されているのがわかる。それは、まずもってヤスパース自身の知の欲望の表明とみなせる。

患者の心の生活を、精神科医の「心に描き出す」作業にとりかかることが精神病理学にとり必須な第一歩である。ところが、一部の人は、この作業をすることなく、あるいはこれがいったん終わったところで、別の思考、とりわけ還元論的思考に走ってしまう。このことに注意が促される。

「この実際の心の生活を理解することだけがわれわれの観念を豊かにしてくれるのであって、生き生きと見られ（lebendig geschauten）、（精神科医の）心のなかに描き出された心の生活（vergegenwärtigten Seelenleben）そのものを基礎にしないで空虚な考えだけで論争するだけですませたり、この生き生きと見られ（lebendig geschauten）、（精神科医の）心のなかに描きだされた心の生活を解剖とかその他何かのでっちあげでもって置き換えるようなことをしないようにしよう」（二五－六頁、原書一二頁、括弧内筆者）。

患者の心の生活を精神科医の「心に描き出す」ことは、精神病理学における現象学的記述につながる作業にほかならない。ヤスパースはこの作業には人により得手、不得手があることを認める。患者における「心的なもの（Seelisches）を見、そのまま自分の心に描き出す（vergegenwärtigen）能力と興味がわかなければ、精神病理学を進めることはできない」（二六頁、原書一二頁）。

精神病理学の知を駆動するのは、病的な心の生活への興味と、患者の精神生活を自分の心に描き出す能力である、とヤスパースは述べる。精神病理学には、単に知性だけでなく、他人の生に対する想像力をそなえた豊かな感性が求められるのは今日でも変わりはないだろう。哲学者カント(6)が説いた構想力（Einbildungskraft）は、人がある適切な、ひとつの形を思い描く能力である。カントは人が美しいものを判断する能力は構想力なくしてはありえないことを強調した。精神科臨床でいえば、われわれは、精神科患者を前にして独特な出会いの経験をし、それについての質的直観をもつ。これは構想力によるということができる。精神病理学の知はまさに構想力によって紡ぎ出される。

四　精神病理学における記述的エビデンス

精神病理学の基本をヤスパースは次のように定式化する。

「学問的にわかるということの第一歩は心の現象（seelisher Phänomene）をひとつひとつ別々に取り出して区別をつけて記述（Beschreiben）することである。これによって、心の現象は個別にはっきりと心のなかで描き出され（vergegenwärtigen）、そして、特定の表現でもって規則的に名づけられるのである」(5)（二七頁、原書一三頁）。

この一見簡潔な定式にはかなり濃密な内容が盛り込まれているように私には思える。ある病的体験を患者が語る際、あるいは患者の自分の体験を綴った文章を元にして、医師はまず患者の言葉をカルテに書く。そのうえで、医師はほかの患者の同様な語りも考慮にいれ、抽象レベルをあげ、一定の普遍妥当性をもつあり方が導かれてくる。患者の心の生活はある特定の形をもって浮かんでくる。これが「心に描き出す、あるいは心のなかに描き出される」事象ではないだろうか。

ヤスパースは「(患者の)心の状態(seelischer Zustände)を(自分の)心に描き出す」、また「心的性質をそういうものとしてみる」行為を静的了解といっている(一八〇頁、原書四六頁、括弧内筆者)。それゆえ、たとえば患者のある心の生活が精神科医の心のなかに描き出される時、そこでは静的了解がなされているのである。それは一定のエビデンス(明証性)をともなっている。この局面で現象を言葉で「名づける」命名がなされる。命名の行為と「心のなかに描き出される」静的了解は同時的に生じている場合もあるだろう。このような精神病理現象の記述は、ひとつの形を思い描く作業が結実した記述的エビデンスと呼べるはずで、まさにカントのいう構想力の所産である(13)。

「われわれは個々の精神的な性質を、すなわち、どのような仕方で患者にとって何かが意識の中に与えられているのかを、できるだけはっきりと心に描き出すのである」(二七頁、原書一三頁)。

「この場合にはまだ、こういう精神現象がどうして発生するのかは考えに入れない」(二七頁)。

要するに、まず患者の病的体験を綿密に記述することから精神病理学が始まる。そもそもこの記述の作業は精神科臨床の最初に求められる。幻覚や妄想、強迫、解離など一連の症候学がそれである。その際の準拠枠を提出するのが記述精神病理学である。精神科医は臨床現場に身を置き、患者との出会いにおいて特有な心的現象を記述する。

このあたりで緒言の読解を終わり、「病的な心の生活の主観的現象」（現象学）と銘打たれた第一章から始まる『精神病理学原論』および『精神病理学総論』の具体的な展開に目を移し、記述の実際についてみることから始めよう。

Ⅱ　原現象（Urphänomene）としての要素症状

ヤスパースがもっとも力点をおいた記述の作業は、すでに述べたように統合失調症で、とりわけその病的な心の生活の基礎となる現象である。つまり、「実体的意識性」と「一次性妄想体験」である。彼は単に記述にとどまらず、その現象が病態の全体にとっていかなる位置をもつのかを明らかにしようと努める。この症状は統合失調症の診たてをするうえでも今日改めて再評価してよいものである。それぞれについて述べる。

一　実体的意識性

『精神病理学原論』が刊行されたのと同じ年に、ヤスパースによる「実体的意識性（感覚性錯誤）について――一つの精神病理学的要素症状」(11)と題した論考が専門誌に掲載された。そこでは、作家ストリンドベルクを含め計八事例における実体的意識性の体験に関する自己記述が援用される。それをふまえ、ヤスパースはその共通特性を「誰かが自分のそばや背後に、自分の上にいることを確かに感じている患者がいる。この誰かは決して感官的に知覚されていないが、患者にまぎれもなく現に誰かがいるということを無媒介（unmittelbar）に体験している」と定式化する。「無媒介に」体験しているという様態は、患者を圧倒する「著しく強烈な現実性」を持っていた出来事であることを含意する。このようにして、病的実体的意識性は現象学的にほかに還元不能な現象という意味で「要素的（elementar）」な症状と位置づけられる。

この定式は、実体的意識性の体験がヤスパース自身の心のなかに浮かんだ形象に基礎をもつ、と考えてよいのではないだろうか。実体的意識性の体験がひとつのまとまった鮮明な形象として描き出され、病的な実体的意識性と命名されたと考えられる。『精神病理学原論』第一章「心の生活の主観的現象」においては「知覚の異常」の項目でとりあげられ、「病的な意識性はまったく一次性に現れ、非常に印象的に強烈で、確実で、実体的な性質を帯びている」[5]（六四頁）と、病的実体的意識性の現象学的記述がなされる。その記述は恣意的なものではなく、フッサールが掲げた「事象そのものへ」（zu den Sachen selbst）という現象学の信条にかなった、一定の普遍妥当性を備える。

「一次性に、あるいは原発性に現れる」とされる出来事は、現象学的にそれ以上さかのぼることができない原現象（Urphänomene）である。ヤスパースは了解を、ある症状の形象を掴む「静的了解」と、ある症状が出現する過程・道筋を掴む「発生的了解」の二種類に分けて考察を進めた。それに従えば、病的実体的意識性は静的了解の面では「心のなかに描き出された」と考えてよいので、了解されるに至ったといえる。他方、発生的な面ではその由来はわからず病的実体的意識性は了解不能なのである。今日、この記述的エビデンスが要素症状として提出されていることはほとんど忘却されている観がある。

そもそも病的な実的意体識性の体験そのものが、遺憾なことに、今日の精神科臨床においてあまり知られていない憾みがある。宮本忠雄[20]は人間学‐現象学の観点からヤスパースが記述した病的実体的意識性を、そこから幻覚、および妄想が発展することをふまえ、統合失調症の病態における中核的な症状と位置づけたことも思いだしておきたい。

二　一次妄想体験

もう一つの要素症状が一次妄想体験（primäre Wahnerlebnisse）である。これも統合失調症に特徴的な症状として重要である。『精神病理学総論』では一次妄想体験を要素症状であるとする見解が明確にされている。

「一次的病的体験が源になっているような妄想、あるいはそれを説明するに人格変化を前提として必要とするような妄想のみが真正妄想と呼ばれる。この中には一群の要素症状（Gruppe elemetarer Symptome）がある」[6・7]（上巻一六二頁、原書八九頁）。

つまり、真正妄想は、発生的な了解をもはや許さない了解不能な要素症状である。それは、実体的意識性に加え、いくつかの一次的妄想体験からなる。ヤスパースは要素という術語をしばしば使用するが、それは知覚や表象といった要素心理学の意味での要素ではなく、現象学的な意味で使用し、もはや現象学的にほかの心的なものへ関連づけることが不可能な究極のものが要素現象、ないし要素症状なのである。

一次妄想体験も実体的意識性と同様、ヤスパースがはじめて提唱した記述的エビデンスで、現象学的な方法を通じはじめて導かれた術語といえる。それゆえ、グリージンガーやクレペリンの症状記載には見当たらないことだろう。このエビデンスを導く過程を、彼の論述からみてとることができる。

この体験に最初に接した際の精神科医の側のあり方が、正直に次のように述べられる。

「我々は自分が全然知らぬ体験様式は、明白に自分の心に思い描き出せないものだということに気づく」(6)(上巻一四八頁)。

その一次妄想体験の実例として妄想気分を呈した患者があげられる。

「何か起こっています。ぜひ教えて下さい。一体何が起こっているのでしょう」とザントベルクのみた一人の女の患者は夫に訴えた。一体何が起こりなどするのか?、と尋ねられて患者はこういった。『私にはわかりません、けれどもやっぱり何かが起こっています』」(上巻一四八－九頁)。

これは、迫真にせまる特有な体験の質の自己記述と見なせる。しばらくした後ヤスパースは、この体験を次のように自分の心に描くことが可能だと述べる。

「環界に新たな意味を見いだすというこの妄想的な現実性の体験の心理的意義を心に描き出そう(vergegenwärtigen)」(6、7)(一部改訳、括弧内筆者、上巻一五〇頁、原書八三頁)。この局面で、「意味が無媒介に(自分に)押し付けられ迫ってくることを知る(Das unmittelbar sich aufzwingende Wissen von den Bedeutungen)、それが一次的妄想体験である」(2)(筆者改訳、括弧内筆者、上巻一五〇頁、原書八三頁)という規定がなされる。これによって、一次的妄想体験の「心理的意義を心に描き出す」課題がある程度なされたと考えられる。

「無媒介に迫ってくる意味の知」という把握には鋭いものがある。この表現が指し示す「無媒介」に生じている出来事は、「意味不明な意味が患者に無媒介に押しつけられてくる」事態に加えて、「この事態が無媒介に知られる」事態という二重の意味で理解するのがふさわしい特異な出来事である。この体験をヤスパースは意味体験(Bedeutungserlebnisse)、あるいは意味妄想(Bedeutungswahn)とも名づける。このように「意味」をめぐる特異な出来事が生じていると把握することにより、一次妄想体験の精神病理学的な理解が深められたことは間違いない。それまで他の精神科医が了解しようと試み、「了解できないものの大きな残部」に対し、了解レベルを上げることができたといえるのではないか。このような把握は、「哲学する精神科医」としてのヤスパースならではの現象学的精神病理学によって可能になったと思われる。

われわれはこの作業について、重複を厭わず補足して以下少し論じたい。

医師、まずはヤスパースが「患者は、意味内容はわからないが、意味自体が自分に押しつけられるように無媒介に迫ってくることを知る」、と心に描くことができたということを示す。ヤスパースにとって「心理的意義を心に描き出す」企ては、了解不能な事象を心に描きだそうと努める作業にほかならない。

一次的妄想体験を前にした場面の推移をふまえると、――ヤスパースは明確にしていないように思われるのだが――、われわれは了解の作業における二つの段階を区別できるはずである。

最初が、①「明白に直観的に自分の心に描き出せないものだということに気づく」という「直観的に自分の心に描き出せない」段階である。次が、②「意味が無媒介に（自分に）押し付けられ、迫ってくる」事態を一次的妄想体験で把握するに至る段階である。第一段階はいわば素人・初心者の視点、第二段階は現象学者の視点で、〈了解不能なもの〉を現象学の見地から抽象レベルを上げ「心に描き出す」ことができるようになり、これにより（静的な）了解がなされたといえるのではないか。これは高次の静的な了解といえる。もし直観ということでいえば、第一段階の素人・初心者の視点では感情レベルで素朴に直観できなかった事象が、第二段階の現象学者の視点に立ってはじめて高次の了解ができたということになる。

三　意味体験

「心に描き出す」作業は、言葉によってなされている以上、記述的エビデンスはまさに言葉による症状の命名によって得られる。一次妄想体験の術語だけでなく、意味妄想の術語はヤスパースの創見であると思われる。実は意味体験（Bedeutugserlebnis）の術語そのものは、フッサールの現象学の端緒を記す『論理学研究』⑷においで重要な位置を占めており、言語などの表現について意味の現象に注目して高度な考察が進められている。一次妄想体験の精神病理学的理解には、この著作の影響があったことは十分考えられるところである。しかし、意味体験の術語の用法そのものは精神病理学者ヤスパースの独創なのである。

ちなみにフッサールは、『論理学研究』⑷において、①記号（言葉）にはある意味を指し示す意味作用がある一方で、次いで②記号（言葉）が指し示す意味が明らかになるという二つの側面がある、つまり意味志向（Bedeutungsintention）と意味充実（Bedeutungserfullung）の二つの側面があることを指摘し、この見地から言語表現の諸相について解明をする（四七–八五頁）。その一例として「丸い四角」という言語表現があげられる。人々は、「丸い四角」という言葉を前になんらかの意味作用をしていることはわかっても、丸い四角をした物体など存在しないため当惑するのではないだろうか。フッサールはこの例につき、意味志向はあるものの、意味充実はなされないと理解する。この観点からすれば、一次妄想体験は、また同じことだがヤスパースのいう意味体験、意味妄想は、意味志向のみがあり、意味充実がなされない現象と特徴づけられる。辞書にも載っていない言葉が表出される統合失調症患者の言語新作なども、フッサールにひきつけて言えば、「丸い四角」に類比される特別な言語表現といえる。

『精神病理学原論』の緒言において、精神病理学は哲学から学ぶところはない、とヤスパーが大胆に述べていることを指摘した。しかし、とりわけ四版以後は事情を異にするように思う。あくまで筆者の憶測の域を出ないが、一次妄想体験の理解がそのよい例で、フッサールの言語・記号論から内容面で大なり小なり触発される形で、一次妄想体験の特質が深められたと推察される。

さてここで了解の問題枠から一次妄想体験に光をあてると、意味体験、意味妄想はその由来をたどる発生的な了解という点では、現象学的に究極の「要素」にとどまることから、了解不能なものであることは明らかである。他方、病理現象の形象を掴む静的な了解という点でいうと、一次妄想体験は最初、心に描くことができない事象だったことから、了解不能であった。ところが、この体験を突き詰めていくなかで、意味自体は謎のまま患者に押しつけられる出来事という形で、精神科医つまりヤスパースの心のなかで描かれたことから、静的な了解はなされたということができる。

このように、精神病理学の重要な役割は、発生的な了解の面では、了解不能な要素症状を特定することとあわせ、静的な了解の面では精神現象の共通なあり方を見定め、了解可能な地平に歩みを進めることに求められる。「一次妄想体験はすべて意味体験（Erleben von Bedeutungen）である」、意味体験では、「意味が動機なしに、精神生活の関連のなかへ（意味が）侵入して、現れる」[6]（上巻一五七頁）というのが一次妄想体験と意味体験の規定である。意味体験はその内容は不明だが、なんらかの意味が自分に差し向けられているという揺るぎなき体験である。この意味体験は、患者に動機関連なしに押し付けられる謎の出来事の性状を帯び、とりわけ急性期統合失調症の病態把握において重要な意義をもつ。

四　要素症状

フロイトの精神分析学を継承しつつ、構造言語学の視点からスケールの大きな構造論的精神分析を展開したラカン[17]は、セミネール『精神病』において精神病の基礎となる現象を要素現象（phénomène élémentaire）と呼んだ。その一例として意味不明なシニフィアンが主体に押し付けられる出来事をあげる。これは意味体験と重なるものである。ラカンが使用する要素現象の術語は、ヤスパースの『精神病理学総論』にその源をもつことが考えられる[17]。要素症状、ないし要素現象は、無媒介に了解関連の外部で生じる特異な出来事である。ヤスパースが要素症状（elementares Symptom）という時、もっぱら統合失調症患者の心の生活におけるそれ以上遡れない現象を念頭においていると思われる。他人による心理的な理解を許さず、患者による訂正が不可能な統合失調症に特徴的な真正妄想観念（Echte Wahnideen）は、この現象と不可分な症状と定義されていることに注意を喚起したい。

「一次的病的体験が源になっているような妄想、あるいはそれを説明する人格変化を前提として必要とするような妄想のみが真正妄想観念である。この中には一連の要素症状（Gruppe der elementarer Symptome）がある」(6)（上巻一六二頁）。

一連の要素症状は、病的実体的意識性や妄想知覚、妄想着想などの一次妄想体験をさし、その根底には人格機能の変化があると理解される。統合失調症患者がよく語る被害妄想や誇大妄想など明確な意味方向をもった妄想は、意味体験を基礎にして、二次性に後から不明な意味に特定の内実を与える想像力によって可能になっているのである。

一次妄想体験を基礎とすることなしに、妄想が出現するのが妄想様観念（wahnhafte Ideen）である。気分変動に基礎づけられるうつ病における微少妄想、また被害妄想、あるいはヒステリーや外傷性精神障碍における被害妄想や幻覚などは、妄想様観念の系譜に属す症状である。今日、『精神病理学総論』における妄想に関する重要な事項さえ忘却され、真正妄想観念と妄想様観念の区別がなされない傾向がある。そのため、妄想や幻覚があるだけで、統合失調症の診断が安易につけられる事例が増えている観を強く持つ。大変遺憾なことで、われわれは精神科臨床において一次妄想体験、意味体験の概念、ひいては要素症状（ないし要素現象）の復権を訴えてきている(18・19)。

Ⅲ　了解不能なもの（das Unverständliche）

通常の了解を拒む精神病性の症状について述べたところで、続いて了解不能なものについて主題的に論じたい。「われわれは自然を説明（Erklärlen）し、心の生活（Seelenleben）を了解（Versthen）する」(2)。これはディルタイによる有名な定式である。ヤスパースは『精神病理学総論』において、病的な心の生活を考察の対象にして了解関連の問題を深め、「心の生活の主観的現象（現象学）」を第一章にすえた第一部「心の生活の個々の事実」に引き続く第二部「心の生活の了解関連（了解心理学）」において、ディルタイによる定式に大きな修正を加えた。その骨子は次の二種類の道筋にみることができるだろう。

「関連を了解する場合、我々は了解不能なものの限界に突き当たる。この了解不能なものには、一方においては、了解しうるものが超えられぬ制限である意識外のものがある。それは肉体として我々を担っているものであるが、これは因果関連によって把握すべきものである」[6]（中巻一〇頁）。「因果的に探求される方面では、了解不能なものは、衝動や生物学的身体的事実や、その時々に推測される特殊の意識外の機構などに現れる。それはあらゆる正常の生活にも現れており、病的状態や病的過程の折りにも、異常ではあるが現れている」[6]（中巻一〇―一一頁）。

意味体験を例にとると、了解不能なものにぶつかり、その発生原因を認知機能の障碍など生物学的な過程に求める方向である。これは多くの生物学的精神医学が前提にしている認識である。

「他方においては、了解不能なものは了解可能なものの源泉（Ursprung des Verstehbaren）として了解しうる以上のものである。実存の無制約的なもの（Unbedingten）の中からこれを掴みとるならば、それは了解可能な生成存在（verstehbar Werdende）として自己を開示する」（中巻一〇頁）。

こちらは、了解不能なものに直面し、その発生を絶えざる生成をする「実存」の側に求めていく方向で、ヤスパースの実存哲学に立脚する精神病理学の見地である。

ヤスパースのいう了解不能な事象について、生物学的要因によって説明するしかないとする理解が人口に膾炙しているように思う。確かに『精神病理学原論』では、了解不能なものについては、単に「存在する脳の病的過程の結果と解する」（一八二頁）といったことが述べられるだけである。ところが、第四版以後、『哲学』三部作で明らかにした思索をふまえ、たとえば精神病の事例を前にして医師が了解不能なものにぶつかる体験につき、了解不能という事態は「無制約的なもの」から生成する可能性を説きながら、実存的観点から了解不能な事象を肯定的に主題化する姿勢を明確にする。それは、了解概念の先駆者であるディルタイにはなかった観点で、精神病理学に根ざしてはじめて導かれたことが考えられる。

因果関連の外部にある「無制約的なもの」、つまり了解不能なものが通常の理解で了解可能とされる事象の源泉であるという見方はかなり踏み込んだ洞察である。そこには、いわゆる心理的了解を超えた次元で、つまりより高次の次元で了解不能なものを了解しようとする試みが見て取れる。

このあたりの論述は、『形而上学』のなかでヤスパースが自ら果敢に進めた思索の行為を参照すると理解しやすいだろう。

「超越的なもの（Transzendenz）の神性は、疎遠なるもの（他なるもの、fremd）としてこの世界へ入り来る」⑽（一四五頁、括弧内筆者）。

「私は自分の所業のための最も深い衝動を経験し、私は超越的なもの（Transzendenz）の暗号によって微かに触れられるのである」（一七九頁）。

「了解のなかで、存在実体の本来的に了解不能なもの（Unverstehbares）に触れる」（一七四頁）。

ここに叙述された、絶対的に他なる神性が世界の外から主体へともたらされる、それは了解不能なもので、主体は超越的なるものの暗号に触れられる、などと迫真的に記述される事態は、ヤスパース自身の思索の途上での体験に根差していることは間違いないだろう。それは、統合失調症に特徴的な病的体験と一定の平行性があることは容易に察せられるところである。

事実、『精神病理学総論』ではこのように了解不能について論じながら、精神病をはじめとした精神疾患への言及がなされている。

「病に罹る人間の中に、……（中略）……この人の歴史性にかかわる深みが表れる」

「精神病的なものにおいては、自己を譲り、鎮め、形姿をととのえ、完結する現存在のあらゆる境界を突破して、最も極端な人間可能性が表れる」。

「われわれの裡にひそむ哲学する者は、生涯を通してこの現実に魅せられ、たえず新たに此処から問題を受けざるを得ない」[6]（中巻一一二頁）。

Ⅳ　病跡学：「精神の精神病理学」（Psychopathlogie des Geistes）

まず臨床に即し精神病について鋭い考察をしたヤスパースは、次いでとりわけ天才的な人物の了解不能な精神病体験に、人間が超越的なものの暗号によって微かに触れられる出来事が生起していることについて考察を深める。『精神病理学総論』には、第一部「心の生活の個々の諸事実」第二章「心的生活の客観的作業（作業心理学）」の最後に「知と作品における客観化（作品心理学）」（Werkpsychologie）と題された項目がもうけられ、精神の病と創造性の関連が論じられる。

そのなかで、ゴッホやヘルダーリンといった天才が作品を制作しながら精神を病んだ事例を念頭におきながら、次のように述べる。

「個々の人間は、彼がどのように精神（Geist）に関与するのか、彼がどのように精神的なもの（Geistiges）を生むのか、その仕方で病気になりうる」(6・7)（上巻四四八頁、原書九版三二一頁）。

また第五部「社会と歴史における異常な心（精神病者と精神病質者の社会学と歴史）」では、「精神の精神病理学」（Psychopathologie des Geistes）と銘打たれた項目がもうけられ、次のように述べる。

「精神（そのものは）は病気になることはない」(6・7)（括弧内筆者、下巻二五七頁、原書六〇九頁）。

「人間存在が病いに陥れば、この結果は精神の実現に現われ、この実現が抑制されたり、混乱したり、障碍されたりする。また、精神が促進されることもあり、病いによって独自な仕方ではじめて現実化することもある」（六〇四頁）(6)。

精神の実現が病いによって「促進」された例こそ、ヘルダーリンやゴッホにほかならないのであり、彼らの作品は精神の高みを形にしてみせていると考えられる。心の生活の失調が、「精神（Geist）に関与する仕方で生じる」という指摘は病跡学の課題にほかならない。こうした論述で強調されている心（Seele）とは異質の次元にある病むことがない精神（Geist）は、超越的なもの（Transzendenz）あるいは包括的なもの（Umgreifende）に直接開かれた次元といえるだろう。ヤスパースは、ゴッホ、ヘルダーリンといった精神病に陥った天才の作品に、まさしく了解可能な生成存在（verstehbar Werdende）を認める姿勢を示すのである。この種の高次の発生的な了解は個々の精神病事例にも適応できるだろう。このようにして、ヤスパースが病跡学の記念碑的著作『ストリンドベリとヴァン・ゴッホ』(12)で行った考察が『精神病理学総論』のなかに取り入れられているのである。

V　精神療法の極致としての実存的交流（existentielle Kommunication）

ヤスパースというと、治療的視点がないと批判される向きある(15・22)。『精神病理学原論』では確かに病態の理解に力点がおかれ、正面からの治療的視点は提示されていない。それに引き換え、第四版以降は哲学的思索もふまえ、治療的視点が明確に打ち出されていることを強調したい。

ヤスパースにあって、〈超越的なもの〉（Transzendenz）は言語の限界点で生成してくる暗号的存在といえる。この超越的なものは、人間にとり〈絶対的に他なるもの〉で、因果連関による説明を拒む了解不能なものの最たるもので、それゆえにこそ、人間主体が質の高い境地に達するのに欠かせない次元である。

この点について『精神病理学総論』ではかなり難解な言葉が語られる。

「実存の方面では、了解不能なものは、自由（Freiheit）である。その自由は、無制約的決断や絶対的意味の把握の際に現れる。またその自由は根本経験の中に現れ、その時、経験的状況から限界状況が生まれ、実存を呼び醒まして、自己存在とする」[6・7]（中巻一一頁、原書二五六頁）。

自由が了解不能なものであるという見解は重要である。同様に超越的なものも了解不能である。いずれも因果連関には還元できない了解不能なものである。ヤスパースが了解不能なものの最たるものとして「自由」をあげていることは示唆に富む。この考えのもとに、人間の実存は、つきつめると了解不能の地平にこそ顕現するという見方をしている。

私が理解できるところを誤解を恐れずに述べれば、〈超越的なもの〉の立ち現れは、人はそれを前に言葉を失うため、不安にさせずにおかない。この言語危機（宮本忠雄[21]）が限界状況である。そこを耐えてこそ、実存が呼び醒まされ、高次の自己になる。そうした主体の生成は、人間の心の生活において精神の自由が到来した瞬間で、その出来事は了解不能にとどまると考えられている[15]。

ヤスパースは『精神病理学総論』[6・7]の最後の「人間存在の全体」と銘打った第6部で精神療法について論

じる局面で、この自由への呼びかけを目指す実存交流の重要性を説く。

「医師対患者の関係の最終のものは実存的交流（Die exisistentielle Kommunikation）であり、これはすべての治療を、即ちすべての企画されたものや組織的に作られたものを凌駕する」（括弧内筆者、下巻三六三頁、原書六六八頁）。

「そのときには、すべての治療は、可能な実存（Exisistenz）に立って生きる理性的存在としての自己自身（Selbst）から自己自身（Selbst）への共同体によってとり入れられ、且つ制限される」（括弧内筆者、下巻三六三頁、原書六六八頁）。

「医師と患者は二人であり、それは運命をともにする伴侶である。医師は単なる技術者でも権威でもなくて、実存に対する実存であり、他者とともに移ろいやすい人間という存在であり、もはや究極の解決はない」（下巻三六五頁、原書六六八頁）。

このくだりは、治療者と患者がともに、一個のかけがえのない実存としての出会い（Begegnung）において互いの交流（Kommunikation）が生じる場面を描いている。なお、実存の術語は、社会的身分・役割には還元されない自由な個としての人間のあり方を指す。催眠療法、精神分析療法や（今日で言う）認知行動療法といった各種の個別の精神療法技法を超えた局面で、治療者と患者が対等なパートナーとして言語的かつ非言語的交流をする。そこで、患者だけでなく、治療者も高い境地へと生成する可能性をもつと考えられている。定年が過ぎなお精神科臨床を続けている私は、最近になって神経症と診断される患者だけでなく、統合失調症と診断される患者等の面接においても、このような実存的交流といってよい濃密な時をもつことが増えてきているように思う。あらためてこの箇所を読み、「なるほど、そうだ」と納得した次第である。

このような患者との密度の濃い出会いは、病いから自由な「狂わない精神」に焦点をあてる面接の方向を指し示し、非常に意義深い。認知科学優位になり、過剰な医学化が進む現代の医療現場における精神科面接において、実存的交流は再評価してよいと考える。また、——私自身も経験しているが——実存的交流は死を前にした癌を患う患者に取り組む緩和医療の現場でも求められている。その意味で、実存的交流は臨床の「経験の可能性を広げる」含蓄をもっている。認知行動療法、精神分析療法など一定の明確な手法をそなえた精神療法であろうと、その場その場の面接を簡単にする支持的精神療法であろうと、患者と治療者は一個の個人である以上、暗黙の裡に実存的出会いが作動していることもあるだろう。

このところ、わが国の医療・福祉の現場で、患者・メンバーに「寄り添う」ことの重要性を説く論調が著しい増長をみている。確かに大切なことであるが、そのなかで安易な「寄り添い」が横行しているように思える。本章にみるヤスパースの了解の問題枠は、まさに人間としてふさわしい「寄り添い」方を巡って考察がなされているという見方も成り立つことがわかるだろう。これに関連して、「抵抗」の概念も意義深い。『精神病理学総論』第五版第一章「病的精神生活の主観的現象（現象学）」のなかの「実在性の意識と妄想」の項で、最初に「抵抗（Widerstand）」の概念が提出される。初版にはない観点で、現象学の見地から、人間に自分の外部にある事物・事象に現実性を賦与するのが抵抗（Widerstand）であるとする優れた指摘で、幅広い射程をもつ。何よりも他者理解という点で肝要で、他者をまずもって自己にとり「抵抗」として捉える姿勢が示され、この際の他者は、患者も念頭におかれていることは間違いない。一部引用する(6・7)。

「現実的なるもの（Wirklichkeit）は我々に抵抗を及ぼすものである」（上巻一四三頁、原書七九頁）。
「抵抗とは、我々の身体の運動を阻止するものであり、努力と願望の直接現実を妨げるものすべてである」（上巻一四三頁、原書七九頁）。
「抵抗に抗して目的を遂げることや、抵抗に面して挫折することは、即ち現実の経験を意味する」（上巻一四三頁、原書七九頁）。

こうした洞察は以下のように理解できると思われる。われわれの身体の運動を阻止するものとは、石や山など周囲の事物、また他者一般、そして医師にとっての「抵抗」として患者が挙げられることだろう。それらの事物、他者を前に自分の思うようにならないと思い知らされ、当人が外界の現実を知ることは確かに大切な経験である。そうした抵抗体験は、同時に自己自身の現実性を自覚することにもつながるはずである。

子どもの成長について思いをめぐらせれば、たとえば机に頭をぶつけて痛い思いをして泣く、親にねだりものをして親から注意され自分の欲求が通らず泣くなど、数々の挫折・抵抗を通して、子どもは現実を学んでいき、主体としての自我意識の成長が進んでいくのではないか。親にしても自分の思うように振舞わない子どもに接し、何度も怒り疲れることもしばしばで、こうして親は母親、父親としての成長を遂げていくのではないか。

ただしヤスパースにあって、抵抗体験は、「病的精神生活の主観的現象（現象学）」のなかの「実在性の意識と妄想」の項で論じられていることからして、その際の主眼は、実は患者の一次的妄想体験にあると考えられる。患者の混乱した語りや振舞いを前に、医師（まずはヤスパース）は最初、了解しようと思っても了解できないという、いかんともしがたい「抵抗」にぶつかる。その際の「抵抗」は、高い強度をもつ現実性からなっている。それと同時に、医師（ヤスパース）には、高い強度の「自己確信」が生成すると考えられる。統合失調症の急性期の患者を前にこのような体験をするのは、私ばかりではないだろう。

「現実的なものは我々に抵抗を及ぼすものである」「抵抗とは、我々の身体の運動を阻止するものであり、努力と願望の直接現実を妨げるものすべてである」という「抵抗」の考え方からすると、ヤスパース自身、患者の語りや振舞いに接し、感情移入できず、すぐには了解できない「抵抗」を体験したのではないか。

こうみてくると、患者との出会いにおいても、あるいは日々新たになされる日常生活での他者との出会い一般においても、他者には了解不能な一種の実体性を伴った身体・精神があることに思いをいたすべきだろう。この了解不能な一種の実体性を伴った身体・精神こそ、ヤスパースが問題にしている実存といえるのではないか。各自の実存そのものは、他人が寄り添うことを拒む他に替えがたいものである。「寄り添い」はこの次元を尊重した上で、なされる行為ではないか。

本章を締めくくるに当たり、『精神病理学総論』の序論で精神病理学の最終課題が次のように語られていたことを思い出したい。

「我々の探求は最終の地平として、人間存在における包括的なもの（Das Umgreifende）についての意識を保持しておかなくてはならない」[6・7]（上巻四五頁、原書二六－七頁）。

われわれは、『精神病理学総論』が第四版以後、因果連関では説明できない〈了解不能なもの〉を人間存在にとり本質的な要素であると見做し、主題化する論点を展開していることを浮き彫りにした。そこでは、了解不能な事象を基軸にしながら、日常の臨床精神病理学を端緒に、天才の精神病理学、そして独自の実存哲学へと思索を進みつつ、同時にその成果を精神科臨床、実存的交流としての精神療法へと置き戻す循環運動のなかで、実り豊かな人間知が発展していった。このように還元的思考を鋭く方法的に「批判」するヤスパースの精神病理学は、現代の精神医学の諸前提を吟味するうえでも、また精神療法の根本を改めて吟味するうえでも大変貴重だと考える。

ヤスパースは『精神病理学原論』において精神病理学は「（当人に）意識された、精神的な出来事」を対象にすると規定し、フロイトが創始した精神分析とは距離をおいた。しかし、四版（一九四六）以降、独自の実存的思索を深め〈超越的なもの〉（Transdzendenz）や〈包括的なもの〉（Umgreifende）などの術語を鍵言葉にして、了解可能なものの源泉にあると了解不能なもの（das Unverständliche）を主題化し、これが人間の意識の基底部にあるという構想を明瞭にしている。そこでは、当人に意識されない無意識の次元が問題になっている。その意味では、ヤスパースの思想は精神分析、とりわけ「神は無意識である」と神を無意識の裂け目に位置づける後期ラカンの精神分析思想と一定の親近性があるとみることもできるだろう。ラカンにとって〈了解不能なもの〉は、〈もの〉（la Chose）、あるいは〈現実的なもの〉（le réel）と名指されている。ヤスパースとラカンは〈了解不能なもの〉を人間理解の根本に据えている点で共通している[14]。それは、ともに精神病問題に正面から取り組んだことと関係しているためかもしれない。

精神科臨床に携わりながら、当初、現象学的精神病理学を学び、次いでこれだけでは患者が理解できないし治療的にも不十分なためラカンの構造論的精神分析を学んだ者としては、ヤスパースとフロイトは必ずしも水と油の関係ではなく、このように思想的な接点があることを最後に述べておきたい。

第三部

自閉症

第八章　精神病理学から乳幼児期顕在発症の自閉症を考える

この十年あまり私は、民間の精神科病院で一臨床医として外来、病棟で診療にあたっている。それは患者、家族との出会いのなかでの第二の臨床研修で、最大の師は患者、家族である。急性期および慢性期統合失調症から気分障碍、神経症など多岐にわたる病態を呈する成人から、高齢者また児童に広がるほとんどすべての世代の診療にあたる実に充実した研修をさせていただいている。

とりわけ刺激的なのは、自閉症患者との出会いである。精神科医になった駆け出しの頃に、外来で落ち着かず部屋を駆け回るせわしさ、逆に動きに乏しい独特な表情、オウム返しの断片的な発語など印象深いものがあり、以前から関心を寄せていた。現在の職場では、外来にて言語的コミュニケーションがほとんど成り立たない乳幼児期顕在発症の自閉症患者の治療にあたる機会がかなり多い。自閉症患者が学ぶ近隣の支援学校の嘱託医および、卒業後就労に至らない自閉症患者が通所するデイケア施設の顧問医を兼ねており、そこでも定期的に診察をしている。逸脱行動など問題が出た事例が出れば、外来で迅速に対応するようにしている。精神不穏、興奮が激しく入院適応と判断すれば、慎重な入院導入を行い病棟で治療にあたる。そこで、本章では自身の経験をふまえ自閉症について覚え書き風に論じてみたい。

Ⅰ　ＡＳＤ時代の日本における動向

入院当初は不穏や多動が激しく、個室や大部屋に一人にしておけず、隔離や拘束がどうしても必要となる事例もある。乳幼児期から始まった激しい拒絶や運動興奮などを家族から聞き、家族の苦労がいかばかりかと思う。また自分の安心した居場所を確立できず、患者自身、強い緊張・切迫・不安をもっていることを印象づけられている。フロイトは、一人で放っておかれれば命の危険に晒されてしまう新生児の丸裸の無力状態を「寄る辺なさ」(Hilflosigkeit) と特徴づけた(5)。乳幼児期顕在発症の自閉症において、母が児にとり安心して自分の身をあずけて抱いてもらえる存在でないため、児は深刻な寄る辺ない状態に置かれていると考えられる。乳幼児期に診断がつく自閉症がいかに重篤な精神疾患であるのかを肌で知り、病態は、日常の言語で了解可能な神経症水準からはみ出す精神病水準にある病いであるという観を強くしている。

現代の日本では、自閉症スペクトラムのなかでも知的に高く言語発達にも問題がない、曲がりなりにもパーソナリティ形成がなされているアスペルガー障碍や高機能自閉症に多くの関心が集まる。こうした障碍をかかえた人々による自分の病の体験を詳しく雄弁に綴った自伝が、欧米、そしてこのところ日本でも矢継ぎ早に出版され、彼女（彼）ら固有の生きる苦悩とそれが大なり小なり克服されていった生きざまが公にされていることも、この傾向を助長していると思う。

二〇一三年に改訂されたＤＳＭ－５(2)において自閉スペクトラム症（ＡＳＤ）と呼称された新たな臨床単位が提唱されて、自閉症関連障碍についての議論が一層盛んにながり百家争鳴の観がある。もともと自閉症の中核は、本章で論じる重症度の高いカナー型自閉症（自閉性障碍）であった。それがここ最近、少なくとも日本においてアスペルガー障碍に代表される「自閉スペクトラム症」のなかの高機能群が中心の位置に躍り出てきたわけで、時代の大きな変化には驚く。大人の発達障碍、特に自閉スペクトラム症をテーマにした雑誌の特集、あるいは本も増えている。この動きそのものは良いことだと思うが、ややかたよった自閉症理解になってしまっている観は否めない。

家庭をもち会社勤務をし、標準レベルのパーソナリティ機能と社会機能を発揮していた三〇代男子が、仕事過重を契機に職場の人とうまく関係をもてず、物事へのこだわりが出て仕事の能率が下がって悩み、ネットで調べ「発達障碍ではないか」「ASDではないか」と心配して、あるいは妻がこの診断を疑って、外来受診をしてくる事例にいくつか遭遇している。妻は、夫について「人の気持ちがわからない」「場の雰囲気がわからない」ので困るという。成育歴を含めよく聞いてみて、仕事荷重を背景にした（脳内神経伝達物質の変化をきたしている）内因性うつ病（軽症）を発症し、それによる二次性の対人関係の変化と理解できるもので、この診たてのもとに抗うつ薬を中心にした治療をしたところ、こだわりはなくなり、普通の対人交流ができるようになっている。

高度産業社会の時代に入り、日本では、学校また職場等で「仲間のことを思いやり、親切にしなさい」「お客様を大切にしなさい」などと声高に、他人との協調性ならびに集団の一致協力を説く風潮が目立っている。人々の行動・言動に対するそうした正常規範の閾値の上昇に伴い、学校・職場で不適応をきたす人が「発達障碍」や「ASD」として事例化する機会が爆発的に増大していることが考えられる。

集団のなかでいかにその場の雰囲気を慮って振舞えるのか否かを主要な尺度にして創出されたといってよい「アスペルガー障碍」「発達障碍」などの術語は、個の論理が支配的な欧米とは対照的な「出る杭は打たれる」という諺によく示される場の論理が、伝統的に根強く浸透している日本社会で非常に受け入れやすく、「発達障碍」「アスペルガー障碍」を鍵言葉にした「言語ゲーム」（ウィトゲンシュタイン[28]）が精神科医療の現場だけでなく、職場や学校、マスコミを通じ世間にあっというまに広がった。

耳障りがよく、誰にでもわかりやすいＡＳＤが流行語になり、「ＡＳＤ言語」といってよい新たな言語があっという間に力をもちはじめた。精神科臨床において多言語を要請されると私は説いているわけだが、「ＡＳＤ言語」の勢いを前に、神経症性言語と統合失調症性言語が退潮の憂き目にあっている。こうして日本は、「（軽症）自閉スペクトラム症」また「発達障碍」の冠たる先進国になったように思う。私の知る範囲では、ドイツ、フランス等では成人に特化して発達障碍を正面から問題にする動きはない。

わが国におけるＡＳＤの時代において、重篤な病態をもつカナー型自閉症の事例は、精神医学において十分な光があてられていないように思う。こうした患者の治療にあたっている私は、正直なところそうした動向に違和感を覚える。養育また治療に難渋する物言わぬ自閉症患者を視野の外においたまま、自閉スペクトラム症を論じることは問題であると思う。

ＤＳＭ－５が提唱した自閉スペクトラム症は、以前、広汎性発達障碍の下位群として配置されていた経過不良例を多数含むカナー型自閉症、またアスペルガー障碍などを一挙に包摂したスペクトラムで、スペクトラム上に位置する従来の臨床単位をすべて撤廃してしまった。その代わりに、「知能の障碍を伴う／伴わない」「言語の障碍を伴う／伴わない」を特定する項目が付加された[2]（五〇頁）。こうして、従来の診断名は跡形もなく姿を消してしまった。

アメリカでの二〇一四年時の疫学調査によると、八歳児のうち一〇〇〇人中実に一六・八人が自閉スペクトラム症をもつという。知能別の分布をみると、「知能の障碍を伴わない」正常知能（ＩＱ八五以上）の患者が四四％、境界知能（ＩＱ七一－八五）の患者が二五％、精神遅滞を合併すると診断される「知能の障碍を伴う」（ＩＱ七〇以下）患者が三一％という知見がだされている(11)。日本ではこの種の統計知見は出されていないように思うが、たぶん大枠はアメリカと同様の結果が出ると思われる。時代的な変化では、正常知能をもつ軽度自閉スペクトラム症が増え、その結果、全体として自閉症（自閉スペクトラム症）が増加しているという結果が出ていることが推測される。その一方で依然として、明らかな知的障碍をもつ自閉症、つまり重度自閉スペクトラム症もかなりの数（三一％）いるという結果はしっかり受け止める必要があるだろう。

しかるべき言語機能が認められない重篤な病態をもつ自閉症と、一定のパーソナリティが形成されているアスペルガー障碍を一つの連続体をなす病態と診るのは、かなり大胆である。自身のことを「自分・僕（私）」などと指し示すことができるまでのパーソナリティ形成に至っていない精神病といってよい重度の疾患レベルの病理と、（曲がりなりにも）「自分・僕（私）」の言語使用ができるまでのパーソナリティ形成がなされているパーソナリティ障碍レベルの病理を同じ傘の中にいれた異質な病理を一緒にしてしまった自閉スペクトラム症の概念は、医療実践に従事する側の見地からして、また精神病理学の見地からして大きな問題をはらんでいると個人的に考える。

自閉症の治療に関し、なぜか薬物療法の効果が正面から議論されない。自閉症の子どもに対する薬の処方に抵抗を示す親も多い。しかし、特にカナー型自閉症ではある程度の薬物療法が効果的で、これにより精神的な安定が得られ、言語発達が進む事例を多く経験している。

以下、自験例を提示しながら、乳幼児期に顕在発症する自閉症の病態について論じる。提示事例はいずれも満期出産で、てんかんなどの合併症はない。提示にあたっては、匿名性に配慮した改変を一部行っている。

Ⅱ　維持療法に抗精神病薬の服用が必要な外来通院事例

事例A

定期健診のため通所施設に行った際、私は新しく入所した二〇歳過ぎの女性がメンバーに突然殴る蹴るの暴行を加えて困るという事例の相談を受けた。さっそく廊下で立ったまま落ち着かない彼女に会った。年齢相応の大きな体をしているにもかかわらず、発語は全くなく、硬い表情をして、体の緊張も強い。会った雰囲気からして、いかにも内的不穏が非常に激しいことがすぐ察せられる。スタッフが一緒にいないと、一目散に外に駆け出していってしまう気配で、目が離せない。母親にすぐ来てもらい、話を聞く。初対面の私が近寄ると、恐怖の叫び声を発し、取りつくしまがない。

母によると、生後一年ほどで二、三の単語が出てきたが、それ以上の言語発達はない。落ち着かず、しばしば泣き叫ぶ。母が抱こうとしても、拒絶的な姿勢をしてしまい抱くことさえ、満足に出来なかったという。精神病の性状をもつ文字どおりの「寄る辺ない」状態におかれているのである。「微小緊張病」（後述）と呼ぶのがふさわしい状態で、これが二〇歳台までずっと続き、私との出会いに至る。

自閉症患者はこの上なく繊細で、新しい環境だけでなく、初対面の人の前でも緊張が異常に高まり、病態が先鋭化して現れる。その点で、病態把握には、最初の出会いがことのほか重要であると思う。出会う人の対応によって、また環境調整によって、病態の改善の可能性があり、一定程度の可塑性をもつことを教えられている。その点で、乳幼児発症の自閉症は――あくまで一つの側面であるという留保をつけてのことだが――統合失調症に似て「人間的過程」（サリヴァン）(24)としての病という固有性を色濃くもっている。

さて本事例は三歳八カ月の時、大学病院小児科を受診し、自閉症の診断を受ける。小・中学校は特別支援学校に休みながら通う。学校から「脱走」をして行方がわからなくなることがしばしばで、警察によく保護された。自宅では、時々押し入れにこもってしまい出てこない。

睡眠時間が短く、四、五時間で目をさましてしまう。時々不眠がさらにひどくなり、興奮が目立ち、家で茶碗などを壁に投げてしまうこともある。そのため小児科で少量の抗精神病薬（ハロペリドール）が処方されている。この薬物療法により、揺らぎはあるが、ある程度の安定が得られている。ところが通所施設という新しい環境に接し、不眠を伴う激しい運動興奮が出現したのである。病態把握に関し、睡眠について家族から聞くことは大切だと思う。

母親の希望もあり、私が病院外来で担当医として治療にあたることにした。過覚醒を伴う著しい情動不安定が病態の前景に出ているとの診立てのもとに抗精神病薬を増量しつつ気分安定薬を追加し、睡眠をよくとれるように工夫したところ、明らかな改善を認め、デイケアでも次第に落ち着きだした。もっとも、本人一人の場所を確保し、いつもスタッフが面倒をみることができるように配慮するという施設の方針も効を奏している。思わず「狼少女」と表現したくなるような、いつ興奮してもおかしくない緊迫感を漂わせており、対応に苦慮する事例である。

私は自閉症患者の診察に際し、外来入室時と面接が終わる際、患者の方に目を向け「さよなら」と言い、意図的に握手をするよう心がけている。彼女は最初、握手に全く拒否であったが、情動の静穏化に伴い二カ月後の三回目の外来面接で、後ろ向きになりながら、逃げ腰の様子でごく短い時間手の裏側で握手をしてくれた。六カ月ほどたった一〇回目の面接から、目は横を向いているがちゃんと握手をし、表情も少し和らいできた。非常に早口で語の後半部の発音が強い叫びに近いような「コンチハ」「サヨーラ」という発語もみられてくる。

デイケアにおいては、時々メンバーをたたく暴力があるが、程度は軽くなり、頻度も減ってきた。しかし、絵本への異様な関心が続き、母に絵本を必要以上に買うことをせまり、家に帰るなり少しページをめくると、読むのではなく、すぐハサミで切り裂いてしまう。言語発達は著しく停滞したままで、「バナナ」「アイス」など限られた単語しか述べない。典型的な重篤な経過を示す自閉症事例である。

私の外来に通院している自閉症患者は、それ以前に小児科外来を通院しており、抗精神病薬を投与されている患者が大半である。抗精神病薬の服薬に加え、担当医との良好な関係、家族の寛容な対応などによってなんとか自宅で過ごし、特別支援学校、次いでデイケア施設に通えている。

Ⅲ　長期在院を要する自閉症事例

興奮が激しく入院が必要となる事例では、多少とも高用量の抗精神病薬の投与を要すことが多い。入院して病棟に入ると、激しい興奮のため、当初個室対応をして、落ち着きだしたら、段階的にデイルームで過ごす時間をふやしていく。担当医は患者に頻回に会い、身体的交流をする。言語交流ができない患者にとり、担当医が手で患者の肩や背中に触れたり、握手をするといった触覚レベルの交流は治療的である。同時に親に面会に来てもらい、一緒に院内の庭を散歩してもらうことも効果的である。薬物療法と広義の支持的精神療法によりかなり安定化する。なかでも、激しい興奮には、抗精神病薬がもっとも効果を及ぼすという印象を強くもっている。治療に難渋しながらも、当初と比べるとかなりの改善をみた長期入院例を提示する。

事例B

生後六カ月頃から呼びかけをしても目線を合わせない。一歳半の健診で言葉が出ず、自閉症の可能性を指摘された。その後、「ワンワン」「ウタタン」などの言葉が出始めた。同時に、戸を開けたり閉めたりを繰り返す動作が認められた。一歳七カ月から保育園に通い始める。突然、「かんしゃく」を起こすことが時々生じ、スタッフの髪の毛を引っ張り、抜いてしまうこともあった。家族と外出し、知らない場所に行くと、いつも父親にだっこを求めてくる。「パパ」「パパ」とは言うものの、母のことは一切発語しない。

四歳頃から言葉を全く発しなくなった。保育園にいく年齢になり、病態が進んでしまい、多動と興奮が目立つ。特別支援学校に通学したものの、学校で落ち着かず、激しい興奮をすることもあった。家では両親の髪を引っぱったり、腕をかじる行為の一方、自分の手で自分のあごをたたく自傷行為が始まった。なかなか入眠しなくなり、睡眠が四時間程度となってしまう。なお、本事例では生後まもなくから夜泣きがひどく、睡眠は不良だったという。

小児科での外来通院治療では限界があり、自宅で壁に頭を激しく打ちつけ、傷を負うこともあった。家族が疲弊し、八歳から施設に入所になった。しかし施設でも、興奮、自傷がおさまらず、一〇歳台に入り、さらに激しくなるため、精神科病院に入院となり、私が担当医となる。

自分のあごを目に留まらぬ速さで強くたたく自傷行為が際立ち、口腔内出血が既にあるにもかかわらず、反復される。発語はなく、事例A以上に狼を思わせる雰囲気を漂わせ、獰猛な行動が突然始まる。看護師が近づくと、突然腕を力いっぱい口で噛み放さず、複数の看護師が傷をおう被害にあった。病棟に一人でいると駆け出してしまい、危険きわまりない。緊張病性興奮といってもおかしくない本格的な運動興奮である。そもそも、施設でこのような興奮が頻発したため、入院依頼となった。

本人の保護またスタッフ保護のため、個室にて身体拘束をせざるを得ない。当初その状態で、担当医は患者の身体にやさしく触れるようにしながら、非言語的交流に力を入れた。身体をある程度幅の広い布でできている拘束帯でくるむことは、深刻な寄る辺ない状態におかれている患者にとり、生身の体を包む仮の身体容器(11)を提供する効果をもっていると考える。二週ほどして、拘束帯をつけたまま両親と面会してもらったところ、施設にいる時よりずっと表情の険しさがなくなり、安定したと評価してくれる。

このところ、患者の拘束に対し、きびしい批判が世間から投げかけられている。しかし、こうしたやむを得ない拘束が精神疾患に対し、一定期間どうしても必要になる事例が現実にあることを知ってもらいたい。

不眠が著しく、夜ほとんど寝ない。親の同意を得て、抗精神病薬を服用して、ある程度の静穏化がもたらされる。こういう覚醒に偏る睡眠／覚醒リズムの失調状態の時は、抗精神病薬による副作用が少なく、成人でも多い量の抗精神病薬が投与されても当初は、昼間の眠気など全く生じない。

入院後三カ月ほどして自傷行為がだいぶ減り、落ち着いてきて、拘束帯の使用は夜間だけになってくる。デイルームで一緒に歩いたり、椅子に座ったりし、私は手を握るだけでなく、ハグをしたり、後ろから両手で抱きかかえる。患者はさも安心した表情をする。時々、体をくすぐることもした。思わず、患者の表情に笑いが浮かび、体全体もくすぐったいと身をよじらせる。自傷行為はだいぶ減り、担当医が近づくと、ニコニコした笑いをするようになる。さらに、私の手を握り、病棟の外に散歩に行きたいという素振りをする。

言語交流ができない患者にとり、触覚を介した交流は効果的で、次第に「アーアー」「ウーウー」など明瞭な分節音の発語がでてくるようになり、看護者の促しに「イヤ、イヤ」と発語することも認められる。自傷行為は著しく減り、四カ月後頃から担当医と院内のグラウンド、また近くの道路を一時間余り散歩できるまでに改善してきた。その際、本人から手をつなぐことを要求してくる。自傷を防ぐため、当初、両手をにぎっての散歩であった。

両親の面会の折、最初はスタッフが付き添い院内を一緒に散歩してもらうようにした。次第に、親子だけで散歩をすることができるようになり、別れる時にハグまでする。これまで、親は子どもにハグをしたことはなかったという。本人の突発的な激しい興奮が頻繁だったため、両親とりわけ母親は逃げ腰になっていたという。確かにうなづけるところである。患者の状態が静穏化してきて、多少とも安定した形ではじめて親子の交流ができるようになった。両親はこのことを大変喜び、面会が増えてきた。

本事例は、保育園に通い出す頃から多動、興奮が出現し、次いで（特別支援の）小学校に入って多動・興奮に激しい自傷が加わるというように、社会化の課題が上がるにつれて病状は悪化していき、最終的に精神科病院での入院加療が必要になった。当初に比べるなら大きな改善を認めたが、自立した生活からはほど遠い。高度の専門的な対応を要し、早期の退院が難しい。自閉症のなかでも最も重篤な経過をたどっている事例だろう。「強度行動障碍」が著しいこの種の一群の事例が、「自閉スペクトラム症」とあらたに診断される患者の中に存在し、どこでも対応に苦慮していることと思う。精神科患者の中で処遇困難例の一つに数えておかしくないだろう。このような事例をみると、下位分類をすべて取り払った「自閉スペクトラム症」の臨床単位は広すぎ、カナー型自閉症、あるいは自閉性障碍の診断名は残しておくべきだと思う。

Ⅳ　自閉症における内因性失調

事例A、事例Bともに睡眠リズム障碍が目立ち、過覚醒といってよい病態が認められる。自閉性障碍の事例の中に、睡眠障碍また過覚醒はよく調べればかなりの数認められることと思う。そうした現象は、テレンバッハが『メランコリー』[25]において内因性の病態の重要な標識とした、人間存在の基底をなす生命運動のリズムの失調を指し示すだけでなく、さらに、自らの意志ではどうにもならない自己処理能力をこえる人間存在の包括的変化と特徴づけられた「人間であることそのものを構成している根本的な内因性」の病態に由来することを指し示す[25]。私は、乳幼児発症の自閉症に代表される自閉性障碍を内因性精神病に属すと考えたい。だとすると、幼児自閉症は発症がもっとも早い（脳内神経伝達物質の明らかな異常をきたす）内因性の精神疾患であることになる。

テレンバッハは内因性の疾患は、人間の成熟過程における思春期や更年期など心身両面にわたる大きな組み換えを要請されるいくつかの危機をはらむ転機（Krise）に発症することに注意を促す[25]。内因性（Endogenität）は、人間の人生行路における成熟の事象を可能にする心身の区別を超えた領域である。テレンバッハは臨床的にはまず思春期における成熟に注目し、その挫折形態として統合失調症をあげた。テレンバッハには乳幼児期への注意が払われていないように思われるが、彼の創見を敷衍するなら、母の胎内から出てすぐに人間世界に直面する乳幼児期は、心身の区別を超えた全面的な組織化が要請される人間存在における第一の「危機をはらむ転機」としての最初の「成熟」の試練を課されるライフステージである。そうすると、乳幼児期顕在発症の自閉症は最も早い成熟課題の挫折形態とみることができる。

テレンバッハは認知症と統合失調症を内因性の観点から次のように峻別した。認知症では「かつての無傷の人格に期待し得たであろう営みの『規範』が残されているのを見出すことができ」「生の発展の理念からけっして外れたものではない」。これに対し、統合失調症におけるパーソナリティの欠陥状態は、「統一性の変化――事態の諸様態の解離あるいは偏倚という意味での変化」である㉕。要するに、統合失調症あるいは内因性うつ病は、「人間であることそのものを構成している根本的な内因性」の領域における決定的な変化なのである。こうみるなら、自閉症も人間に固有な内因性の病的事態なのであり、単なる認知機能障碍に還元される病いではない。

ＤＳＭ－５において自閉スペクトラム症を、ＩＱで数値化して診断できる純粋に知能の障碍である知的障碍（精神遅滞）と並列させる形で神経発達障碍に組み入れたことは遺憾である。さらに自閉スペクトラム症のなかには、アスペルガー障碍のように、気分安定薬や抗精神病薬を必要とするカナー型（ＤＳＭ－Ⅳでいう自閉性障碍）といった精神病水準の病態とは一線を画すパーソナリティレベルの障碍も含まれている。このようなスペクトラム概念は、あまりに雑駁で、繊細な治療対応をするのに不向きである。乳幼児期顕在発症の重篤な経過をとる自閉症は、「人間であることそのものを構成している根本的な内因性」の領域における重篤な失調と診るべきである。

ＤＳＭ精神医学において、（広汎性）発達障碍という時の「発達」、また神経発達障碍という時の「発達」の内実がそれぞれ何も述べられていないのは遺憾である。さしあたり神経の発達ということだろうが、それは脳画像では明示されない。実際は、発達はライフステージに即し、神経発達と心理的発達が密接につながる形で段階的に考えられているように見受けられる。テレンバッハによる心身の区別を超えた内因性の領域に動因を求められる成熟という構想においては、人間における発達の過程は、乳児期、思春期、更年期といったように、質を異にする段階的な広義の社会化課題に対し首尾よく順に応答して進んでいくと考えられる。

もし自閉症を発達障碍と把握するのなら、この内因性の領域でなされる成熟の観点を入れるべきだと思う。それゆえ、自閉スペクトラム症が神経発達障碍だとしても、精神遅滞や学習障碍の場合とは大きく質を異にするはずで、これらを一つの概念に組み入れる疾患分類は、少なくとも論理的には明らかなカテゴリーミステイクであると言いたい。もしも、同じカテゴリーに属すと言うのなら、自閉スペクトラム症を単なる神経発達障碍とみなす立場を表明していることになる。

図らずも、自閉性障碍をもつ患者との出会いによって私は、人間が共同世界において他者と共にある存在であることを人間理解の根幹に据える人間学的－現象学的精神病理学、および人間が言語によって構成され、欲望を持つ存在であることを人間理解の根幹に据える構造論的精神分析、ないし構造論的精神病理学の見地から自閉症患者が生きている存在様態に光をあてる方向に導かれていった。これが、私が自閉症患者と出会い、治療に携わってきて、行きついた一つの見解である。あくまで暫定的であるという留保をつけて、さらに覚え書きを進めたい。

V　生命力動の逸脱：力動不安定

事例Aでは多動、興奮に対し、さらに事例Bでは自傷に加え過覚醒に対し、抗精神病薬が奏功した。こうした薬物反応からすると、自閉症の多動や運動興奮は、内因性のリズム障碍と把握することから進んで、ドイツの精神病理学者ヤンツァーリクの構造力動論(8)でいう生命力動のリズム失調、なかでも一種の力動不安定(dynamiche Unstetigkeit) が生じていると考えるのが妥当である。その点では統合失調症急性期に通じる病態である。脳内ドパミンを減らす作用をもつ抗精神病薬が効果的である点は、自閉性多動・興奮は、かつて精神薬理学者の融

[26]が脳内の神経伝達物質ドパミンが疾患横断的に過剰になっている病態を総称した脳内ドパミン過剰症候群に属すといえる。

自閉症で興奮があると、「パニック」さらには最近では「メルトダウン」を起こすという言い方がされるが、少なくとも自閉症の場合、決定的な寄る辺ない状態に由来する精神病性不安・興奮と表現するのが適切だろう。提示例（特に事例B）でもそうだが、自閉症によく認められる多動は、（統合失調症や双極性感情障碍の急性期・極期[15]に認められる激しい運動興奮を呈する）緊張病性興奮のミニ版といえるであろう微小緊張病性興奮と呼ぶのがふさわしい病態だと思う。

ＤＳＭ－５では、自閉スペクトラム症の特定術語として、「緊張病を伴う／伴わない」もあげられている[2]（五〇頁）。自閉症に緊張病性の要素が病態に加わることが多いことからこれは評価に値する。

私はヤンツァーリク[9]の構造力動論をラカンの構造論的精神分析の観点も入れて敷衍し、精神科救急場面での治療対応も念頭におき、統合失調症、気分障碍、非定型精神病、ヒステリー性精神病、境界性パーソナリティ障碍における情動不安定などのさまざまな病態を把握する際、まず①生命力動の視点からの診たて、次いで②パーソナリティの視点からの診立てという二段構えの病態評価の必要性を提唱した[14・15・16]（第一章参照）。

この視座からすると、自閉症に対する治療にも生命力動レベルの病態把握とパーソナリティレベルの把握の双方が必要になることがわかるだろう。生命力動の逸脱、つまり力動不安定が生じるまでに至る自閉症は、生物学的にも精神病理学的にも精神病水準にある。その意味では、自閉性障碍は乳幼児期顕在発症の自閉性精神病、あるいは自閉性内因性精神病と理解するのが適切である。

事例を提示しながら、自閉性障碍の児の在り方を「精神病性の寄る辺ない態勢」の持続と把握する見方を示したわけだが、その精神病理学的な基本病態は、緊張病性の生命力動リズムの失調に求められるというのが現在の段階での個人的な見解である。

カナー(12)が「情緒的接触の自閉的障害」と題した一九四三年の記念碑的論文において、小児自閉症の特徴的症状の一つにあげた「部屋のドアや窓が少しでもあいていると、ちゃんと閉めずにはいられず、家を閉めっきりにしてしまう」といった「同一性保持」は、広義の緊張病性不安のため、また徹底した孤立無援の寄る辺なさのため、何とか周囲の動きをすべてなくし、ミンコウフスキー(12)が統合失調症および統合失調病質者の生き方の一つにあげた幾何学的合理主義に通じる、硬直した原理のもとに周囲を凝固させ、自分の居場所を保持しようとする必死の状況構成の試みと理解できるだろう。自閉症に認められる奇妙な体位を取り続けるなどの振舞いは、自己身体の「同一性保持」のための同様な対処行動、より適切には状況構成の試みと見なせるだろう。

蛇足ながら付け加えると、カナーによる論文「情緒的接触の自閉的障害」では、一一例の周到な症例提示がなされ、これを通し「生来性自閉性障碍」に関する記述的エビデンスが導かれている。この記述的エビデンスのおかげで、幼児自閉症、ひいては今日の自閉スペクトラム症の臨床単位が市民権を得ることができている。ついでに言えばハンス・アスペルガーによるこれまた記念碑的論文「児童期における自閉精神病質者」(1)では四症例が実に綿密に記述されており、この記述的エビデンスがなかったら今日のアスペルガー障碍、ひいては自閉スペクトラム症の臨床単位は考えられないだろう。児童精神医学においても、いかに症例記述が重要なのか教えられる。

乳幼児期顕在発症の自閉性障碍は、すべての身体疾患また精神疾患と同様に、原則として、急性期病態と慢性期病態のいずれも持ち、両者は区別できる。慢性期病態といえども、厳密には、統合失調症と同様、根底には広義の緊張病性病態がひかえていると考えられる。このように、乳幼児期顕在発症の自閉性障碍の基本病態は、緊張病性の生命力動リズムの失調・逸脱にあり、言語の回路がないためパーソナリティ形成がなされず、深刻な寄る辺ない「態勢」が続き、言語を介した主体構成ができない分、執拗な同一性保持、常同症などの硬直した原始的な振舞いが出現すると理解できるだろう。

乳幼児期顕在発症の自閉症は急性期および慢性期の病態をもつ点でも、治療的にアスペルガー障碍とはアプローチを異にする。ＤＳＭ－Ⅳ－ＴＲ[3]までは不安障碍、うつ病などの疾患としての病理と、自己愛性パーソナリティ障碍などのパーソナリティの偏奇にかかわる病理を、それぞれ第Ⅰ軸評定と第Ⅱ軸評定と別々に記載する診断体系があった。これに準拠するなら、乳幼児期顕在発症の自閉症の多くは、Ⅰ軸障碍に属すのに対し、アスペルガー障碍は基本的にはⅡ軸障碍に属し、パーソナリティ障碍と位置付けられる。そうした区別は、精神病理学からして理に叶っており、臨床実践において非常に有用性があったと思う。Ⅰ軸障碍とⅡ軸障碍の区別を撤廃したＤＳＭ－５において、自閉スペクトラム症の臨床単位は、次元を異にする病理を連続体とみる視点を打ち出したわけだが、治療的かかわりにおいても、また病名告知においても、障碍支援においても質的に違う病理を一つの術語で言い表すことになった。そのため、ＡＳＤ概念は曖昧になってしまい、勇み足の観をぬぐえない。

Ⅵ　人間世界に対する原初的不調和

事例Ａは、母から抱かれることをいやがっただけでなく、生まれてすぐ母親が行った授乳の際、母の乳首を吸おうとせず、授乳に困難をきたした。カナーは自閉症概念を提唱した際、自閉症児の授乳拒否にも周到な注意を払い、事例ドナルドは「最初の一年間非常によく吐いた」、事例バーバラは「満一歳になるまで、鼻腔注入をせねばならなかった」「いずれも生まれた時から栄養を摂らせるのに非常に骨がおれた」[12]（二五〇頁）などと、提示した一一例中三例に授乳拒否が認められたと記載されている。

かつて私が大学病院にいる時、生後すぐ授乳拒否があり、母からの母乳を、次いで人工乳を吸うもののすぐ吐き出してしまうことを繰り返す事例が、小児科から、どうしたらよいかと精神科にコンサルトがあった。器質的異常は何もない哺乳障碍である。乳児の顔、肢体はつっぱり、泣き声は甲高く、著しい緊張がすぐに見てとれる。そこで試しに勿論適応外であることを重々承知の上で、両親の承諾を得て抗精神病薬（ハロペリドール）を少量口に含ませてみた。これが功を奏し、授乳ができるようになった。この事例は後に自閉症と診断されている。

カナーは、自閉症の授乳拒否について次のように論じた。「食物は（自閉症の）子どもにとって外部からくる最初の侵害である」。「（自閉症児は）食物を拒むという形で外界を遠ざけようと必死になっている」[12]（二五〇頁、括弧内筆者）。

「われわれの観察した子どもたちは、生まれ落ちた時から直ちに極端な孤立を、外界からくる何物にも反応しないという形で示している」。「このことは、子どもが抱かれるのに応ずる姿勢をとらない、そして抱いている人にシックリいくような体の適応をする能力に欠けているという繰り返し報じられる報告によって最も特徴的に表されている」[12]（二五六頁）。

カナーが指摘するように、確かに母から与えられる母乳は一部の自閉症児にとって最初の侵害物として登場している。穿った見方を敢えてすると、栄養さえ拒否して孤立を守ろうとする振舞いは、誕生してすぐ母と出会い、乳児は微小緊張病状態を呈したとみたくなる事態である。

この世に誕生して最初に出会う他者である母親に抱かれることに拒否的な姿勢を示し、授乳に対しても拒否的な姿勢をとってしまう振舞いは悲痛である。猫や犬、牛、馬などの哺乳類では、親の乳房を求める振舞いが本能的に組織化されているのだが、人間だけは例外的である。ラカンは、生理的早産のため未熟状態で生まれた人間は、この世に誕生して周囲、および世界としっくり調和しておらず、生得的といってよいであろう原初的不調和(Discorde primordiale)が認められると論じた[20]。それは、人間であるための基底条件となる構造的不調和といった方が正確かもしれない。母からの授乳拒否は原初的不調和の最たる現象と受け取れる。突き詰めれば、人はこの世に異邦人として生まれる。高機能自閉症の患者から、時に自分は「火星人」などという言葉が聞かれる。その表現はある意味、原初的不調和を内省した的をいた自己認識といえる。

通常、原初的不調和による寄る辺ない状態にある乳児にとって最初の止まり木が母で、この不安な状態は棚上げされていく。ところが、自閉症児にはこの止まり木がなく、原初的不調和が棚上げされることなく、基本的に永続し、そのため、孤立無援の寄る辺ない「態勢」を余儀なくされる。自閉症の病態は人間に固有な病理であり、それもいかに深刻な病理をもっているかよくわかることだと思う。筆者が説く狂気内包性の人間存在の在り方をふまえるなら、自閉症は人間存在に固有な最初の〝くるい〟の形態と把握できるだろう[18]。

ラカンにより創始された構造論的精神分析の見地から、精神病につき主体における「選択」という言い方がなされる。この場合の「選択」は、患者による意図的な選択という意味ではおおよそなく、存在布置の特性から人間における特定の転態（メタモルフォーゼ）が選ばれたと解される。この見地からすれば、小児自閉症についても構造論的な意味で「選択」がなされたということが言えるのではないかと考える。統合失調症の多種多様な病態を念頭において引き出された花村による定式「精神は分裂せず、ただ転態（メタモルフォーゼ）するのみ」[6]は「人間的過程」[24]としての精神疾患の本質的な在り方を言い当てた重要な指摘である。これをふまえると、自閉症は人間存在における最初の転態（メタモルフォーゼ）であるといえる。

人間は絶えず自分の置かれた状況に相即する形で、自分の資質に応じた状況構成をする。厳密に言えば、乳児からして、この世に誕生してすぐさま、状況構成の営為を行う。未熟状態で生まれる人間にとって、その営為は与えられた状況に応答することを要求される課題である。拡大解釈して言うことが許されれば、自閉症児による授乳拒否、母に抱かれることの拒否はひとつの状況構成とみなすことができる。

自閉症児が母からの授乳また抱かれることに「否」とする振舞いについて、精神分析の見地からさらに考えをめぐらすと、単に周囲との原初的不調和の兆候にとどまらず、母が子どもに接する際、母の欲望を前に乳児が恐怖を抱くためだと考える視点も無視できないと思う。生まれてすぐ母親が行った授乳の際、母の乳首を吸おうとせず、授乳に困難をきたした事例Aで、母は特に患者をきびしく叱ることはなく、むしろ優しく接する包容感の豊かな女性である。意外なことに母がいる時、母を「イヌ」と言い、父のことは「パパ」と言ったとのことである。そして母がいないときは、「ママ」と言っていた。事例Bでは、父親に向かい「パパ」と発語したものの、母親には発語しない。この母も優しい人である。

このように母親を選択的に避けることを暗にしめす言語使用は偶然ではなく、しかるべき論理に基づいている。患者は父より母に対して恐怖感をもっていることが窺えるからである。母親を選択的に避ける事例A、事例Bの発語は、母の欲望に恐怖をいだいたことの傍証となるのではないか。少なくとも一部の小児自閉症で、このような見方があてはまる事例があると考える。認知理論および神経科学を根本的な原理として作り上げられたと思われる自閉スペクトラム症の概念では、精神分析理論の根幹をなす人間の欲望は一顧だにされない。しかし、自閉症の病態にあって乳幼児期に母・父との出会いが発症状況となることからして、欲望の問題枠をないがしろにするわけにはいかない。

事例A、事例Bともに目は実に澄んでいて、顔は賢そうである。自閉症患者のなかには、潜在的に高い知性と感性をそなえている事例が少なくないのではないだろうか。高い知性と高い感性を下地にした過剰な感受性が、一つの発症要因になっていることも考えられるのではないかと個人的に思う。

小児自閉症児は食事の味などに非常に細かく、嗜好が偏っている事例が多い。そのため、授乳拒否を嗜好があわないため、また母から抱かれるのを嫌がる振舞いも嗜好があわないとみる説明も成り立つという議論もありうる。その場合、母からの授乳、また母から抱かれることに対する拒否的な振舞いといったように母をめぐり体系性に嗜好があわないのなら、それは母の欲望に対する恐怖という考えに行きつく。

ついでに述べておくと、時々、新聞報道で嬰児に対し虐待をした末、命を落としてしまう事例が報道される。最近、虐待事例が増加しているという。親による虐待事例のなかに、乳児が誕生後すぐに自閉症症状を呈し、親が異和感をもち感情的になってしまう事例も一定程度存在することも考慮すべきだと思う。母親が出産した自分の子から、愛情を拒絶されるとしたら、母親にとっておおきな衝撃であるに違いない。そこから、子どもに対する虐待が始まることもある。そうした虐待の挙句、患児の死亡という不幸な事態が生じることも十分推測できるところである。逆に、生後間もなくはじまる授乳拒否、激しい泣き叫びなどにあい、困り果てた母親が家から出ていってしまった事例に複数、出会った。こういう悲惨な事例があることも忘れてはならないだろう。小児自閉症をかかえた患者が外傷性精神障碍を合併している可能性があることを考慮しておく必要がある一方、自閉症の子どもをもった母の側にも、外傷性精神障碍が出現する可能性も考慮が必要なのである。

Ⅶ　言語世界への原初的不調和

自閉性障碍患者が多数通所している施設の嘱託医としてはじめて、私がメンバーの面接を順々に行った際、ごく短いながら会話が少しできるメンバーのなかに、いかにもたどたどしい口調で外国語を話すように喋る事例が一定数いることに驚いた。外国語を喋るように話す一群の患者は広義の外国語訛り症候群をもつ、とみて差し支えないだろう。自閉症にも外国語訛り症候群をもつ事例が認められるのである。

私が嘱託医になったのを機に、メンバーの一人である一〇代半ばの男性（**事例C**）が、小児科から紹介になり外来通院を始めた。一歳一カ月頃から親の顔を見なくなり、発語がなかなか出てこず、三歳児健診で自閉症と診断された。幼稚園に行くが仲間と全く遊ばず、行きたがらなくなり、休む日が多かった、特別支援高校を中退し、デイケア施設に通うようになった。小学二～三年の頃からオウム返しが多くなってきたのに続き、発語が多少とも豊富になり、三語文まで言えるようになる。時々、衝動的になり家で壁を蹴飛ばし穴があいてしまう。小児科で出された小量の抗精神病薬と気分安定薬を服用している。

施設の健診ではじめて会った際、ほんとうに外国語を話すようにぎこちなく、また恥ずかしそうに話す様子が印象的であった。彼は外来に来た際も、最初は同じように外国語訛りの喋り方をした。私とは目もあわなかった。絵を描くのが好き**だというので、担当医との関係を進めることを考え、**もし時間があれば何か絵を描いてきてほしいと私が頼むと、次の二週間後の外来受診の際に、複数の色で塗り分けた幾何学模様の細やかなタッチの細密画といえそうな見事な絵を持参してきた。母によると、私の依頼を受け、本人は大変喜び、家で毎日のように夜遅くまで絵を描くことに専念していたという。そのため、生活リズムがくずれ、デイケアに行けないこともあった。大変な集中力である。以後、本人には絵を描く依頼はやめた。

彼と交わす握手は当初本人が逃げがちだったが、次第に自然さを増した。あわせて発語では、外国語を話すようなたどたどしさは次第に減っていった。さらに話す語彙が増え、会話も長くなった。三年ほどすると、まだ不自然な面は否めないが、母国語を話す調子に近づいていきた。私との出会いは本人にとり信頼できる人間関係を築く重要な契機になったと思っている。彼も、目も澄んでいて、実に賢そうな顔をしている。

この事例は、事例A、Bに比べ言語能力が明らかに高く、より接触しやすかったのだが、自閉症患者は、治療者といった特定の人物とそれぞれのレベルに応じた良好な関係を築く力を秘めていることを実感させてくれる。そして、特定の人物との関係がよくなるに従い、言語能力も伸び、これがまた特定の人物との関係をよくするという良い循環を生み出す。

先に、未熟児で生まれる人間が世界・環界に対し不調和なあり方をしていることを述べた。これに重畳する形で、もともと人間にとって言葉に対しても原初的不調和を記しづけられていることに注意を喚起したい。人は人間世界に対する不調和に加え、言語世界に対する不調和という二重の原初的不調和を運命づけられているのである。よく振り返ってみれば、言葉を自分に異質で、違和的であると感じる人は少なくないのではないだろうか。とりわけ高い知性・感性をそなえた人に多いように思う。実際、言葉にした途端に自分が体験した大切なことが失われてしまうと、嘆く詩人は西欧でも日本にもいる。また知的に高い人で、幼児期・学童期などに吃音を呈する事例は珍しくない。

健常人にあっては、この不調和はかなりの程度棚上げされ、日常の生活では忘れられている。これに対して、自閉症では、（人間世界に対する不調和だけでなく）言語に対する不調和は棚上げされず、日常生活のなかで露呈してしまう。外国語訛りの発語が端的な例である。厳密に言えば、自分にとってもともと異質な言葉を声にして発語し、しかも、それをスムーズに自然な仕方でつまり母国語として話すにはもう一つの跳躍を要す。

筆者はこの発語習得過程につき、自転車の運転を体得する過程に擬えられると理解しやすいように思う。子どもは母など他人に自転車をあと押ししてもらいながら、自転車の運転をできるようになるのではないか。運転が一人でできるようになっても、最初はヨチヨチ歩きのような、いかにも不安定なぎこちない運転である。次第に安定した運転になる。もともと最初は異質であった自転車は、自分の脚の延長体となる。

外国語のようにたどたどしく話をする自閉症患者は、自転車に乗ることを少し覚えたものの、決定的な跳躍ができないでいるといえる。事例Cは、その自転車走行にかなりの進歩をみせるのであるが、まだ自由に運転するには至らない。

自閉症をかかえる子どもは、いわば「自転車としての言葉」の運転ができず、言語世界に参入するという課題自体に躓き、言語世界の手前に投げ出される。発語がほとんどできない事例A、事例Bともに、言語世界への参入が基本的にはできずにいる。事例Cでは言語世界への参入がなんとかできそうな状態にあるが、なお途上段階にある。

自身のことを「自分・僕（私）」と指し示す言語使用ができるに至るパーソナリティの形成において、言語世界への参入は必須条件である。そのため、この課題に挫折する自閉症児にあっては、パーソナリティの形成がなされない。あくまで図式的な言い方ではあるが、高機能自閉症では、小児期には言語世界への参入が滞っていたものの、後に曲がりなりにもこの課題の達成がなされる。またアスペルガー障碍では小児期から言語世界への参入課題は、程度はさまざまだろうが、一応はクリアされている。

いま、言語を自転車になぞらえたが、正確には次のような補足が必要である。ウィトゲンシュタインは、『哲学研究』において、言語を多数の部品が組み合わさって，歯車のようなものを介して連動する機械になぞらえる(17·28)。言語世界への参入によって、人は「言語機械」の始動にかかわると同時に、自動的な言語活動の場となる。言語が自転車だという時、それは複雑な機械を装備した精巧な自転車というべきである。

その意味でも、言語世界への参入ができているのか否かの質の違いは、決定的である。言語世界への参入は、そのことによって人間主体が自動的な言語活動の場となる以上、幻聴に代表される言語性の精神自動症(automatisme mental、クレランボー(4))の発現条件を満たす。だとすると、アスペルガー障碍は幻聴が出現する布置をもち、幻聴が出現してもおかしくない。かたや、カナー型自閉症では幻聴が出現する布置はない。

提示した入院長期事例Bではパーソナリティ機能、社会機能ともに著しく低い。パーソナリティ機能を問題にすることさえできない低いパーソナリティ水準にある。外来通院事例A、Cもデイケア通所がせいぜいで、パーソナリティ機能、社会機能の障碍はかなりの程度である。こうした言語世界への参入がなされていない中核自閉症と、言語世界への参入がなされているアスペルガー障碍の違いは大きく、これらを一緒にして一つの臨床単位の中に入れこんでしまうのはゆゆしき問題だと思う。

「世界内存在」（ハイデガー(7)）であるという定式化がなされているように、人間は人と人との間で自己定立をして、俗世間に住み込む存在である。あわせて、人間は言語世界に参入して、言葉の世界に少なくとも潜在的には疎隔性をもちながら曲りなりに住み込み、言葉によって自己定立する。その意味では、人間は「世界内存在」であるだけでなく、「言語内存在」であることを特徴とすると言えるだろう。この見地から乱暴であることを承知で敢えて対比すると、乳幼児発症の自閉症をかかえる患者は、少なくともその最初の在り方にあって、一方で人間世界、他方で言語世界に対する原初的不調和を棚上げできず、「世界内存在」と「言語内存在」の仲間になることができない。彼（彼女）らは、人間世界に対し異邦人、かつ言語世界に対し異邦人という二重の意味で異邦人であり続けることを強いられる。他方、アスペルガー障碍をかかえる人は「世界内存在」の仲間にはなれないにせよ、「言語内存在」の仲間にはなれている。

これまで、中核自閉症とアスペルガー障碍は全く別種なものであるという言い方をしてきたが、それはあくまで両者の違いを鮮明にするという方法論的な意図のもとに進めてきたのであった。両者に通底する一定の共通特徴があることを否定するわけではない。それは、さしあたりオイゲン・ブロイラーの意味での能動型を含む「自閉」に求められるだろう。いずれにしても、「人間的過程」のなかで、中核自閉症の段階からアスペルガー障碍の段階へと跳躍を遂げる事例は、少ないながら存在すると思われる。それはまた人間に固有な転態（メタモルフォーゼ）とみるべき事象である。

Ⅷ　折れ線型自閉症

幼児自閉症の中には生後二年前後まではほぼ正常な発達を示したのちに、自閉症の顕在発症をみる一群の事例がある。本邦では、石井[8]により折れ線型経過をとる自閉症、つまり折れ線自閉症と称され、一九七〇年、一九八〇年代に定型自閉症と同じなのか違う疾患なのかなど詳しい事例検討をもとに優れた研究がなされている[27]。その中には、重度の障碍をきたす事例がある。これはラター[23]が提唱した崩壊性精神病（disintegrative psychoses）つまり小児期崩壊性障碍（ＤＳＭ－Ⅳ[3]）と重なり、これについても本邦で質の高い研究がなされている[19]。

興味深いことにＩＣＤ－11[29]では、自閉スペクトラム症のなかに、乳幼児期に獲得した、たとえば言葉、挨拶などの技能が失われていく一群の事例があることを記述し、「以前に獲得した技能の喪失を伴う／伴わない」という特定術語まで新設している。この「退行」（regression）は典型的には二歳で、大部分は遅くとも三歳までに生じ、具体的には、認知能力の喪失、おむつへの逆戻り、言語や社会技能の退行などがあげられる（一二七頁）。この類型は、日本で提唱された折れ線型自閉症に対応するものであることは間違いない。

微細に経過を調べると、――提示した三つの事例にもあてはまることなのだが――ある時期には対人関係障碍や発語障碍が目立つのだが、別な時期には多少とも軽くなっている時期があるというように、対人関係や発語に揺らぎがあることが判明する事例が少なくないように思う。

たとえば、入院例としてあげた事例Ｂでは四歳時、言葉を全く発しなくなる前に、祖父とよく外に出て電車をみて「いっちゃった」、お菓子を食べて「おいしい」など、祖父と共に外出を楽しむ時間がふえた。同時に発語がふえ、明らかな改善を呈した時期があった。この場合、祖父が当人にとり補助自我となっていたことが推察される。これを裏付けるように、祖父が亡くなった後に、強固な自閉が生じた。ここにも一種の折れ線の経過を見て取ることができる。

要するに、自閉症において症状の発現は、その程度において必ずしも恒常的ではなく、微細にみれば揺らぎのある経過をとっている可能性がある。この点は、精神遅滞や学習障碍と大きく異なる。テレンバッハは内因性精神障碍の特徴として、可逆性をあげる。躁うつ病において躁病エピソードないしうつ病エピソードが消退して正常の状態に戻る現象が可逆性の端的な例だが、症状発現の程度がある時期非常に軽くなる、または急に悪化するといった病勢の揺らぎも、広義の可逆性の現象とみてよいだろう。

幼少時に診断された時は「言葉が出ることは期待できません」と医師からはっきり告げられた自閉症患者のなかに、まだかなりの制限はあるが、発語が三語文までなされるようになり、問題行動も減り、社会性が予想以上に改善する事例もある。「こんなに良くなるとは思わなかった」とある親は回想する。これも内因性の領域における可逆性のなせる業と考えると理解しやすい。自閉症が内因性病態である以上、内因性レジリアンスとしての成長のポテンシャルを秘めていることを忘れてならないだろう。

自閉症の親が子どもの生育の様子を克明に回想した『一自閉症児の成長記録』[13]では、生後しばらく対人交流面と言語面で全体的には非常に良好な成長を遂げつつあったにもかかわらず、四歳時から自閉症状が際立ってきて、折れ線型の経過をとっていることがよく描かれている。この事例は、わが国における自閉症研究の揺籃期にあたる一九七〇年代のもので、貴重である。少し引用してみる。

事例D

生後二カ月

女児（以下D子）は生後二カ月あまりして「混合から完全に人工乳に変わり、よく肥って標準体重は十分あるのに、ミルクをよくもどした」というように授乳で苦労したものの、「そのこと以外は非常に機嫌のいい子だった」（六頁）。「ベッドで寝かせ、その横でみんなが話していると、小さな手で上ぶとんと下ぶとんの隙間から大人たちの顔を見つけ、声をたてて笑ったり喜んだりした」(七頁)。「私一人で育てているためか、抱きぐせのようなものもなく特別困ることもなかったが、祖母と叔母の顔を憶え、この二人には泣いて甘え〝ダッコ〟を求めた」(七頁)。

ここからわかるように、D子は生後まもなく、親族と自然な相互的で雰囲気的交流ができている。母親には甘えないが、祖母、叔母に甘える振舞いをしている。

なお、D子の授乳拒否には次のような特徴があったことが記されている。「吐き出すように吐乳する」「それも私が毛織の衣類が直接つくと気持が悪かろうとわざわざ自分の肌を出し、胸と頬をつけて注意深く授乳した時がいちばんはげしく、父が替わってするると大変よく、叔母や、遊びにきた小母などが飲ませると全然もどさないのが、どうも不思議だった」(六頁)。

D子は母親が授乳する時に限って、拒絶的な振舞いをした。母親には甘えないが、祖母、叔母に甘える振舞いが認められることからして、この事例でも前に指摘した、母親の欲望に対する恐怖が想定できる可能性があることを付言しておきたい。

六カ月時

「体操をしてやるとキャッキャッと声をあげる」。「日光浴の時間がのび、」「あたたかな日は裸にして手足を動かし、体操をしてやるとキャッキャッと声をあげ、また体重や身長も標準を上まわっていて、健康な心身の発達を信じて疑わなかった」(八頁)。

二歳－三歳時

「なんでも大人の語りかけはよく解り、話し合うのが面白かった」「イヌはワンワン、ネコはニャアニャア」などと嬉しそうに言い、「ウシ、ウマ、ヤギと動物の名前をよく覚え、上手に真似た」（一六頁）。「三歳の誕生日すぎまでは、健康に恵まれ、体格もよく、絵本、殊に童謡絵本が大好きでこれをいつも小脇にかかえ、元気に走りまわっていた当時の姿はいまもなつかしく思いだされ、忘れることができない」（一一頁）。「この一年が私たち母子のいちばん幸せな時であったと思う」。

良好な母子関係が築かれ、発語も順調に増え当意即妙な言語表現もでき、天真爛漫でさえあった様子が窺え、もともと高い知性と感性をそなえていることがわかる。

三歳三カ月時：弟の誕生

「弟が目をさまして泣くと、D子はすぐに側へよってゆき、私がおしめを替える時は必ず温めたおしめを持ってきて姉の役目をはたす」（二〇頁）。「いつもひきしまった表情」で「身辺の完全な自立」をし、「あどけない表情はもう見られず、笑顔少なくなった」。「お乳を飲ませる間はおとなしく横で本を見ているだけで、うらやましいというような顔をせず、弟を寝かせた後、〝こんどはお姉さんダッコ〟と手をさしだしても、別に飛びついてくるわけではなし、時には本の方が面白いという様子だった」。「立派なお姉さん振りにびっくりした」（二〇頁）。

弟が誕生して、D子は姉としていい子すぎる振舞いをみせ、子どもらしさが姿を消す。この過剰適応は、パーソナリティ構造からみると、生まれてきた弟に対する嫉妬による内的葛藤つまり兄弟コンプレックス（ラカン(21)）が形成されない点から、（ラカン派精神分析でいう）「神経症構造」ではなく、「精神病構造」であったことが推測される。

姉として振る舞ううちに「歌も全然歌わず、話もあまりしないということになった」（二一一頁）。「そしてD子の睡眠時間も減ってきた」（二一一頁）。これに同期して、強迫的振舞いが出現してくる。「昼寝をさせようと思うと、一度パジャマに着替え、ふとんを敷いてその上に真っ直ぐに寝て、しかも首までふとんがかかっていないといけない」「これは暑い時でも同じである」（二一二頁）。「このようにしたからといって、昼間に眠ることはほとんどない」。

「ボタンというボタンは、全部とめないといけない」「私や叔母が毛色のカーデイガンなどをはおっていると、必ず上から下まで全部留めにくる」（二一二頁）。「この頃から一人でどこかへ行ってしまうという一番困った問題が起きてきた」（二一二頁）。

四歳時

「四歳の誕生日を過ぎる頃から会話もなくなり、私にも知らん顔で、一人でいることを好んだ」（二一四頁）。「抱き上げて顔でもくっつけると、手で押しのけてしまい、家の中にいる時はいつのまにか押し入れの中へ入ってじっとしている」（二一四頁）。「外から呼んでも返事をしないし、顔をみせない。無理にあけて外へ出しても目を放すとまたすぐ押し入れの中」（二一四頁）。

母親には四歳の時点で、「普通児とは違うということは、はっきり感じとられた」という。そのため「四歳半から始まる幼稚園へは四月の正式入園をさけ、少し時期を遅らせた」（二二六頁）。

幼稚園に行き、「帰ってきても話をせず、すぐにまた家を飛びだしたり、家にいる時はまた押し入れの中にはいったままという具合で大変気がかりであった」。

二週間後、「知恵遅れのため、保育ができない、という連絡を受けた」。「先生の指示に全然従わず、みんなが外で遊ぶ時間は一人部屋に残り、工作の時間などになると、外へ出てブランコに乗る」。「先生の名前もいくら教えても口にできず、一言も言葉を聞いたことがない」（二二八頁）。

「会話はもうなく、言葉といえば限られた〝イヤ〟〝ミズ〟〝ブランコ〟ぐらいで、食べることにも関心がなく、私の問いかけにも、態度で返答するくらい」。「無理な通園を続けるうち、誕生日前からすっかり言葉を失い、最後に残った〝カアサン〟の呼びかけもなくなった」（二三〇頁）。

「泣くことも笑うこともしないで、機嫌の悪い時は、身震いするほど全身に力を入れ、カン高い声で〝キャー〟と叫ぶのみであった」（二三〇頁）。気難しい姿をみて「幼き哲学者」と評されたという。

このように、D子は三歳まで高い知性と感性を発揮し、活発な幼児だったにもかかわらず、四歳になり、典型的な自閉症の症状が出て、顕在発症をみる。その際、幼稚園入園が一つの促進契機になっている面がある。D子にとり幼稚園入園は社会化の課題であり、この状況構成に挫折したといえる。さらには弟の誕生は、D子にとり自閉症発症に前駆する社会化の課題だったと考えられる。その状況構成において文字どおり姉になるという過剰適応といえる振舞いが現れる。ほどなく、睡眠／覚醒リズムの失調が著しくなってきて過覚醒が生じ、強迫的行動などが出現し、顕在発症に至ってしまう。

もっともD子にあって、二歳時に以下のような変わった振舞いが認められた。「近所の子どもたちともよく遊んで、積み木や絵本等の整理も上手にできたが、少々変わったところもあり、お友達と一緒にいるだけで、一人で違ったことをしている時が再々あった」（一七頁）というように、友達と一緒にいながら、一人だけ違うことをしていた。また「クレヨンなどはむしろ汚ならしいという感じで、描くまでもなくさわりもしない」（一八頁）という不潔恐怖など前駆症状が出現している。五歳一〇カ月で専門医を受診し、自閉症の診断が下され、遊戯療法と投薬を受けながら、治療者と良い関係を築き、一定程度の改善をみたという。

要するにD子は、三歳まではおおむね良好な成長を遂げていて、弟の誕生を機に急速に折れ線型の経過が始まった事例である。自閉症において一定期間は全体として良好な成長を遂げながら、四歳以後に顕在発症をするという経過は、実に不思議で悲しい。

生後しばらく言語発達と社会性が順調に始まったにもかかわらず、ある時期に急速にパーソナリティの包括的な変化が生じ、まるで人が変わってしまう事態は、内因性と言わざるを得ない病態である。私としては、幼児期発症の内因性精神病と把握したい。ドイツ学派は、統合失調症事例に、発症に先立つ幼少時期からすでに認められるパーソナリティ機能における「先行欠損」を想定している(10)。これに似て、自閉症においても何らかの先行欠損が想定することも不可能ではないだろう。だとすると、それは胎児期に求められることになるのだろうか。

Ⅸ　自閉スペクトラム症（DSM－5）概念の長所と短所

最後に、自閉スペクトラム症の発病時期、経過に関するDSM－5、ICD－11の文言にあたって、自閉スペクトラム症概念の長所を評価し、その上で短所を指摘したい。

一　発病時期

DSM－5では、自閉スペクトラム症の発症年齢に関し次のような規定がなされている。

「典型的には」「一二カ月－二四カ月の間に起こると考えられる」。「生後一年の間に対人的相互関係への関心の欠如を示す事例もある」（五四頁）[2]。

自閉スペクトラム症が、原則二歳までに顕在発症する精神障碍であるという規定はなかなか思いきったものである。DSM－Ⅳ（－TR）[3]では、――自閉性障碍（autistic disorder）について――「三歳以前に始まる」（五六頁）と明記しつつ、アスペルガー障碍については発病時期は一切書かれていない。そうすると、DSM－5における自閉スペクトラム症は自閉性障碍を中核に据えていることが察せられる。

留保として、「社会的要求が限界を超えるまでは症状は、完全に明らかにならないかもしれない」「その後の生活で学んだ対応の仕方によって隠されている場合もある」（五四頁）という文言が加わる。このことは、幼少児期に代償がなされ、三歳までの顕在発症を免れる事例がある一群があることを認めている。これは、自閉スペクトラム症の辺縁に位置するという見解が表明されているのである。思春期、青年期にはじめて診断される自閉スペクトラム症、つまり従来のアスペルガー障碍は幼少児期に代償がなされた代表的事例となるだろう。

除外規定として、「幼小児期を通じて通常の持続的な相互的友情関係や良好な非言語的コミュニケーション技能をもっていたという報告（両親または他の親類による）があれば、自閉スペクトラム症の診断は除外されうるだろう」とかなり厳格な文言が付加されている（五五頁）。この規定は、幼小児期に「通常の持続的な相互的友情関係や良好な非言語的コミュニケーション技能をもっていた」「全く問題ない」事例は、自閉スペクトラム症と診断すべきではないことを意味する。裏を返せば、思春期、青年期にはじめて診断される自閉スペクトラム症でも、幼少児期に対人関係などで何らかの異常があることを条件となる。そこには、乳幼児期に課される発達課題の挫折とみる姿勢を窺えることだろう。

ＩＣＤ－11についてもみておこう。発病時期は「発達時期、典型的には幼児期」と明言しつつ、「しかし特徴な症状はすぐにすべては現れず、社会的要求が個人の限られた能力を超える後の時期にはじめて現れることがある」（一二四頁）と留保がつけられている。このＩＣＤ－11による規定でも、自閉スペクトラム症の中核は乳幼児期発症の障碍とみていると察せられる。そして、精神障碍一般において症状が発現する際、家庭や仕事などそれがどの生活領域で現れるのかに注意する構えをみせるＩＣＤ－11は、「一部の自閉スペクトラム症患者は多くの社会脈絡で例外的な努力をして問題なく活動できる、それゆえ、障碍は他人にわからないこともある」と、自閉スペクトラム症の代償能力があることに注意を促している。

二　経過

ＤＳＭ－５に戻ると、周囲の支援を要する程度を表す重症度の特定にあたっての注意事項を述べる際、自閉スペクトラム症において「重症度は状況によって変化し、時間とともに変動する場合があるという認識を持つ」必要が説かれている（五〇頁）。

また、自閉スペクトラム症の「症状の発展と経過」の項で、次のように明言される。「変性疾患ではなく、生涯を通して学習や代償をし続けることが一般的である」（五五頁）。

たえざる動きのなかで広義の力動的視点から自閉スペクトラム症を把握する姿勢は大いに評価に値する。このような柔軟な考え方は、環境調整また治療介入によって改善の見込みが大きいことをはっきり表明しており、好感がもてる。そこには、先に一言述べた、中核自閉症の段階からパーソナリティ障碍レベルの段階へと著明改善をみる事例も念頭におかれており、私が本章において自閉症がテレンバッハの意味での内因性精神疾患であると論じる観点に通じる見解がみてとれる。このような（広義の）力動的な観点は、ＤＳＭ－Ⅳ－ＴＲまでの広汎性発達障碍にはなかった。そもそも、病態が患者のおかれた状況の影響を受ける、また病態が人と人との相互作用のなかにあるという状況相関性・依存性は、原理的には、統合失調症、躁うつ病など多くの精神疾患に認められることである。

他面で、自験例で示したように自閉スペクトラム症は、とりわけカナー型自閉症などの中核群では統合失調症に似て、慢性化しやすい。この点への言及をあえて避けたように思えてならない。自閉スペクトラム症の中に予後不良な小児期崩壊性障碍を入れているのは注目に値するのだが、この点への言及が説明の項ではない。「原則として予後良好である」ともとれる言い方は、楽観的にすぎると思う。「生涯を通して学習や代償をし続けることが一般的である」という見解を穿ってみると、自閉スペクトラム症でパーソナリティ機能の重篤な不全が青年期に入っても持続する、慢性化した予後不良群は統合失調症に組み入れるという含みがあるとさえ思いたくなる。

X 「アスペルガー」

アスペルガー障碍については、正直のところ私には、いまだにDSMでいうアスペルガー障碍と、従来でいうシゾイド（シゾイドパーソナリティ障碍）の決定的な質の違いがよくわからない。DSM世代の若い精神科医が自信をもって、この人は「アスペルガー」ですと言う事例が、私にはシゾイドないしシゾチーム（統合失調気質・病質）とすぐに思えることが何度かあった。なるほど世代のギャップは大きいと痛感する。シゾイドの術語を知らない世代にとって、「アスペルガー」の呼称が、風変わりで対人交流のスキルが拙劣なパーソナリティの逸脱事例に用意され、爆発的な普及をみたという観を強くしている。実は操作診断学的には、自閉スペクトラム症の高機能群（軽症型）とシゾイドパーソナリティ障碍の鑑別はかなり微妙で、同じパーソナリティを指し示している可能性を認める内容ともとれる、きわめて微妙な表現になっている。次章で、自閉スペクトラム症の創造性を論じる際にこの問題についてもふれたい。

第九章

自閉スペクトラム症における創造性
――傑出人に注目しての診断学検討

精神医学の一つの学問領域に病跡学（パトグラフィー）がある。日本は専属の学会、学会誌をもち、世界的にも類をみない発展をしている。病跡学は、個人の創造性の生成過程について、その人のパーソナリティ特性ないし、精神（・心身）の揺らぎとの関連から了解性を高めることに寄与する学と定義可能である。そこでは、人が創作者と作品から敬意をもって学びながら、正常・異常の二分割を棚上げして「狂い」を内に取り込んだ豊かな人間知を紡ぎ出す。第七章でヤスパースについて論じた際、末尾でラカンとヤスパースの親近性について指摘した。ともに病跡学の領域で大きな影響力をもつ「狂気内包性思想」(14)を展開した点でも共通する。

病跡学の領域は非常に広く、学際的で、問題枠の射程も大きい。病跡学は従来、傑出した芸術家や作家、思想家などを多く扱うが、日常を生きるどこにでもいる無名の人びとによるささやかな創造性を考察の対象にする布置もそなえ、精神科外来や病棟で出会う患者さんの創作活動も病跡学の射程に入る。現代の精神医学は薬物療法を重視するあまり、作品の創造による自己治癒の営為を含む広義の精神療法に対する視点が乏しい。この点で、病跡学の領域の重要性が増していると考える。創造活動が逆境を跳ね返すレジリアンスの働きをしているという視点は、医学一般においても重要で、病跡学は精神医学を含む医学の治療論の一つに組み入れられてしかるべき学である。

私は日本病跡学会誌の編集委員をかれこれ三〇年以上仰せつかっている。最近とみに傑出人を自閉スペクトラム症と診断して創造性を論じる投稿論文が急増しているのに驚かされる。DSM－5に照らした操作的診断で安易に診断した論述が多く、困った事態だと思っている。そこで本章では、精神病理学の見地を含め自閉スペクトラム症概念の診断学的検討をしながら、傑出人に注目して自閉スペクトラム症における創造性について論じてみたい。

Ⅰ　代償の営為を続ける高機能自閉スペクトラム症

前章で論じたように、DSM－5は、概して病態が重いカナー型自閉症と、言語能力、知的能力が高いアスペルガー障碍などを一挙に包括した「自閉スペクトラム症」なるスペクトラムを一つの臨床単位として提唱した。従来の臨床単位は撤廃され、その代わりに「知能の障碍を伴う／伴わない」、「言語の障碍を伴う／伴わない」を特定する項目が付加された（五〇頁）(1)。

前章で指摘したことでもあるが、言語機能が著しい不全をきたしている重篤な病態をもつ自閉性障碍と、一定のパーソナリティが形成されているアスペルガー障碍を一つの連続体をなす病態に包括するのは、かなり大胆である。創造性がその一例となるが、特定の問題を論じる際、言語機能とパーソナリティ機能に応じて提唱された従来の類型は捨てがたい。他面で連続体をなす「自閉スペクトラム症」が、医師を含む適切な周囲のスタッフの治療的取り組みがなされるのであれば、たとえばカナー型自閉症でも年齢が上がるにつれ改善し、高機能自閉症にまで進むレジリアンスをもつという前向きの展望をもって打ち出されている点では大いに評価したい。

さて、本章において対象とする自閉スペクトラム症は、言語、知能ともに基本的には一定レベルに達しているアスペルガー症候群と高機能自閉症の二つの類型である。アスペルガー症候群／高機能自閉症の創造性は、当事者が小児期からの自分の苦悩、生い立ちを詳しく綴った多数の自伝、つまり自身による病気の記述であるパトグラフィが出版されたことによく示される。ドナ・ウィリアムズによる『自閉症だったわたしへ』(18)、また幼少期から言語や他者との関係の発達に問題をかかえ、牛絞めつけ機の開発をして著しい成長をとげ、目覚ましい社会機能を開花させたテンプル・グランディンによる『我、自閉症に生まれて』(8)などがその好例である。女性による自伝が多いのは興味深いところだが、言葉を綴り自伝を著すという創造活動は自己を社会に登録する言語行為につながる。これが、主体性の確立にとり大きな意味をもつことは間違いない。専門の医師だけでなく一般の人々も、彼女（彼）らを師として自閉症について教えられ、その理解は飛躍的に進んでいる。それは、エビデンス・ベイスト・メディスン（エビデンス立脚医学）の対極にあるナラティブ・ベイスト・メディスン（語り立脚医学）の寄与である。少なくとも私の知る範囲では今のところ、当事者の積極的な参加によって精神疾患の研究が進められるのは自閉スペクトラム症をおいてほかに見つからないのではないか。グランディン(9)のように自身、立派な自閉症研究者になっている事例まであるのには驚く。

また、精神科医によって、人口に膾炙した天才や芸術家の生活史を調べ、実はアスペルガー障碍／高機能自閉症をかかえ、これが創造性と密接に関係していることを明かす論著が多数刊行されている。アイルランドのフィッツジェラルドによる『アスペルガー症候群の天才たち―自閉症と創造性』(5)、その姉妹編『天才の秘密―アスペルガー症候群と芸術的独創性』(6)がまずあがるだろう。扱われる人物はアンデルセンやコナン・ドイル、イエイツなど著名な作家にまで広がり、過剰診断ではないかとさえ疑いたくなる事例もある。概してこの種の論考では、診断は操作的な基準に基づいてかなり機械的になされ、創造の過程にまで踏み込んでいないので、単なるレッテル貼りに終わっているという論述が目につく。フィッツジェラルドが使用している診断項目は、ギルバーグ（一九九一）によるもので、①社会的な障害、②狭い興味関心、③決まった手順の繰り返し（常同性）、④話し方と言語の問題、⑤非言語的コミュニケーションの問題、⑥運動機能のぎこちなさからなる[7]。

ＤＳＭ－５における自閉スペクトラム症の診断基準は①対人関係・社会関係機能の障碍、②行動、興味、活動の限定された反復的様式の双方を満たし、かつ③社会的、職業的などの領域での適応に問題があること、つまり広義の社会機能の障碍が認められることとなっている[1]（四九－五〇頁）。

天才や傑出人について自閉スペクトラム症の有無を論じるとき、彼（彼女）らの持続する強靭な創造活動を、「行動、興味、活動の限定された反復的様式」の診断基準を満たすと見做すのかどうかについては大いに議論のあるところだと思う。ＤＳＭ－５ではギルバーグの診断基準と同様、この点について検討はしていないようである。したがって、フィッツジェラルドの場合がそうだが、天才や芸術家について自閉スペクトラム症の過剰診断がなされることが危惧される。

私は、「空虚な常同的な反復行為」と「生産的な繰り返し」を峻別する必要があり、創造活動においてほかのことをかえりみず一心不乱に集中する振舞いを自閉スペクトラム症の反復行為と受け取ることは慎むべきだと考える。そのためには、創造的な営為を含む生活史を詳しく知ることが求められる。そうすれば、不用意な過剰診断を少なくすることができるだろう。

既に前章で言及したことだが、ＤＳＭ－５では、自閉スペクトラム症の発症年齢に関し次のような規定がなされている。これは重要な診断基準である。

「典型的には」「一二カ月−二四カ月の間に起こると考えられる」。「生後一年の間に対人的相互関係への関心の欠如を示す事例もある」。しかも、「幼小児期を通じて通常の持続的な相互的友情関係や良好な非言語的コミュニケーション技能をもっていたという報告（両親または他の親類による）があれば、自閉スペクトラム症の診断は除外されうるだろう」と実に明確な除外規定が付加されている(1)（五五頁）。

例外的適応として、「社会的要求が限界を超えるまでは症状は、完全に明らかにならないかもしれない」（五四頁）という文言も加わる。このことは、幼小児期に代償がなされ、症状がわずかにはあるものの、診断基準を満たすほどの明らかな問題を呈していない事例もあることを認めている。いずれにせよ、乳幼時期に「通常の持続的な相互的友情関係や良好な非言語的コミュニケーション技能をもっていた」「全く問題ない」事例は含まないとみる。発病時期に関するこの規定で、自閉スペクトラム症は基本的に乳幼児期に発症する病いであると位置づける。精神病理学的に正当で、人間がこの世に生まれて最初の課題達成の挫折形態あるいは転態（メタモルフォーゼ）こそ、乳幼児期発症の自閉スペクトラム症である。

天才や傑出人につき自閉スペクトラム症と診断する際、この発病時期のチェックがなされている事例がそう多くないことは容易に察せられるところである。ついでに述べると、わが国で、クリニックなどで青年を自閉スペクトラム症、アスペルガー障碍と診断する際、この発病時期が吟味がしっかりされていない事例が多いのではないか。この推論的診断も、わが国における自閉スペクトラム症の著しい増加の一因になっているように思う。このような診断の仕方自体、周りの雰囲気を慮る日本の場の論理に支配されていないだろうか。

Ⅱ　「自閉性精神病質」(ハンス・アスペルガー)における自閉性知能

アスペルガー症候群、ないしアスペルガー障碍の概念の拠り所になったハンス・アスペルガーの博士論文「小児期における自閉性精神病質者」(3)では、自閉性精神病質をかかえる子どもに独特な創造力をもっている事例が多いことに注目し、「自閉性知能」(autistische Intelligenz) と名づけている。自閉スペクトラム症と創造性の関係を扱った最初の研究と考えられるので、彼がいかに自閉性精神病質を捉えていたのかを確認することから論を始めたい。

その方法は、ドイツの人間学的精神医学の伝統をふまえ、人間の生き方全般に目をやりつつ、偏奇した子どもたちの生きる世界、また、生き方を全体的に捉え、彼らの生の質の特徴を導くことに目を配った、優れた意味で現象学的な記述である。そのため、質に関わる審美的判断を廃し、量によって客観的に分類することを目指す「操作的思考」を基に作成されるＤＳＭの診断体系にはもともと馴染まない部分がある。

ハンス・アスペルガーは自閉性精神病質の基本障碍を、まずもって「精神分裂病群」の概念の提唱者であるスイスの精神医学者オイゲン・ブロイラー(4)の意味での「自閉」に求めている。これが、自閉性精神病質という呼称の何よりの理由とみてよいだろう。実際、彼が子どもたちに認めた自閉は、もの静かで人と喋らず、自室に閉じこもるといった意味での、こういってよければ「受動的な自閉」の振舞いだけでなく、他者の立場や周囲の状況の脈絡から逸脱した行動や言動を積極的に行うといった意味での、「能動的な自閉」を含む。事実、彼があげている事例は、周囲に喧嘩を仕掛け、いたずらをし、言葉が達者で、能動的に行動する子どもが目立つ。引きこもる「受動的な自閉」だけでなく「能動的な自閉」があるという特徴は、今日のアスペルガー症候群／高機能自閉症にもあてはまるだろう。

こうした自閉にあって、「周囲との生きた関係づけが障碍されている」自閉性精神病質では、日常生活で要求される普通の子どもなら言われないでもわかりきっている多くの行動の仕方、振舞い方がわからないこと、つまり「自明な事柄」（Selbstverständlichkeiten、一〇二頁）が欠如していることを指摘し、治療指針としてこの「自明な事柄」を彼らに教えてあげなければいけないとも述べている[3]。そうすると、ハンス・アスペルガーには、自閉性精神病質の基本障碍を「自然な自明性の障碍」、あるいは「コモンセンスの障碍」と捉える視点もあったことが考えられる。他者を慮った柔軟な接触ができない彼（彼女）らは、「極端に自己中心的である」（一二五頁）とも特徴づけられる[3]。自己中心性は、能動型自閉の振舞いをする事例において際立ってくることだろう。

子どもたちの振舞い、また感情のあり方が普通の子どもと質的に違う点につき、それは「感情の貧困」とは別種のものであることに注目し、当人が普通とは違うことを意味するアンダース・ザイン（Anderssein）という術語で表現されている[3]（一二八頁、一四九頁）。そこには、感情は普通の子どもとは質的に違うが、豊かであるという含みがこめられてる。この記述からは、常識的な見方からはずれて、自己中心的な形で豊かな感情が認められることが自閉性知能の布置となっていることがうかがわれる。

そうしたアンダース・ザインは、自閉性精神病質の子どもたちが普通と違うあり方をしていることにつきハンス・アスペルガー自身の印象に基づく記述といえる。その一方で、自閉症の専門家なら、患者自ら「自分は人と違う、と小さいときからずっと思い悩んでいた」と回想する言葉をしばしば聞くことだろう。アンダース・ザイン（Anderssein）は自身の病いに対する内省の言葉でもある。

こういう基底障碍に加え、ハンス・アスペルガーは、自閉性精神病質の子どもに認められる「自閉的知能」を「男性的知能の極端な亜型」とみる姿勢を示す[3]（一二九頁）。男性的知能と女性的知能は次のように対比される。男性的知能は「論理的、抽象的能力の思考様式、独自の研究に向く」。これに対し、女性的知能は「具体的で直感的、実際的な作業に向く」。

ここに示される男性的知能と女性的知能の対比は、確かに通常の女性と男性の違いを言い当てており、一定の妥当性がある。「極端な男性的知能」によって自閉性精神病質を特徴づける見地は、自閉性精神病質を通常の男性における知的特性の延長線上に位置づけようとするものだというこどもできる。確かに、自閉症やアスペルガー症候群には性差があり、女性に比べ男性に多い。

しかし私としては、さしあたり、論理的・抽象的な男性的知能と直感的・実際的な女性的知能の区別は理念的なもので、原則、各個人にいずれの知性も備わり、両者がほどよいバランスをもっていることが健常者であると考えたい。もっとも、ごく一般的な男性と女性についていえば、その配分比に違いがあることを付け加えておかなければならない。ハンス・アスペルガーはというと、アスペルガー障碍や高機能自閉症の特徴を、女性的知能が著しく貧困で、これに逆相関するかのように独創性に富む卓越した男性的知能が発達をみていると理解する見方をはっきりと打ち出している。

自閉性精神病質の子どもたちにおける「男性的知能」の「代償的肥大」（kompensatorishe Hypertrophie、一三三頁）[3]という考えの前提には、自閉性精神病質において女性的知能が著しく乏しく、逆に男性的知能が並外れて高いという認識があることを示唆する。そして、自閉性精神病質では、女性的知能の極端な欠如を補うべく、これを代償する形で「男性的知能の極端な亜型」の発達をみたと理解できる。つまり、「男性的知能の代償的肥大」という理解には、自然な自明性の障碍、また世界との「接触障碍」を克服する意味方向性をもったレジリアンス(11)という認識がハンス・アスペルガーにあったことを考えさせる。つまり、男性的知能の代償的肥大により自閉性精神病質の人は共同社会と接触することを試み、一部の人はこれに成功する。

ここで、自閉性精神病質において女性的知能が著しく乏しく、逆に男性的知能が並外れて豊かであるという認識について、高機能自閉症をもちながら、動物学博士を取得し、今や自閉症研究者として目覚ましい活躍しているテンプル・グランディンを例にとり論じておきたい。

彼女の自伝『我、自閉症に生まれて』(8)を読むと論理的・抽象的な男性的知能の代償的な肥大をみてとることは容易である。飛行機のエンジン部分の開発をした優秀なエンジニアを祖父にもつグランディンは、機械や科学に関心を寄せ、中学時代には飛行機のモデルを考案することに夢中になったり、ユニークな創造力を持っていた。またサイエンスフィクションを読むのも好きだった。これらの事柄は、グランディンがもともと男性的知能に恵まれていたことを示す。

牛締めつけ機の開発は主に男性的知能に与するもので、これによりグランディンは社会と接触する際の自分の拠り所を作り出す端緒を見いだす。社会人になってから展開する牛締めつけ機の開発や牧場、飼料場、精肉工場などの家畜を扱う設備の一連の設計業務は、いずれも代償的な男性的知能の所産とみることができる。世間的な付き合いをせず、仕事に打ち込むグランディンの生活の多くの部分は、この男性的知能によって費やされる。その意味では、彼女において「男性的知能の肥大」を認めることができる。

その一方で、グランディンは、中学時代、装飾品を作る学科で「本物の銀を使ってユニークな装飾品をデザインするのが得意」だった。この種の作業はまずは具体的・直感的な女性的知能に属すと考えられる。彼女は手先も器用だった。したがって、グランディンにあって女性的知能は必ずしも貧困であったと言うことはできない。細やかな女性的知能も締めつけ機の開発に寄与したと考えられる。

社会人になってから彼女は、結婚を恐れる理由について、次のように述べる。

「今でも私は自分の感情的な面を受容することが難しい。その恐れの主な理由は私の感情が私自身を圧倒するあまり、立てた目的を完遂できなくなるのではないかという、不安感にある。これは私が結婚を恐れる理由である」[8]（一五一頁）。

結婚恐怖の理由として自分の感情の過敏を告白するグランディンにあって、他者や周囲に対する直感的な感性が非常に鋭く、その意味で、繊細な感情が通常の女性に比べて発達しているという見方を示唆する。われわれは、ハンス・アスペルガーが指摘する「男性的知能の極端な亜型」とは対極に位置するであろう「女性的知能の極端な亜型」を問題にすることができるはずで、グランディンには「男性的知能の極端な亜型」に加え「女性的知能の極端な亜型」の存在も想定することができる。本章の後半で、①極めつきの高い知性と②極めつきの繊細な感性が創造性を発揮するアスペルガー障碍／高機能自閉症について論じる。このことはグランディンにもあてはまることをあらかじめ確認しておきたい。

Ⅲ　シゾチーム・シゾイド（クレッチマー）とアスペルガー障碍／高機能自閉症

ハンス・アスペルガー(3)は、件の論文の末尾で、自閉性精神病質の診断分類上の位置づけを行い、クレッチマー(15)のいうシゾチーム（統合失調気質）に類似すると結論づけている（一三五頁）。自閉性精神病質をシゾチームに近づける論点は、「自閉性知能」の理解をさらに進めアスペルガー障碍／高機能自閉症の創造性を考えるうえで示唆に富む。よく知られているように、クレッチマーによるシゾチーム・シゾイドをめぐる考察は、創造性と密接不可分な形でなされているからである。そこで、クレッチマーによるシゾチーム・シゾイドの創造性についての考察から、アスペルガー障碍／高機能自閉スペクトラム症の創造性に光をあてる試みをしたいのである。その前に、シゾチーム・シゾイドと自閉スペクトラム症との異同について論じておく必要がある。

とりわけ高い創造性を発揮する事例では一層のこと、両者の厳密な区別は困難な部分が多いという印象をぬぐえない。興味深いことに、これまで精神病理学の見地からシゾチームないしシゾイドと考えられていた天才が、アスペルガー障碍概念の抬頭によりアスペルガー障碍と新たに見直される事例が散見される。二〇世紀最大の哲学者の一人と目されるウィトゲンシュタイン、数学者でありかつ『不思議の国のアリス』『鏡の国のアリス』を著したルイス・キャロルがその端的な例である。そのほか、私(12)が人格構造の視座からシゾチームと論じた現代の「聖なるアノレクシア」とも評される哲学者シモーヌ・ヴェイユを、フィッツジェラルド(6)はアスペルガー障碍と診断している。

操作診断分類にあたると、ＤＳＭ－５に至るまで、自閉性障碍の軽症型やアスペルガー障碍とシゾイドパーソナリティ障碍などとの区別が困難であることが明記されている。たとえば『DSM-Ⅳ-TR』では、「(対人関係が著しい) シゾイドパーソナリティ障碍を持つ人を自閉性障碍の軽症型やアスペルガー障碍を持つ人と区別するのは非常に困難である」と、はっきり述べられている(2)(六六二頁)。しかしすぐさま、次のように鑑別が可能であることが付け加えられている。すなわち、「自閉性障碍の軽症型とアスペルガー障碍は、より強く障碍された社会的交流、および常同的な行動や興味によって区別される」。

この「より強く障碍された社会的交流、および常同的な行動、興味」という事項は、自閉性障碍にひきつけて理論的整合性を主張しようとする、その意味で「われわれはこう主張する」という行為遂行的色彩の強い文言と考えられる。実際、社会的交流に関して「より強く障碍」という「規定」はかなり曖昧な表現である。また、今述べたようにシゾイドパーソナリティ障碍でも強迫様行動が認められ、これが際立つ事例もある。

また、(対人関係障碍に加え魔術的思考などをもつ) 統合失調型パーソナリティ障碍とアスペルガー障碍の関連については、「著しい社会的孤立、奇行、または言語の異様さを行動の特徴とする孤立した風変わりな子どもたちの均一な集団」を導くことは困難であるという認識から、統合失調型パーソナリティ障碍 (schizotypal personality disorder) と診断される事例の中には軽症型の自閉性障碍に加え、アスペルガー障碍が含まれる可能性があると述べられる(2)(六六六頁)。ここでも、すぐさま鑑別点が述べられ、自閉性障碍軽症型とアスペルガー障碍でも「社会的認識と相互の情緒的交流がさらにひどく欠如しており、行動と興味の常同性を示すことによって区別される」とシゾイドパーソナリティ障碍の場合と同じ常套句が繰り返される。

最後に、自閉ペクトラム症のカテゴリーを新設したDSM-5にあたってみると、自閉スペクトラム症とシゾイドパーソナリティ障碍の鑑別に関し、シゾイドパーソナリティ障碍の項目において、「シゾイドパーソナリティ障碍をもつ人を自閉スペクトラム症の軽症型と区別するのは非常に困難であるかもしれない。自閉スペクトラム症の軽症型は、より強く障碍された社会的交流および常同的な行動や興味によって区別されるかもしれない」[1]（六四五頁）と述べられ、両者の区別に関し断言的な表現がなくなり、トーンダウンしている印象を受ける。

シゾイド・パーソナリティ障碍との決定的な違いとして、自閉スペクトラム症の発病時期が前章で指摘したように乳幼児期であることをあげてよさそうに思えるが、この事項がない。察するにその理由は、DSM－5においてシゾイドパーソナリティ障碍が顕在化する時期として「小児期と青年期に明らかになる」（六四四頁）と明記され、小児期において対人交流や感情表出の乏しさのため、「変わっているとみなされ、いじめにあうことがある」など、発現時期は鑑別点にならないことを認めているためではないか。だとすると、自閉スペクトラム症とシゾイドパーソナリティ障碍は乳幼児期からして明確な区別は難しいことを認めていることになる。

したがって、精神病理学的見地からシゾチームやシゾイドと診なされる事例は、大部分、操作的診断分類に準拠するなら個々の診断指標に照らして、アスペルガー障碍ないし自閉スペクトラム症とも診断されることだろう。参考に、フィッシュジェラルドは、哲学者ウィトゲンシュタインにつき、アスペルガー障碍に加え、「人生が無駄で無味乾燥であるとの感覚、優越感の雰囲気、親密さへの恐怖、人を傷つけるのではとの恐怖、主知主義、同性愛」があることから、シゾイドパーソナリティ障碍の特徴も持つと述べている[5]（二二二頁）。そこにあげられた性格特徴は、同性愛を別にすると、基本的には定型的なアスペルガー障碍に認められるものといえる。ただ、DSMによるアスペルガー障碍についての記述と比較すると、クレッチマーによるシゾイド概念の方が人物の特徴をより鋭く微細に記述していることは間違いない。

イギリスの児童精神科医ウィング[19]は、今日のアスペルガー症候群の呼称の端緒を作った一九八一年の論文「アスペルガー症候群：臨床的記述」の中で、クレッチマーが『体格と性格』の中でシゾイドの「敏感かつ情緒付随型」の典型として提示したハンナー少年を典型的なアスペルガー障碍であるとして引用している。「一五歳のとき、重症の緊張病にかかった」と記されている事例である。簡単に要約する。

彼は、社会的関係が拙劣で学校で友人が一人もいない。人に触られることが好きではない。人と喋るのが苦手で、一緒に遊ばない。彼の動作がのろいことと不器用さには誰もが腹をたてた。反復的な行動が認められる。知能は早熟で、空想的な発明をするのが好きで、たとえば、車で水の上を走る乗り物を考えだし、その模型を浴槽の中でいろいろ実験した[15]（二〇九－二一〇頁）。

ＡＳＤ時代の現代ならハンナー少年は、自閉スペクトラム症（アスペルガー障碍）に緊張病を併発した事例ということになるだろう。クレッチマーもシゾイドに緊張病が併発していることを認めており、自閉スペクトラム症（アスペルガー症候群）の少なくとも一部は、クレッチマーが提唱したシゾイドと同じ病態を指していることを示唆する。

同じイギリスの児童精神科医ウォルフ[23]は、ウィングに先んじて、アスペルガー障碍にあたる問題をかかえた子どもの研究を地道に行い、「児童期におけるシゾイドパーソナリティ」と題した論文で、クレッチマーが成人について記述したシゾイドが児童期でも存在することを主張した。その特徴として、①情動的に無関心、②適応性欠如、③時に周囲に対する不信感、被害念慮を伴う過敏性、④他者への共感性欠如に加え、彼らの特有な創造性を次のように記述した。

しばしば比喩的な言語使用をともなう奇妙な考えが出現することに加え、多弁、雄弁な語り口が認められ、その際、変わった比喩的な言語使用が認められる。また電気、恐竜、政治などある特定の事柄に興味をもち夢中になる事例もある。

今しがた、DSM－5はシゾイドパーソナリティ障碍が小児期に顕在化する一群を認めていることを指摘した。この見解は、ウォルフによる「幼少期のシゾイドパーソナリティ」の考え方を継承したものであることが察せられる。

ウィング(19)はウォルフの論考を念頭におき、「アスペルガー障碍をシゾイドパーソナリティの一つの型とみなすことが可能であるということが問題なのではない。問題はこの分類に意味があるのかどうかである」「この分類は、実践上役に立つ意味は何もない」ときびしく批判する。この批判は、呼称の持つ治療的、かつ社会的問題に大きな配慮をしたものと受けとれる。

確かにクレッチマーによるシゾイドの概念では、統合失調症との間に病態の連続性があることが強調されており、不必要にスティグマを増長させる側面をもつ。スティグマへの配慮から「児童期シゾイド」ではなく、「アスペルガー症候群」や「アスペルガー障碍」の術語の方が受け取りやすいと思われる。そもそもウィングはアスペルガー症候群の呼称につき、ハンス・アスペルガーが命名した「自閉性精神病質」は、「精神病質」の言葉によって反社会的行動を引き起こす人物をすぐさま連想させるので不適切で、中立性を重んじるためアスペルガー症候群の術語を選んだと説明している。

こうしてウィングは、アスペルガーが提起した自閉性精神病質の特徴に関していくつか変更を加え、アスペルガー症候群の概念を提唱した。たとえば、ハンス・アスペルガーが強調したこの子どもたちの独創性と創造性に関して、「彼らの思考過程が狭く、衒気的、字義的で、しかし論理的な推理の連鎖に閉じ込められていると述べた方が正しい」と主張し、創造性を積極的に評価することはない。この姿勢が、後のＤＳＭ、ＩＣＤの診断基準に引き継がれることになったと思われる。

Ⅳ　クレッチマーによるシゾチーム・シゾイドの創造性

『天才の心理学』⒃においてクレッチマーは、天才を「純生物学的に見て、人類中の稀有にしてかつ極端な変種」（三八頁）であると捉え、その特性として①「デモニッシュなもの」にとりつかれ、支配されること、②精神の全精力をただ一つの焦点に集中させる能力（二二五頁）、③極度に感じやすい神経、精神生活の著しい不安定性と過敏性、周囲に適応しにくい気まぐれな気分を持ち、激烈な感情の発露を示す（三三頁、三八頁）、④禁欲的な（あるいは抽象的な）理想主義（たとえばカルヴァン（六三頁、六一頁）、⑤冷酷な気質（たとえばロベスピエール、八一頁）などをあげる。そして、その基底にあるパーソナリティは、①ゲーテに代表される循環気質・循環病質の群と②ヘルダーリン（またカルヴァン、ロベスピエール）に代表されるシゾチーム・シゾイドの群に大別される。

私と同世代の、ないし先輩にあたる精神科医の間では、普通の人では思いもつかない特有な独創性は、あるいは抽象度が高すぎ凡人には理解が難しい鋭い思索は、シゾチーム・シゾイドの群に好んで産出されるという見方が定着していたように思う。クレッチマーは『体格と性格』において、シゾチーム群とシゾイド群を周囲に対する感受性を尺度に特徴づけ、①周囲に対する感受性が亢進している「高感性」と②周囲に対する感受性が非常に低い「低感性」のさまざまな配分比で分布しているとみる。この気質をもつ天才では、周囲に対する感受性が際立ち、一次性の高感性に刻印される。このことが彼らに極めつきの創造性を生みだす決定的な準備要因となる。「現実生活の騒々しく力強い色彩や響きが、強烈に、醜く、残忍に、冷酷に、否まさに冷酷に、さまざまに精神的苦痛として感じられる」[15]（一九二頁）。そのため、「彼らはできるだけ外界からのあらゆる刺激を避け、やわらげようとする」、その中で、「自分のつむぎだす糸のまゆの中に自分を包みこむ」営為を行う。これがヘルダーリンやストリンドベリーの詩作や小説、またウィトゲンシュタインの哲学的思索『論理哲学論考』[20]『哲学研究』[21]などに結実する。そうしたエクリチュールは、彼らの危うい主体にとっての拠り所を提供する。

高機能自閉症のグランディンについても似たことがあてはまる。彼女は、牛締めつけ機をもとに、神経過敏に苦しむ自閉症者のために、外からの刺激を抑える効果をもつ締めつけ機（Hug Machine）を制作し、「環境刺激感覚圧迫器具」（PACES：PRESSURE APPARATUS CONTROLLING ENVIRONMENT SENSORY）と名づけた[8]。この呼称は示唆的で、締めつけ機が、乳幼児期から長期にわたり外界、また他人に対して体験してきた著しい感覚過敏を克服する器械であることを直截に示したものと考えられる。事実、締めつけ機の意義・効果について彼女は次のように語る。

「締めつけ機は私に母に抱き締められ、あやされているような感覚を与えてくれる」[8]（一三九頁）。

「大学で私は他人とコミュニケーションをとることに、かなり進歩していた。私はこの対人関係における〝跳躍〟を……（中略）……締めつけ機のおかげと信じている。この器械のおかげで、私は穏やかであることや、共感を感じることを学び、……（中略）……私は感じることを学びつつあったのだ」[8]（一三八頁）。

こうした回想から、締めつけ機は生身の身体を包む身体容器[11]にほかならず、彼女において身体の構成自体が十分になされていなかったことを示す。締めつけ機の創出は、身体を首尾よく構成する役割を果たし、これにより、主体としての不具合の補正がなされたと考えられる。彼女にとり、締めつけ機の考案・作成の作業は自己の身体容器を創出することを意味し、こうして彼女は言語世界に首尾よく参入することができ、一般社会でしかるべき位置をもつに至ると考えられる[11]。締めつけ機の創出を介し、他者に共感することもできるようになったということは特筆すべき成長である。こうみてくると、ハンス・アスペルガーのいう自閉性知能が、シゾチーム・シゾイドであれ、また自閉スペクトラム症であれ、周囲に対する過度の感受性を受けてしまう苦悩を伴う受苦の存在態勢を基礎にして、高い知性の関与のもとそれを克服する過程で発展を遂げることがわかる。

Ⅴ　事例ウィトゲンシュタイン

一　極めつきの高い知性・極めつきの繊細な感性

いましがたクレッチマーによる天才の共通特徴としてあげた事項をグランディンにあてはめれば、①の精神の全精力をただ一つの焦点に集中させる能力と、③の極度に感じやすい神経、精神生活の著しい不安定性と過敏性、周囲に適応しにくい気まぐれな気分を持ち、激烈な感情の発露を示す特徴があてはまるだろう。フィッシュジェラルド[5]が「自閉症哲学者の最も完全な事例」（二七一頁）と結論づけたウィトゲンシュタインについていえば、①の「デモニッシュなもの」による支配、④の禁欲的な生活、⑤の冷酷な気質を含めすべてがあてはまり、しかも、周囲に対する一次性の高い感受性が著しい。そこで、哲学者ウィトゲンシュタインについて主題的に論じたい。『哲学宗教日記』(22)において、この世の中で生きる自分の苦悩と創造性について実に雄弁に語っている。第三章でも引用していることを承知でいくつか断章を抜粋したい。

「私は大部分の人間よりもむき出しの魂を持っている。私の天才とはいわば、そこにあるのだ」（一九三二年一月二八日、九八頁）。

この言葉は四三歳時のもので、時期的に『論考』を完成させケンブリッジにいるときに書かれている。天才という自覚は彼の場合、誇大的ではない正当なものである。

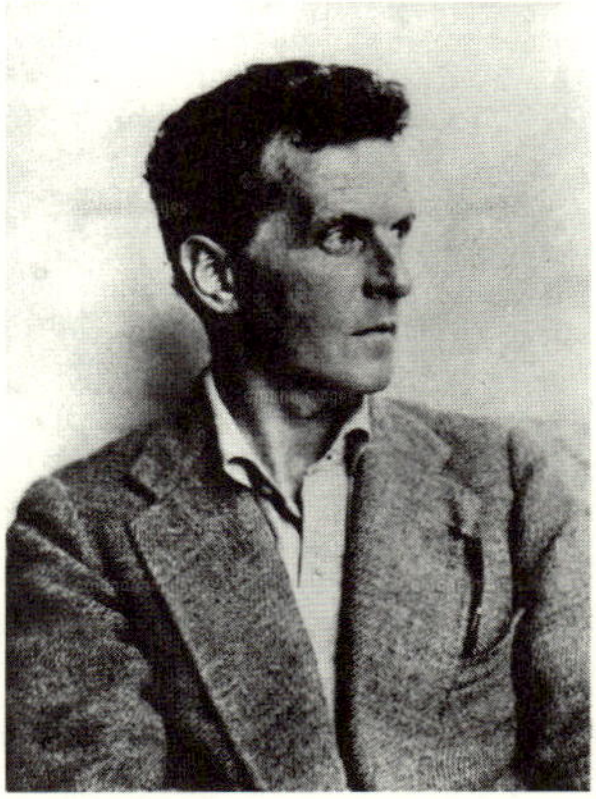
図12　ルートヴィヒ・ウィトゲンシュタイン（1889-1951）

「私の思考装置は飛びぬけて複雑で繊細な造りであり、そのため普通より敏感なものだと思う」。

「もっと粗い仕組みなら妨害しないような多くのことが、この装置の働きを妨害し、活動できなくする。小さな塵が精巧な器具を止めても、もっと大造りの器具には影響を与えないように」（一九三〇年一〇月一六日、四七頁）（図12）。

「飛びぬけて複雑で繊細な造り」、「普通より敏感」などという自己記述は、極めつきの知性と感性の存在を雄弁に語る。それゆえに、他人の存在や談笑、周囲の物音に非常に敏感になること、またそのため、自分の思考装置が働かなくなることも的確に語られている。つまり、人で賑わう雑踏などでは疲れやすく集中力が下がる。逆に、人里離れたところだと、住みやすく才能を発揮できる。これは彼がノルウェーの村にときどき行き、思索を深めたことを思い起こせば、合点がいくところである。

自分の才能を表現するのに使用された「思考装置」「器具」といった表現は、言語を機械とみる考え方を支持し、われわれは各人に固有な「言語機械」を想定できるはずである。そうすると、ウィトゲンシュタインの言語機械は非常に精巧につくられていると考えられる。

ウィトゲンシュタインは「他の人」と違って、自分には「精神」の次元が生きるのにふさわしい場であることも自覚している。

「私がより精神的な次元に赴く場合、その次元においては自分で人間であることができる。そこでは私は正しいのである」。

「これに対して、他の人間たちはそれほど精神的ではない次元においても人間であることができるのだ」。

「まさに私は建物のその階に彼らのような権利をもっていないのだ。そして彼らの次元においては、正当にも自分に劣等感を感じる」（一九三一年五月六日、六七頁）。

ここで彼は、普通の健常な人々の住処となる「世俗的な共同社会」と、高次な哲学的思索や宗教的思索の場となる「精神の世界」を区別し、普通の人は世俗的な共同社会において「人間となることができる」のとは対照的に、自分は精神の世界においてはじめて「人間となることができる」と述べる。世俗的な共同社会では異邦人で生きづらく、劣等感をもち、疎隔感が生じる。それゆえ、日常の世界においては自分は病的であるという病識も備わっている。精神の次元に赴くと、「自分の思考（哲学的思考）に対する喜びとは、私自身の奇妙な生に対する喜びである。これは生きる喜びなのか」[22]（一九三一年一〇月二四日、八〇頁）という言葉からわかるように、生きる喜びが体験される。

この洞察は正常性を相対化する視点を提示しており、精神医学にとって貴重である。

「くだらないことほどに私が恐れているものはなく、くだらないことほど私が無条件に避けたいと思うものはない」。

「私にはこれが……（中略）……一つの臆病さである」（一九三一年三月二日、六〇頁）。

「私は並はずれて臆病であり、戦場で臆病者が振る舞うように人生で振る舞っている」（一九三一年一一月二日、八四頁）。

彼が最も苦手とする「くだらないこと」の端的な例は、井戸端会議といった日常生活の中で人々が笑いながら他人の噂に興じるどうでもいいお喋りだろう。日常的な交流が彼には怖いため、ひどく臆病になり、自分に閉じこもってしまうことも認める。

臆病の半面で、自分には虚栄心と厚かましさがあることも認める。

「ここで私は自分の虚栄心の最後の根底（最深部、のことを言っている）をまったく暴露していない」（一九三一年五月六日、六八頁)。

確かにシゾチーム・シゾイドの人は臆病でありながら、内面では高いプライドをもち、打たれ強い。このことはアスペルガー障碍／高機能自閉症にもあてはまるだろう。

またウィトゲンシュタインには、強い対人希求があり、なんでも話ができ心を許せる親しい友人もいた。また、懇切丁寧に弟子を育てた。彼が親しくなる人物は、彼に似た寡黙で考え深い性格の持ち主が多かったという。精神の次元を解す人物となら、深い感情的交流をしたのである。こうした対人関係のありようもシゾチーム・シゾイドの人だけでなくアスペルガー障碍／高機能自閉症に認められる。

世俗社会での生きにくさから彼の生きる戦略が定式化される。

「私はもっと希薄な大気の中で生きなければならない。そこに属しているのだ。そして、もっと濃い気圏で生きようと望むのを許された他の人々と共に生きようという誘惑に属してはいけない」(一九三一年五月六日、六八頁)。

彼は世俗的共同社会でたくましい健常人とともに生きる誘惑を拒絶し、精神の次元での孤高の生を選択する。要するに、ウィトゲンシュタインは極めつきの精巧な言語機械ゆえに生来、俗世間に生理的といってよい違和感をもち、いわば天上の世界に親和性をもつ。彼自身が語る繊細な思考装置のあり方、生き方はクレッチマーにより提起され、現象学・人間学的精神病理学の立場から掘り下げられたシゾイドの存在態勢にほかならない(10・13)。

先に述べたギルバーグ（一九九一）によるアスペルガー障碍の診断指標、つまり①社会的な障碍、②狭い興味関心、③決まった手順の繰り返し（常同性）、④話し方と言語の問題、⑤非言語的コミュニケーションの問題、⑥運動機能のぎこちなさは、操作的に適用すれば、すべてウィトゲンシュタインにあてはまる。この診断指標の決定的な問題は、対象とする事例の創造性に関わる長所は全く見ようとせず、世俗社会に生きる平均的な人物像をモデルにしてすべてマイナス面しかみない点である。ウィトゲンシュタインの側にたっていえば、つまり「むき出しの魂を持ち」「飛びぬけて複雑で繊細な造りをして」、言い換えれば、極めつきの並はずれた高い知性と極めつきの繊細な感性とをそなえている者からすると、人間のさまざまな欲望と虚偽が交錯している世俗社会はこの上ない猥雑な代物で、通俗的な社会関係を築くことは非常に難しい。他方「むき出しの魂を持つ」者は、高次の「精神の世界」に惹かれ、邪悪な世俗社会から逃れ、そこに赴くことを目指す。それは「デモニッシュなもの」に駆動されて、自分の全精力をただ一つの焦点に集中させる営為がなされる。「決まった手順の繰り返し」による「狭い興味関心」は、高い創造性に一心不乱に傾注する者にとり平凡な日常生活と引き換えのもので、当然の結果だろう。

二　言語に対する構造的不調和

ウィトゲンシュタインは四歳まで自発的な発語がなく、話し始めてからは長い期間吃音が続いたという。とはいえ彼の言語能力は人並外れたものであることは誰しも認めるところである。彼が呈した発語の遅れ、また吃音の出現は、乳幼児期からすでに「むき出しの魂を持ち」「飛びぬけて複雑で繊細な造りをして」、つまり一次性の高感性の状態にあったことを想定するなら、納得できる現象だと考える。その傍証として、ウィトゲンシュタインの幼少期の写真がある。大きく見開いた目をして、しっかりした眼差しで前方をしっかり見据えており、実に聡明な表情をしている[17]。ただならない緊張感をたたえているようで、極めつきの高い知性と極め付き繊細な感性を生来もち合わせていることを窺わせる（図13）。

カナー型自閉症を扱った前の章で論じたことでもあるが、未熟な状態で生まれる人間は、本能的に環界と一体化し見事な調和をしている動物とは大きく異なり、世界・環界に対し不調和なあり方をしている。これに重畳する形で、もともと人間にとって言葉に対してても原初的不調和を記しづけられている。人間は人間世界に対する不調和に加え、言語世界に対する不調和という二重の原初的不調和を運命づけられているのである。健常人にあっては、この不調和はかなりの程度棚上げされ、日常の生活では忘れられている。

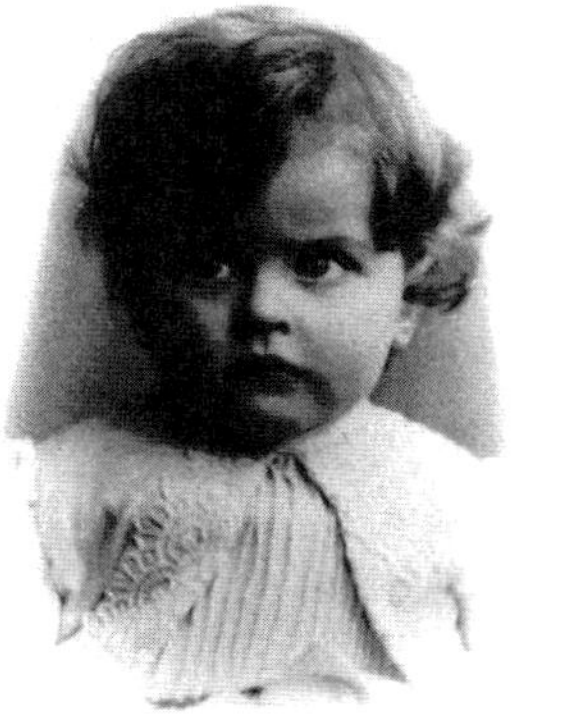

図13　幼少期のルートヴィヒ・ウィトゲンシュタイン

よく振り返ってみれば、言葉を自分に異質で、違和的であると感じる人は少なくないのではないだろうか。とりわけ高い知性・繊細な感性を備えた人に多いように思う。ウィトゲンシュタインはその極めつきの事例で、人間世界に対する不調和が棚上げされないだけでなく、言語に対する不調和も棚上げされず、露呈してしまう。

ウィトゲンシュタインは、言語との原初的不調和をずっと自覚し、その言語によって卓越した創造性を紡いだ。このように事例ウィトゲンシュタインを捉えると、言語発達に注目する自閉症の視点は貴重であると考える。クレッチマーによるシゾチーム・シゾイドの概念には人間主体と共同世界の関わりのありようにもっぱら注意が注がれ、人間主体と言語の関わりは問題にされない。この点では、構造論的精神分析（ラカン）の見地が生産的である。

Ⅵ　特定術語「高度知性・高度感性」の提案

ウィトゲンシュタイン(17)のような天才の壮絶な生涯を知ると、天才たちの質の高い異常性を理解するのに、今日一元的支配を強めている操作的診断体系の限界が露呈してくるように思う。ウィトゲンシュタインの「むき出しの魂」は、正常と異常の区別をいったん棚上げするよう促す。

ＤＳＭ－５やＩＣＤ－11の操作的診断体系は、平均人を尺度にして、そこからの逸脱をなんの留保もなしに病的とする。その結果、多くの天才、傑出人が自閉スペクトラム症といった診断が下される。現行の診断分類は、天才的な才能をもった人は対象になっていないので、カテゴリーミステイクである可能性について吟味するべきである。

高度産業社会が地球規模で進み、社会に役立つこと、利潤を生む社会活動をすることが健常で、これができないのは病的であるという考えが社会通念になってしまった観がある。端的にいえば、有用性の原理が正常性の条件となった。こうした正常性こそ、今日の精神医学が拠って立つものにほかならない。実のところ、アスペルガー障碍また高機能自閉症、さらには自閉スペクトラム症などのカテゴリーは、有用性の原理が大前提になっているのではないだろうか。

誤解を恐れずにいえば、生来の極めつきの高い知性と極めつきの繊細な感性の保持者は、天才的な創造性を発揮する潜在性をもち、その並外れた才能のゆえ凡庸な世俗社会には馴染まず、適応不全をきたす。ウィトゲンシュタインはその範例といえるだろう[13]。「世界は諸事例の総体である」という彼の定式からすると、さまざまな人の総体からなる世界において、また精神医学においても、ウィトゲンシュタインは特異な一事例ということになる。天才に特有な病態を呈する一群の人がいることから、これを天才症候群として別に扱う試みもあってよいと考える。自閉スペクトラム症と診断される事例の中に、天才症候群と見なされる事例が一部あることと思う。

現行の診断分類において、知的に遅れている人々については、精神遅滞ないし知的障碍というカテゴリーが用意されている。高度知性・高度感性はすぐに障碍とはいえない。しかし、高度知性・高度感性のために不安障碍やうつ病などの精神的失調をきたす事例が少なくないので、「高度知性・高度感性」などといった特定術語（specifier）を創設することが望まれる。

高機能自閉症や自閉スペクトラム症と診断される青少年のなかに極めつきの高い知性・感性の保持者は少なくない。フランスなどでは、そうした天分を「高い潜在知能」（Haut Potentiel）と呼び、高い潜在知能をもつ子どもに特化した学校を大都市を中心に創設している。「障碍化」を進める前に、固有の天性を尊重した取り組みが求められていると思う。

第四部

グローバル化が進む二一世紀の病態変遷

第一〇章　先進国、途上国における統合失調症——進化精神医学の見地から

統合失調症に焦点をあてた進化精神医学の先駆けとなったのは、進化生物学者ハクスリーとマイヤー、および精神科医オズモンド、ホッファーの四名を著者とする一九六四年の科学雑誌ネイチャーに掲載の論文「遺伝的モーフィズムとしての統合失調症」(8)である。

統合失調症患者は子どもの出生率が極めて低いにもかかわらず、どの民族、社会階級でも人口あたり約一%にみられる有病率の高い疾患であり続けているという「統合失調症パラドックス」をはじめて定式化し、これに対する解答を試みている。このパラドックスの要因に関し、彼らは、統合失調症における遺伝子異常に注目して次のように考える。大部分の統合失調症事例は、部分的に優性遺伝をする一つの遺伝子に基礎をもち、しかもそれは、臨床的な発病を低下させる作用をもつ遺伝子、つまり「遺伝的モーフィズム」(genetic morphism)から成り立っている。

なお、遺伝的モーフィズムの術語に関してだが、ごく最近、ハクスリーらの論稿につき精神医学史の見地から考察をしたボン(2)によると、当初、遺伝的多型(genetic polymorphism)の術語を用いていたということなので、内容的にはこれに通じる術語と考えられる。

統合失調症は進化異常であり、統合失調症の背後にある遺伝子は絶えることなく存続する。その遺伝子は低い

出生率と短い寿命に代表される選択上の弱点をもつ一方で、選択上の利点をもち、これによって弱点は代償されるからである。感染症（たとえば、天然痘やコレラ）に対し抵抗力があること、大きな外傷に対して強く、痛みに対して強いこと、あるいは（ヒスタミンなどの）生理学的物質に対して強いことなどが生存上の利点にあたる。女性統合失調症者については、出生率は平均より高いという生殖上の利点もあげられる。

統合失調症遺伝子（Sc-gene）は保有者が多いものの、顕在発症するのは二五％にとどまり、残りの七五％では、遺伝環境と外的環境によって顕在発症が回避される。一定の状況下では生存する上で有利な特性をもっているという在り方そのものは、進化生物学の見地からは鎌状赤血球症がマラリアに対する抵抗性をもつことに類比される。実際、鎌状赤血球症自体は貧血があり生存に不利であるが、マラリア蔓延地域では、ヘテロの遺伝子の保有者は、非保有者に比べ自然選択において有利である。

参考までに付け加えると、ハクスリーらと同時代に活躍していた生態学者ハーディンは、「進化と人間の進歩」と題した一九六一年の会議において、統合失調症の適応上の利点に注意を払い、統合失調症遺伝子(Sc-gene)は「われわれが排除してはならない良い遺伝子である」という明確な考えを表明したという(6)。

この提言は貴重である。そこには、ナチスによって実行に移された精神病者排除の思想を批判し、今日でも続いている精神障碍者に対する偏見を是正する意図も窺われるように思われる。ここで念頭におかれている統合失調症遺伝子の利点は、感染症や重症の傷に抵抗性があるという点だけでなく、高い知性をもち創造性に秀でているなどの特性も視野にはいっていたことも考えられる。「イギリス優性学協会」の著名な会員であったハクスリーは、むしろ統合失調症の負の部分に注意がいき、ハーディンの前向きな考え方には賛成できなかったようである(2)。

しかし、統合失調症のリスクを持った子どもを診断し、適切な教育と医学的治療により発症予防の必要性をいち早く説いていることも指摘しておかねばならない。

分子生物学の問題枠からハクスリーらの論点で重要なのは、統合失調症関連遺伝子の保有者が多数存在し、顕在発症するのはその一部にすぎないという見解である。あらためて述べるまでもなく今日、統合失調症の遺伝子探索の研究の結果、一対一対応するような決定的な遺伝子はみつからず、代わりに統合失調症発症に関連する感受性遺伝子が複数あがり、解析が進むなかその数はふえている。この知見は、統合失調症リスク遺伝子を保有しながら顕在発症しない人々が多数いることも明らかにした。この点では、ハクスリーらの指摘は正しかった。

また、統合失調症の病因を「遺伝的モーフィズム」に求める考え方は、「多数の遺伝子変異による」と変更を加えるなら、今日でも立派に通用するだろう。確かに、ハクスリーらは遺伝的要因を最も重視するのだが、その一方で統合失調症の顕在発症には心理的外傷を含む家庭環境および・社会・文化環境が関与することを認めつつ、遺伝子相互でバランスをとる遺伝子環境（genetic environment）によって顕在発症が防がれるという考えを打ち出している。この見解は現代ますますその正当性が認められているものといえる。

本章では、このような問題意識のもと、まず、分子生物学から出された統合失調症関連の最新の知見について確認したい。次いで、統合失調症の発病率をはじめとした最新の疫学的知見を確認した上で、精神病理学の見地から、多文化の様相を強めている現代世界における統合失調症の転態（メタモルフォーゼ）の在り方について論じたい。自閉スペクトラム症についてもあらたに少し言及する。

I　統合失調症圏の多遺伝子リスクスコア研究

二〇二〇年前後から、オランダ、北欧を中心に統合失調症、自閉症、双極性感情障碍など個々の精神障碍の発症にかかわる感受性遺伝子がどのぐらいの数あるのかを数値化して比較検討する多遺伝子リスクスコア研究が積極的に行われている。管見によれば、この研究は、統合失調症の多遺伝子リスクスコア（ＰＲＳ－ＳＣＺ）を調べたものが多く、これまでの精神病理学の成果を支持する知見を提出しており、非常に興味をそそられる。

たとえば、オランダのプリースとファン・オスらは、統合失調症患者一六九九人と発症していないその兄弟一七五三人、健常コントロール一五四二人を対象に、統合失調症と有意に結びつく遺伝子部位一四五箇所のうち、それらがいくつあるのか、つまり統合失調症多遺伝子リスクスコア（ＰＲＳ－ＳＣＺ）を調べた[23]。あわせて、患者兄弟および健常コントロール群に対し（魔術的思考などをもつ）統合失調型パーソナリティ障碍のための評価面接（ＳＩＳ－Ｒ）を実施した。その結果、統合失調症の多遺伝子リスクスコアが、統合失調型パーソナリティ特性が認められるものの、発症していない患者兄弟と有意に相関することがわかった。この研究は、クレッチマーが『体格と性格』[15]で説いた統合失調症の家族に統合失調病質、また統合失調気質をもった同胞が多いこと、そこから導かれる統合失調気質と統合失調病質および統合失調症の遺伝的連続性を支持する分子生物学的知見といえるだろう。

さらにプリースとファン・オスらのグループは、遺伝子と環境の相互作用によって統合失調症の顕在発症をみるという想定のもとに、①小児期逆境体験、②大麻使用、③都会生活、④移民、⑤少数民族、⑥聴覚障碍、

⑦周産期因子（低体重等）等がいくつあるのか、つまり統合失調症の発症を促進する環境暴露（ES－SCZ）についても調べた(24)。その結果、統合失調症で統合失調症促進性の環境暴露が有意に高かった。これは、統合失調症多遺伝子リスクスコアが高い個人で、統合失調症促進性環境に暴露されることが多いほど、統合失調症発症リスクが高くなることを示唆する。また、統合失調症促進性の環境暴露は統合失調親和的パーソナリティ特性と有意に相関していた。これは、小児期逆境体験、マイノリティグループなどの環境要因が統合失調型パーソナリティ特性を助長することを示唆する知見と考えられる。

先に、ファン・オスらの研究は、統合失調症多遺伝子リスクスコアが健常な兄弟や統合失調型パーソナリティ特性が認められる健常コントロール群と有意に相関しているという結果から、クレッチマーが説いた統合失調症の遺伝圏を支持する知見を出していることを述べたが、統合失調症促進性の環境暴露の研究は、それにとどまらず、統合失調症に親和的なパーソナリティ特性自体、環境によって導かれる可能性を説いており、貴重な論点を提出している。

統合失調症多遺伝子リスクスコアを扱った別な研究としてサーリネンらのものもあがる(25)。魔術的思考と統合失調症の関係性を探ることで、魔術的思考は減衰精神病症候群（attenuated psychosis syndrome）の徴候、また精神病閾値下のより軽い症状であるという作業仮説のもとに、フィンランド一一九二人の一般人参加者を、一九八三年から二〇一七年まで三四年にわたり追跡し、統合失調症多遺伝子リスクスコアを最新の遺伝子関連研究（genome-wide association study：GWAS）に基づき調べた。その結果、（テレパシーを信じる、第六感をもつなどの）魔術的思考をもつ人で、統合失調症の多遺伝子リスクスコア（ＰＲＳ）が高かった。また統合失調症多遺伝子リスクスコアが低い人では、二〇歳から五〇歳で魔術思考は減少していた。この結果をふまえ、魔術的思考は、減衰精神病症候群の兆候、あるいは精神病閾値下のより軽い症状である可能性があると考察がなされる。この論考は、統合失調症の多遺伝子リスクスコアを指標に、魔術的思考をする人はこのリスクスコアが高いという知見をふまえ、魔術的思考は統合失調症と親近性があり、統合失調症の前駆的な兆候であると指摘する。だとすると、この研究も統合失調病質と統合失調症は分子遺伝レベルで連続することを示唆し、クレッチマーが説いた統合失調症の遺伝圏の学説を支持することになる。

興味深いことに、多遺伝子リスクスコアの知見をもとに創造性と統合失調症および双極性障碍との結びつきに関する研究もなされている。たとえば、パワーらは、創造的な人物と目されるアイスランドの国立芸術集団（演劇役者、ダンサー、音楽家、視覚芸術家、作家）一〇二四人、他方、統合失調症患者五八三人、双極性障碍患者五〇〇人を対象に、統合失調症リスクスコアと双極性障碍リスクスコアを調べた(22)。その結果、統合失調症遺伝子スコアは、統合失調症の親族で高かった。即ち第一親等では、平均より統合失調症の統合失調症遺伝子スコアの五〇％上昇、第二親等では二五％上昇。次いで創造的な人物における統合失調症遺伝子スコアは、平均より統合失調症患者の二〇％上昇であった。

次いで、「統合失調症、また双極性障害に関する多遺伝子リスクスコアが創造性を予測できるのか」調べたところ、「創造的な人、ないし創造的職業人では統合失調症スコアおよび双極性障碍スコアが高い傾向があった」、しかしながら、「創造的な人が精神病をもっていることと結びついているわけではなかった」と結論が述べられる。

創造性と精神障碍との結び付きの問題枠は、精神病理学・病跡学の見地からヤスパースの『ストリンドベリとファン・ゴッホ』（一九四九）(9)、クレッチマーの『天才の心理学』（一九五八）(16)によって先鞭をつけられた。現在のところ創造性は統合失調症および双極性障碍との結びつきが強いという考えが優勢である。そうした学説が、今回、多遺伝子リスクスコアを想定する分子生物学の研究でも支持されたことは意味深い。

ハクスリー以来これまで、統合失調症に関し遺伝子要因に加え環境要因の関与については総論的に多く論じられてきたが、二〇一〇年以後、多遺伝子リスクスコアの手法を通じ、この学説に生物学的根拠を与える研究が公にされるようになっていることは注目に値する。それにとどまらず、統合失調症の遺伝子素因が多い人ほど統合失調症促進性の環境暴露（ＥＳ－ＳＣＺ）は高い。また逆に、統合失調症促進性の環境暴露（ＥＳ－ＳＣＺ）が高い個人では統合失調症の多遺伝子リスクスコアも高くなるというように、遺伝子要因と環境要因が相互に作用していることを示唆する知見も出されていることは重要である。

高い多遺伝子リスクスコアをもった事例は早期の逆境体験を受けやすく、実際に養育者からの虐待などの仕打ちを受けると、パーソナリティの変化をきたし、統合失調型パーソナリティ障碍が生じるという見解は臨床的に納得がいく。さらに統合失調症の親をもつ子どもは、遺伝子だけでなく逆境体験が重要な契機となって統合失調症を発症する。そうしたことから、ファン・オスらは「高い多遺伝子リスクスコアと早期の逆境体験の相互作用は、統合失調症の発症リスクを高める」だけにとどまらず、彼らが提唱している（統合失調症辺縁の精神病も含む精神病性障碍全般を包摂した）「精神病スペクトラム」（psychotic spectrum）(6・23)を引き起こす要因になるとみる。この考え方は、自閉スペクトラム症についてもあてはまることだろう。なぜならば、彼（彼女）らは逆境体験を受けやすく、そのため自閉スペクトラム症の病理が顕在化、さらに悪化するからである。

オランダ学派を中心にした以上の遺伝子研究は、「二重らせんから（環境をもう一つの螺旋に加えた）三重らせんへ」(13)という方法論的転回の必要性が統合失調症の病態理解についてもあてはまることを傍証しており、精神病理学の見地からも非常に興味深い。

Ⅱ　統合失調症の発病　先進国民vs途上国民

次に、高度産業社会社会が著しい速度で進む現代世界における統合失調症の実際の発病率等の疫学的知見を参照しながら、社会・文化的環境の側面から統合失調症の進化精神医学について論じたい。

日本の国立大学学生を対象に国立大学保健管理センターから布施らにより、統合失調症のため少なくとも一学期休学、あるいは退学率を一九八六年度、一九九四年度、二〇一三年度で比較した報告が出された(4・5)。統合失調症を理由とする休学は一九八六－一九八七年（一一大学）〇・〇九九％（九九／一〇万）、一九九四－一九九五年（九大学）〇・〇四八％（四八／一〇万）であったのに対し、二〇一三－二〇一四年（六一大学）〇・〇一七％(一七／一〇万)と有意な減少をみている。統合失調症を理由とする退学は、一九八六－一九八七年(一一大学）〇・〇四三％（四三／一〇万）、一九九四－一九九五年（九大学）〇・〇一三％（一三／一〇万）、二〇一三－二〇一四年（六一大学、三〇五〇八七人）〇・〇〇三％（三／一〇万）で、やはり減少している。二〇一三年度に休学と退学した学生を加算し一緒にすると、一〇〇人中〇・〇二人(一〇万中二〇名)という結果になる。もっとも、統合失調症を発症しても休学・退学にならない事例や休学・退学しても大学保健センターに連絡されない事例もあるはずで、実際の事例はもっと多いことが推察されるので、このデータは統合失調症の発病率を知る上で参考にとどまる。しかし、統合失調症の発病が最も多い青年を対象に、知的に一定の水準に達している集団を対象にして年代比較をした大変貴重なもので、日本において昭和から平成にかけての二七年の間に、学生における統合失調症の発病率が低下していることを示唆する一つの知見になることは間違いない。

統合失調症が一定期間にはじめて発症する患者の率つまり発病率に関し、レッジドらによる二〇二一年発表の疫学知見によると、発病率にはかなりのばらつきがあるなか一五・二人／一〇万人（七・七–四三・〇）という結果が出されている(18)。イギリスにおける一九六五年から二〇一五年に至る統合失調症の発病率の推移を大雑把にみると、二七人／一〇万人から二一人／一〇万人へと減ってきている。本邦では、金替、中根らが、世界保健機関（ＷＨＯ）による初発統合失調症研究の一環として一九七九年に実施された長崎市の統合失調症の発病率の調査と、二〇一一年から二〇一二年にかけて長崎市で行われた調査の結果を比較し、発病率は一〇万人あたり八人から六人と減少していたという知見を報告している(9)。ただし、二つの時期の年齢構成の差を補正すると、初発の統合失調症が有意に減少したとは言えないと結論づけている。この調査で注目したいのは、一〇万人あたり六人から八人余りという長崎市での統合失調症発病率は国際的な平均値一〇万人中一五・二人（レッジドら）より少ないことである。

二〇一九年のグローバル疾病負荷（ＧＢＤ）データに基づいて、一九九〇年から二〇一九年の統合失調症の有病率、発病率、生涯生存年（ＹＬＤ）、障害調整生存年（ＤＡＬＹｓ）を推計した論文がカナダのグループにより二〇二三年に発表された(27)。グローバル疾病負荷（ＧＢＤ）データという特殊性があるが、示唆に富む知見が出されている。それによると、二〇一九年の発病率は一六・三人／一〇万人で、発病率が一九九〇年に比べ三・三％減少した。国別では、オランダで発病率が最も低下したという。筆者には、オランダで発病率が最も低下していることは、日本と同様、先進国民の今日的な趨勢を示すものではないかと思われる。

マクグラスらは、統合失調症の発病率は調査場所で、大きな違いがあり八〇％で五倍の違いがあると強調する(19・21)。都市部での発病率は地方–混合地域に比べ一九：一三の比率で高い。イギリス国内での調査では、ロンドンでの一九六五年と一九九七年の比較では、統合失調症の発病率は二倍に増える。ロンドンだけでなく、ノッティンガム、そして ブリストルでの調査でも統合失調症の発病率は有意に高い。この増加に関し、途上国からやって来る移民の影響があるとマクグラスは解釈している。先進国への移民が増加しているグローバル化の時代、移民した人々が異文化の中で生活する状況において統合失調症の発症する率が高くなっていることは明らかなようである。その生物学的機制は、高い統合失調症リスクスコアをもった途上国の人が慣れない大都会でマイノリティとして生活することを強いられると、遺伝子と環境の相互作用から統合失調症発病リスクが高まるという、いましがたみた分子生物学の知見からよく説明されることだろう。

発病率についてみたところで、レッジドらによる調査を再び参照し、統合失調症をもつ患者が一定期間に存在する率、つまり有病率についてみたい。グローバル化の時代に入り、新しい変化がみられており、二〇一六年刊行の論文では、有病率は二八〇人／一〇万人となっている[18]。二〇〇八年刊行の論文では四六〇人／一〇万人で、これに比べると二〇一六年における統合失調症の有病率は低下している。

しかし、人口増加をみせている南アジア（インド、パキスタン）をはじめとした途上国では統合失調症の有病率は高くなっている。最も有意な増加は西アフリカ（ケニヤ、タンザニア、ウガンダ）、サハラ下部（ソマリア、エチオピア等）、北／中部アフリカ（サウジアラビア、スーダン、エジプト等）である。これは個人的な推測の域をでないのだが、この知見は、伝統社会が産業化し、近代的教育が普及していく首都部では、統合失調症の発病率が多少なりとも高くなっていることを反映している可能性がある。

そもそも統合失調症は、欧米において社会が産業化し近代教育の普及へと突進していくという時代の大きな転換期に、青年が主体性を問われる課題に挫折し、大量発生をみている。私はこの類型を「近代文化結合型統合失調症」と呼んで、人間が言葉を話し他人と交流する「遺伝子－言語複合体」である以上、いかなる文化・社会でも出現が想定される「近代文化独立型統合失調症」と区別した(11)。そうした類型を手掛かりに、二一世紀に入って、先進国では、（本国生まれの人の間で）顕在発症にいたる近代文化結合型統合失調症が減少しているのに対し、途上国では、新たに始まった産業化・近代化の動向のなかで、近代文化結合型統合失調症が増加しだしている可能性が想定されるだろう。

グローバル疾病負荷（GBD）データに基づいた統合失調症の有病率、発病率等を推計した論文に当たると、一九九〇年から二〇一九年の推移をみると、中度・低度経済国では、発病率が下がったと推定された(27)。しかし、東南アジアでは有病率五・三六％増加に加え発病率が二・三七％増加しているという。さらに、メタ回帰分析では、一九九〇年から二〇一九年で、低度経済国は、有病率、発病率ともに増加していることが推定されたとしている。こうしたグローバル疾病負荷（GBD）データに基づく推計結果は、途上国における新たな（近代文化結合型）統合失調症の増加の傍証となるのではないか。

Ⅲ　先進国における統合失調症のさらなる「良性の転態」の要因

ズービンらは一九八三年の論文で、統合失調症が良性の転態（benign metamorphosis）をみせていることを論じた(30)。確かに二〇世紀末葉に入る頃から、統合失調症が軽症化の方向で病態変遷をみせているように思われる。この現象は、二〇〇〇年前後から慢性化する事例が増え、悪性の変化をきたしているといわざるを得ないうつ病と対照的である。最後に、精神病理学の見地から現代において、どうして統合失調症が軽症化したのかという問題に関して少し論じたい。

統合失調症の大量発生をきたした近代社会においては、各人が自立した主体性を要求する一なる中心をもつ父性、男性原理が力をもった。それに対し、現代の高度産業社会あるいはＩＴ社会は父性、ないし男性原理の失墜と、それに代わる、もはや一なる中心をもたない女性原理の台頭によって特徴づけられる。

構造論的精神分析（ラカン[10・17]）は、統合失調症の発病状況として政府機関に就職することによる国家権力への直面化、あるいは相手の女性の父親に公式の形で挨拶するといった婚約・結婚の儀における父性との出会いによって発症するとみる理論的布置をもっている。省庁の幹部候補生として採用されたある青年は、事務事官に対し、皆の前で自身の所信を述べるよう指示されたところ、緊張病性興奮になり、発症した。また、婚約のため相手の女性の父に会いにいく前の日に、突如、幻覚・妄想状態になった青年もいた。そうした事例から私は、父性に直面することは、青年が自分の主体性が問われる試金石で、統合失調症の発病状況となると実感している。

ところが、現代においては、父性が弱体化してきている。そのおかげで、統合失調症の発症が回避される事例が増えることが推測される[29]。

統合失調症の特徴的な症状としてシュレーバー症例[26]のように、自分が女性になることを確信するといった女性化（féminisation）があげられるが、女性化は統合失調症の病態を軽減し、構造論的視点からは自己治癒的な作用をもち、統合失調症患者にとって、またそのリスクをもつ人にとり、庇護的に作用すると考えられる[20]。男性が性別適合手術を受けて女性になることが許容されていることは、現代社会の女性化の端的な例ではないだろうか。このようにみると、統合失調症の軽症化の要因の一つとして、父性の衰退、それに代わる一なる中心をもたない女性原理の抬頭があげられる。

地政学の見地からは、交通機関の発達により文字通りの人々の遊牧民化（ノマド化）(3)は進んでおり、海外移住する人は増えている。その中には、統合失調症の人も少なくない。日本国内、海外を放浪することが、顕在発症を回避するよう作用している事例はかなりの程度、存在していると思われる(20)。また半ば市民権を得ているホームレスの人々の中にも統合失調症の顕在発症を免れている人が一定程度いるように思われる。

一九八〇年代からパソコン、二〇〇〇年代からは携帯電話の著しい普及により、人々の交流様式は革命的な変化を遂げた。このIT社会に入って、人間の（広義の）遊牧民化(3)が急速に進み、もともと先進国に住む人々において統合失調症の軽症化、事例化回避の動きに拍車がかかっているように思う。人々は匿名で自分の顔をみせることなくウェブサイトに自分の考えや不満を書き込み、欲望を表明できるようになった。この匿名の社会参加は、同時に社会への文字による秘かな自己記入の機会である。一対一の人格的出会いなしに他人との交流が可能になったことも統合失調症親和的なパーソナリティの人にとって好都合である。実際、自分の妄想的語りをインターネットで書き綴る統合失調症の患者は増えており、そうした社会参加は主体性の確認につながり、病状の改善効果をもつ。昭和の時代には、このように公的な媒体を使いきわめて簡単な方法で、主体性を確認できる機会はなかった。

統合失調症のため長期在院している母をもった作家芥川龍之介は、自死する前に遺稿となった小論『西方の人』を著した。この小論は次の印象的な言葉で締めくくられる。

「クリストは『狐には穴あり、空の鳥には塒《ねぐら》あり、されど人の子は枕するところなし』と言った。……我々は狐や鳥になる外は容易に塒の見つかるものではない」(1)。

「我々は容易に塒《ねぐら》の見つかるものではない」という言葉は、まさに俗世間には自分が安心して安らげる場所がないことを説いており、パーソナリティ構造における統合失調スペクトラムの人の在り方を言い現わしていると読める。その点では、現代のＩＴ社会は彼（彼女）らにメールアドレス、ひいてはウェブサイトを持つという市民権を保障し、公的な居場所を創出したといえるだろう。

コロナ禍を契機に、インターネットを介した交流の機会が一層増えたことで、人々の遊牧民化はさらに進み、多様な生き方を選択する自由が飛躍的に増大をみている。エルジービーティー（ＬＧＢＴ）は市民権を法的に認められ、同性婚を認める国も出現している。また創造性・新奇性・個別性に対する評価が上がり、統合失調症親和的なパーソナリティをもつ人がＩＴ社会を生き抜く上で有利となる。

統合失調症のさらなる「良性の転態」の要因を考える上でもう一つ明記しておかなければならないのは、精神障碍に対する早期発見・早期介入・予防・社会支援といった社会の取り組みの進歩である。精神科外来受診の敷居が低くなり、統合失調症前駆期の症状にもあがる不安、強迫、抑うつ等で精神科・心療内科クリニックを受診し、治療により改善し、統合失調症の顕在発症を免れる事例が増えていることが考えられる。また発達障碍、自閉スペクトラム症概念が普及し、それらの診断のもと治療的対応がなされ、統合失調症の顕在発症を免れる事例が増えていることも考えられる。特に日本は「発達障害者支援法」の法律（文科省、二〇〇四年）制定にみるように、世界でも類をみない発達障碍への取り組みが飛躍的に進んだ国である。また、引きこもりに対する取り組みも進み、ニートとして一定の市民権が与えられたことも、統合失調症顕在発症に対し抑止効果をもつことだろう。

このようにして先進国民においては、統合失調症のさらなる「良性の転態」が認められると想定できるのではないか。これに対し、途上国民は、都市化・近代化、あるいは先進国への移民により統合失調症の新たな増加を

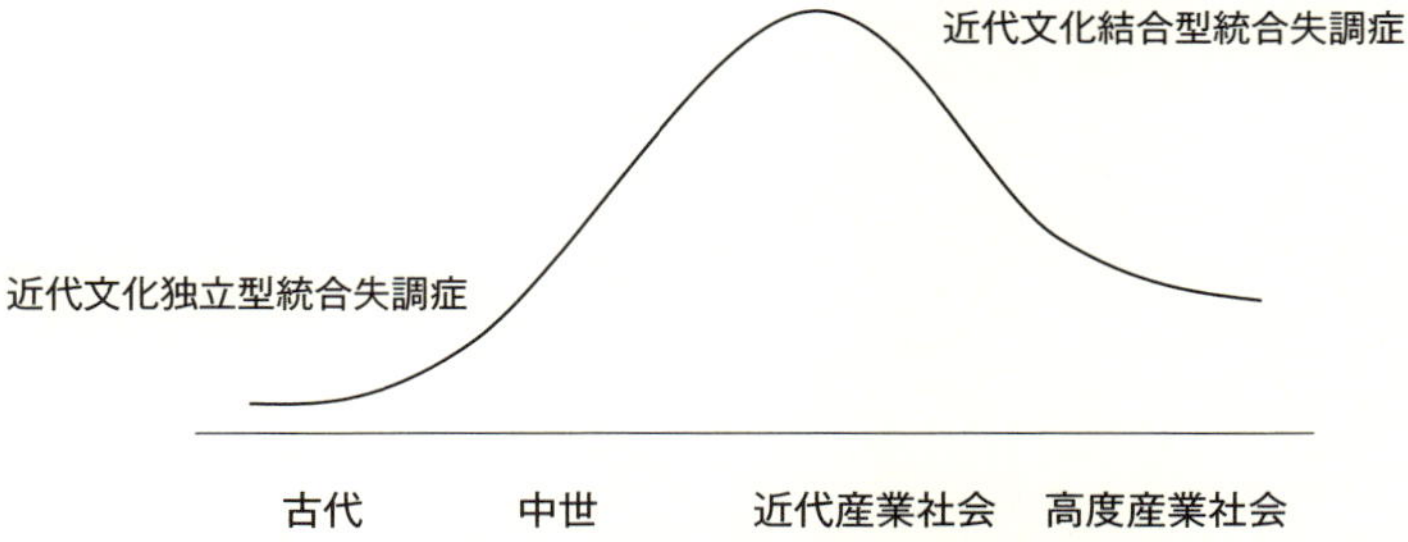

図 14　人類史からみる統合失調症経過（先進国民）

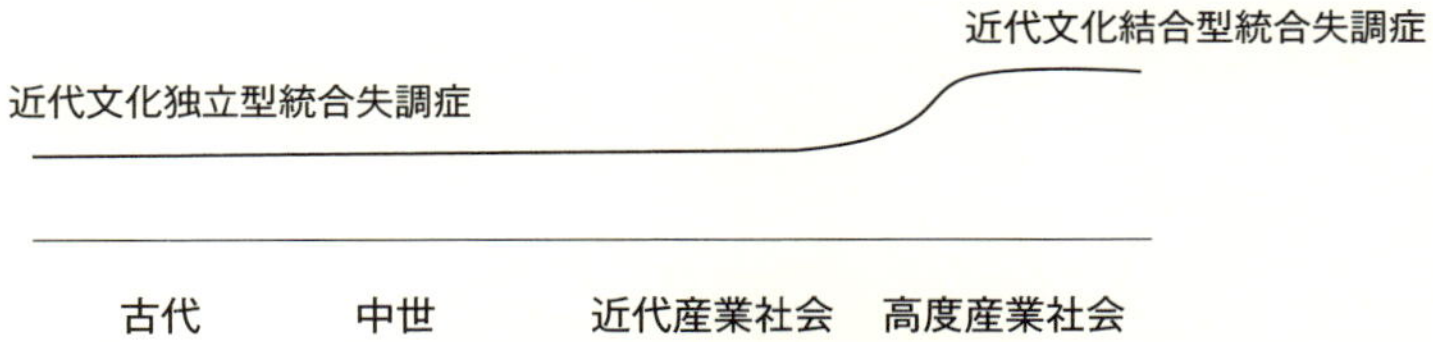

図 15　人類史からみる統合失調症経過（途上国民）

きたしていることが考えられる。そこで増加している統合失調症は「近代社会結合型統合失調症」(11)といえる（図14・15）。

そうすると、二一世紀におけるグローバル化の時代における統合失調症の病態変遷を敢えて図式化すると、先進国民における顕在発症例の減少、途上国民における逆の増加という二極化を呈しているといえるだろう。日本は、少なくとも今のところ移民の人びとが非常に少ない稀な国で、それだけにさらなる「良性の転態」が他の先進国に比べより顕著な仕方で認められている可能性があるかもしれない。もっとも、日本で増加が明らかになっている中高年の引きこもり群のなかには、明らかな幻覚・妄想・自我障碍を呈している事例が一定数間違いなくいるはずで、若年群を含め、引きこもりのため診断されていない統合失調症事例がどの程度いるのか、疫学的にしっかり調べてからでないと、「良性の転態」という想定は早計であるというそしりを受けざる得ないことも記しておく。

Ⅳ　集団分裂仮説

スペーシング障碍をもつ人たちが古代社会において生き抜く適応力を示したことを推論したスティーブンスとプライスによる集団分裂仮説（group-splitting hypothesis）[28]は再評価に値する。彼らは、統合失調症を他人との関係をもつことに困難をきたすことを特徴とするスペーシング障碍（spacing disorder）と捉える。スペーシング障碍は、妄想性パーソナリティ障碍、シゾイドパーソナリティ障碍などの病態を含む形で構想されていることから、人格構造の視座から導かれる「統合失調スペクトラム」（加藤）[12]に入る人間存在の在り方を指すといえる。対人関係の大きな困難という定義からすれば、当然、自閉スペクトラム、特にその高機能群にあたるアスペルガー障碍などはスペーシング障碍に包摂されることだろう。

スペーシング障碍をもつ人が社会に適応していく道筋は、次のように説かれる。ある社会が大きく発展していくなかで、支配者側の動きに反発して、カリスマ的リーダーが登場して、小集団が形成され、別の場所に移住して自分たちの考えに合った社会をつくっていく。スペーシング障碍をもつ人こそ、この小集団のリーダー役を演じる。そのため、スペーシング障碍をもつ人は社会の本流からは距離を置き、その外部に位置するアウトサイダーとして生きる。シャーマンなどもその例となるだろう。このようにして彼（彼女）らは統合失調症の顕在発症を免れ、社会の中で一定の場を見いだし、生き抜いた。この考え方は、本章で論じた遺伝子リスクスコアの知見から一層説得力をもつことだろう。

二〇世紀末から二一世紀初頭にかけ、日本を含む欧米の先進国で、カルト集団が多数誕生した。この集団は潜在的な形のものもあるだろうが、高度産業社会の論理とは別な論理を中核的な思想（ないし教義）にして形づくられていると考えられる。その中にはスペーシング障碍に入るリーダーが少なくないだろう。大局的にみると、多様な生き方を許容する高度の情報技術（ＩＴ）社会は、高機能をもつ自閉スペクトラム症をはじめとするスペーシング障碍、ないしその傾向を持つ人が生きる上で有利な培地を創出し、統合失調症顕在発症を回避する方向に働いていると考えることができるのではないか。他方、敢えて推論を述べると、高度産業社会の発展により伝統社会が破壊され近代化を迫られる途上国においては、スペーシング障碍、ないしその傾向を持つ人は、――先進国へ移民する人がよい例となるが――統合失調症顕在発症の危険が高くなっていると言えるのではないだろうか。

第一一章　二一世紀のグローバル化の中での燃え尽き

私は企業の産業医（非常勤）として仕事を始めて三〇年になろうとしている。企業でメンタル不調者が増え、そのなかで自殺企図をしたり、不幸な自死にまで至ってしまう事例が稀でなくなり、そのため、是非精神科の医師に協力してもらいたいという依頼が企業からあったのである。ちょうど日本で自殺者が増加し、これに同期して精神障碍のため労災と認定される事例が増え始めた時期にあたる。

企業における産業医の業務というと、従来、鉛、水銀、有機溶剤など有害な化学物質や粉塵、騒音など工場労働者の身体に悪影響を及ぼす有害事象の防止が中心だった。ところが、一九九八年（平成一〇年）日本の自殺者が三万人を超える大台が毎年続く時期あたりから、厚労省はメンタル不調者の対応を強いられるようになり、産業医の業務においても精神科関連の事案が増えた。それに呼応して、産業医の資格を取得するための研修会でも、精神障碍に関する講義が必須となった。時代の大きな変化に驚く。

産業医として企業に赴くと、私は、職場で精神不調をきたした人について、上司や総務課の責任者から病気なのかどうか、どのような病気なのか、どのように会社は対応したらよいのかなど、さまざまな相談を受ける。うつ病等を発症した事例については、私が勤務している病院に受診してもらい、私自身が外来担当医として治療にあたることも多い。一つの理由は、近隣の精神科クリニックで診てもらうのに二、三週間は待たなければならず、迅速な対応がなされないという医療事情である。外来で診断書を書き、一定期間自宅療養をしてもらう事例、時に入院加療を要する事例もある。

精神科病院で仕事をするようになってからは、多少とも長く休職していてすぐに職場復帰できない事例について、施設で積極的に取り組み出したリワークデイケアに通ってもらうようにしている。そして、改善し職場復帰の段階になったら、今度は、産業医として職場の総務や本人の上司と相談する。必要があれば、配置転換を提案する。

産業医の立場と外来担当医の立場を同じ一人の患者に、使い分けて対応することはあまりないことだと思う。手前みそだが私の経験では、このような対応は職場のメンタルヘルスの改善にかなり資すると思う。希死念慮が強いうつ病ではすぐに外来受診してもらい、治療対応をすることで、不幸な事態が避けられ、回復も早いように思う。また個別の病態の特性をふまえて職場転換の必要性を会社に説明し、これが受け入れられ、新たな職場で見違えるように元気に仕事をしている人が少なくない。またリワークデイケアにしばらく参加して、自分の病いを振り返り、人格的な成長をとげ、良好な職場復帰をしている事例もある。当初うつ病エピソードあるいは慢性化したうつ病事例で、産業医と外来担当医のふたつの面からかかわり、薬を完全に中止し、外来通院を「卒業」する完全寛解例もある。このように私は産業保健の領域で実地の経験をさせてもらい、職場でのメンタル不調の事例化がいかに社会的文脈に密接に結ばれ、治療において適切な職場連携とリワークデイケアがいかに効果的なのかを教えられている。そうした産業保健の最前線での臨床実践をふまえ、「職場結合性うつ病」（二〇〇六）[9]、「職場結合性双極障碍」（二〇一一）[10]など気分障碍の亜型の提唱をさせていただいた。

二一世紀にはいっても、わが国において職場のメンタル不調者は減らず、それに伴う過労自殺事案が社会問題になり、働き方改革が叫ばれている。厚労省は国を挙げて自殺対策を講じ、その目玉として、二〇〇五年（平成一七年）、過重労働による労働災害を減らし労働者の精神衛生を守るため、労働安全衛生法を改正し、原則全職員が受ける（自己記入式の）ストレスチェック制度を行うことを（五〇人以上の職員が働く）事業所に課し、その結果を所轄の労働局に提出するよう義務づけた。産業医は、「高ストレス」と判定された就労者から面接希望があったなら、相談に応じなければならない。これを踏まえ、産業医は明らかな長時間労働があるならこのことを事業者に伝え、是正を促すこともする。不安障碍、うつ病など治療の適応となる事例であれば、精神科クリニックへの受診を勧める。

ストレスチェックは非常に踏みこんだ制度で、日本以外にこのような制度は例をみないだろう。皮肉なことに職場のメンタル不調者に関する精神医学的研究、また政策では、日本が世界を圧倒的にリードしている。国家が就労者の精神的健康を守るこの制度は、グローバル化の時代のあらたな生政治（biopolitique）の発動である。哲学者フーコーは、精神医学が放火症、窃盗症など犯罪の常習犯を異常者として症候群に組み入れたことを生政治の振舞いと捉えた[5]（第二章参照）。そこでの論調は、医学の権力は国家からの要請を受け不当に異常者に介入するという主張からして、生政治を批判するものだったように思う。これに対して、ストレスチェック制度は就労者の精神的健康を守る上で効力をもつことからして、評価に値する生政治の政策であることは間違いない。

二〇二〇年代に入っても、なお職場ではゆゆしき事態が続いている。日本における長期病休者率を公務員を例にみると、二〇二三年は「精神及び行動の障碍」が一〇万人当たり一九〇三人（一・九％）で、悪性腫瘍など他の疾患によるものと比べ群を抜いて高く、二〇一三年は一〇万人当たり一二一五人（一・二％）で一〇年で一・五倍増加をしている[18]。二〇二四年度に精神障碍のため長期病休をした教員は六五三九人と過去最多を記録したと報告がなされている[15]。二〇二一年労働安全衛生調査（実態調査）によると、過去一年間にメンタルヘルス不調により連続一カ月以上休業、または退職した労働者がいた事業所の割合は一〇・一％だという[13]。社会の病理を考えずにはいられない由々しき事態である。

そこで、本章では、グローバル化の時代における職場におけるメンタル不調につき、職場結合性うつ病・双極性障碍に焦点を当てて、燃え尽きとの関連を論じた上で、臨床的特徴、続いて治療の概要を述べ、リワークデイケアについても論じたい。

Ⅰ　燃え尽き、「職場結合性気分障碍」（職場結合性うつ病、および職場結合性双極障碍）

二〇一九年に「燃え尽き」（burn-out）がＩＣＤ－11に本格的に採択された[19]。ただし，それは、医学疾患とは別の章「健康状態に影響を与える要因、ないし健康との接触に影響を与える要因」の項目で記載されている。つまり、仕事に特化した「職業現象」（occupational phenomenon）で、顕在化した慢性職場ストレスに起因する症候群と定義される。症状として、「エネルギーが枯渇した、あるいは疲弊した感じ」「自分の仕事からの心理的隔たり」「仕事への否定的感情、ないし不信」「仕事能率の低下」があげられる。

歴史的には、燃え尽きは、一九八三年にアメリカの精神分析家フロイデンベルガー[4]が自らの心身不調の体験をふまえ提唱した概念で、アメリカの高度成長期に皆が高い目標を達成することを目指して忙しく仕事をすることを課される時代のなか、抑うつ感や怒り、疲労感などが出現する一群の病態を名づけたものである。「自分の仕事による心身疲弊」あるいは「自分自身により、あるいは社会的価値により課された非現実的な期待に答えようとして、自分の身体的、かつ精神的備蓄が消耗する」と定義される。この心身疲弊という把握そのものは、アメリカの産業革命を機に就労者の心的なストレスが増えたことに注目して命名されたベアードによる神経疲弊(nervous exhaustion)ないし神経衰弱(neurasthenia)[3]の流れを汲むといえる。

燃え尽きは既にICD-10でも記載されていたのであるが、今回詳しい記述がなされ、力がはいっている。もっとも、「正常なストレス反応」と位置づけられており、ICD-11[20]において燃え尽きは、正常とされる「急性ストレス反応」と同様、精神障碍分類のなかには組み入れられていない。WHOは、職場におけるメンタルヘルスの重要性を説き、その一つの重要な症候群として燃え尽きをあげているのである。このことは、日本だけでなく世界で、職場のメンタル不調者が増えていることの傍証となるはずである。

たとえばフランスでは、二〇〇〇年に入った頃から職場のメンタルヘルスへの関心が高くなったようで、『アンチ燃え尽きガイド』[2]など燃え尽き関連の本が出版され、二〇一四年に民間の「燃え尽き防止協会」[1]も創設されている．二〇一七年には高等保健機構(Haute Autorité de Santé)が職場での過重労働による病態を正式に認め、職業性疲弊症候群(syndrome d'épuisement professionnel)と名づけた[6]。英米圏でいう燃えつき(burn-out)に対応する症候群で「職場での長時間に及ぶ一人での仕事のかかえこみに起因する身体的、情動的、精神的疲弊」と定義され、症状として、①情動面：漠とした恐怖、神経緊張、いらいら、過敏、悲しい気分、感情喪失、②身体面、③認知面：集中力低下、決断困難、同時に複数の課題達成ができない些細なミス、健忘、④行動面：自己への閉じこもり、同僚への敵意、嗜癖、⑤動機面：自分の能力への疑問などがあげられる。職業性疲弊症候群は重症になると、うつ病と共存すると述べている。この指摘は重要である。

燃え尽き、また職業性疲弊症候群を、精神医学から診断を試みると、適応障碍だけでなく、不安障碍、軽症抑うつ、

（不安だけでなく抑うつも同時に認められる）混合性不安抑うつ障碍などと診断される事例が大半だと思われる。容易にわかるように、ＩＣＤ－11で本格的に記載された燃え尽き、またフランスで公的に認められた職業性疲弊症候群は、まさしく本章で論じる職場結合性うつ病と重なるところが多い。

二一世紀に入って、職場の仕事の負荷を要因とするうつ病・双極性障碍に代表される精神障碍の病勢は弱まることはなく、国際的には先進国入りをする国が増えている分むしろ問題は拡大していく様相を呈している。第三章でＩＣＤ－11を扱い、精神障碍の出現を捉える際、患者がおかれた社会状況を重視する視点を強調していることを論じた。仕事に特化した「職業現象」（occupational phenomenon）と定義される燃え尽きはその好例である。

グローバル化が加速度的に進む現代の高度産業社会は、就労者にとって大きな試練になっている。多くの職場はコンピューター管理を通し、就労者に対し間違いを許さない厳密性と完全主義を徹底し、消費者、あるいは顧客に対し落ち度がないよう細やかな気遣いを徹底する他者配慮性を前面にうちだす。つまり、職場自体が完全主義で他者配慮、良心性を旨とするようになっている。こうした他者配慮、良心性、秩序性はドイツの精神病理学者テレンバッハがうつ病の病前性格として提起した特徴にほかならない。たとえば職場での他者配慮性は、必ずしも真心をこめての他者配慮性ではなく、むしろ職場から課される振舞いであることから、このような規範は、職場の「（偽性）メランコリー親和型化」と特徴付けることができるだろう。それは確かに正しいものだが、平均的な人が従うには心身の限界を超える危険を内蔵し、生きる意味を剥奪しかねない点で、「過剰正常性」あるいは「病的規範」という性格さえ帯びる。このハードルの高い課題に応える途上で、うつ病、ないし双極障碍の発症をきたす事例がふえているのは由々しき事態である。

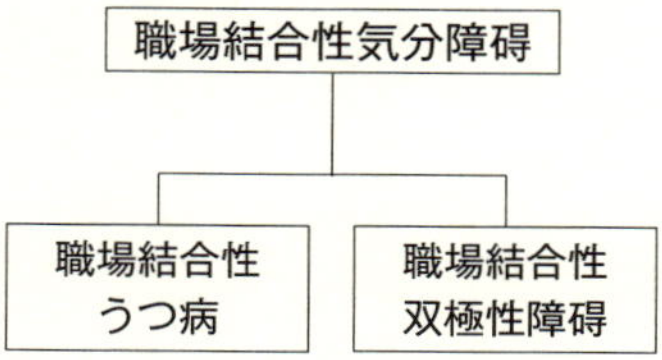

図16　職場結合性気分障碍

このような問題意識のもとに私は、気分障碍の一亜型として「職場結合性気分障碍」（職場結合性うつ病、および職場結合性双極障碍）を提唱している[11・12]（図16）。

暫定的な診断指標の概略をあげる[17]。①発病の主な誘因が職場での過重労働にある。過重労働の判断は、労災認定の判断基準において定められた、一カ月あたり一〇〇時間を超える時間外労働をしているという基準を目安にしている。②対人関係や自己同一性の双方でのパーソナリティ機能の上で問題をきたす明らかなパーソナリティ障碍はなく、基本的にはもともと安定した社会機能をもっている。③伝統的診断で内因性うつ病、ないし躁うつ病と診断される。

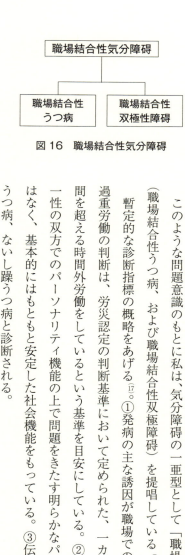

Ⅱ　生活リズムの大きな変貌　円環的時間から直線的時間へ

西本は『時間意識の近代――「時は金なり」の社会史』と題してわが国における時間意識の変貌が明治時代に始まったことを説いている[16]。これを参照すると、現代において円環的時間に代わって直線的時間が圧倒的な支配力をもち、その病理現象として、過労死、過労自殺が頻発していることがよくわかるだろう。

わが国では、江戸時代、昼と夜はそれぞれ別々に六等分され、それぞれ一刻として数えられていた。したがって、季節によって一刻の長さは異なる。夏の時期は昼間の一刻が夜の一刻に比べ最大一時間ほど長くなるのに引き換え、冬の時期は逆に夜の一刻が昼間の一刻に比べ最大一時間ほど長くなる。春分と秋分の日、昼間と夜の一刻の長さは同じになる。この時間の計り方は、日照時間が長い夏は仕事に多くの時間を割き、日照時間が短くなる冬はより休息に時間を割くようにしつらえてあって、円環的時間を基本とする大自然のリズムに従って生活を営む上では好都合といえる。そこでは人間の生活時間は質を持って流れる円環として体験されていた。

ところが産業革命によって、人間の生活は等質な時間によって区分されることになる。イギリスの一八〇〇年代初頭から、人々の時間は円環的時間に代えて進歩の思想に支配されて右上がりの直線的時間が支配的になり、そのスピードはゆっくり加速を始めた。これに付随して、労働時間が増加しだす。日本では明治中期以降、工場での生産が始まり、長時間労働が始まったという（一四八頁）。この頃より、次第に直線的時間が円環的時間に対し優位になり、現代この傾向はとみに際立ってきたといえる。

農繁期、農閑期という言葉がよく示すように、日本人は春から夏を経過し秋の収穫までは忙しく仕事に精を出し、収穫が終わり冬にはいると、人々は富士詣でや伊勢詣でなど信仰の聖地を訪問するかたわら、湯治場によって体を休める慣わしがあった。そこでは、緊張と弛緩、活動と休息の対からなる円環状の生活が営まれていたことが窺われる。会社や工場での仕事が始まると、生産性向上の旗印のもとにすすむ均質な直線的時間のなかで、人々はゆっくりした休息の時間を満足にとることができなくなる。本来、人間の体は覚醒と睡眠の対からなるリズム性を基本とする。右肩あがりの直線的時間はこのリズム性を乱す可能性をもつ。こうして直線的時間はうつ病、不安障害をはじめとした精神障害の危険因子になることは間違いない。

Ⅲ 臨床的特徴

一 パーソナリティ・発病状況

現代の職場結合性気分障碍の病前のパーソナリティ特性でまず多いのは、入社するのに最低限要求される誠実さと社交性をそなえ、そこそこの柔軟性をそなえた平均的な性格で、伝統的なうつ病患者における際だった几帳面さや極端に大きい（自ら自分に課す）自己要求を示す性格とは質を異にする。気分障碍発症に先立つ準備状況は、テレンバッハが『メランコリー』で提唱した「自ら自分に課した要求の背後に取り残される」という自分で招いた不全状態に代えて、「（会社、上司といった）他者の要求の背後に取り残される」という他者からもたらされる不全状態に特徴付けられる。そのため発病後の患者のあり方においては、「会社に対して申し訳ない」といった従来の職場におけるうつ病でよく認められた罪責感情が稀薄となっており、逆に職場に対する不信の念、ひいては攻撃性が表面化する傾向がある。要するに、①仕事に追われゆとりのない日々を過ごし、多く睡眠時間の短縮を余儀なくされて、心身疲労が積み重なることが続くのに加え、②仕事課題を消化・達成できず、会社で不全感、挫折感を体験することが発病状況となることが多い。もっとも一部には（もともと几帳面、完璧主義な）従来のメランコリー親和型（テレンバッハ）の事例も認められることを記しておかなければならない。

二 適応性軽躁状態

より多くの利潤追求、あるいは目に見える成果を求められる企業・職場・研究機関では、一定期間内に急いで仕上げなければならない仕事課題が著しい増加をみている。そのような環境にあって、仕事課題を遂行すべく自然に心身のテンションがあがり、それまでに比べ一定程度の気分高揚が認められ、より前向きにより多くの仕事に取り組む就労者が増えるのは自然の成り行きである。彼（彼女）らは、遅くまで残業を行うものの、疲れは感じず、普段より短い睡眠で朝早く目が覚め、職場に出かける。これは、高い仕事課題を遂行するための本能的な態勢といえる「適応性軽躁状態」(11)とみることができる。適応性軽躁状態は、自分に課せられた仕事の達成という目的に限って過活動が認められる点で、行動・振舞いの種類が拡散する形で過活動が生じる軽躁病とは性状を異にする。

病歴を丹念に聞いていくと、もともとのその人の活動性に比べてあきらかに高い活動性が発揮されている時期が認められる事例がある。この種の人はもともと高い活動性の持ち主が多いように思う。進化精神医学の見地からは、職場における仕事に向けた心身の高いテンションの状態は、高度産業社会を生き抜くための戦略の一つに数えられる適応性の振舞いとみることも不可能ではない。

現代の職場で生き残るには、多くの働く人は適応性軽躁状態に入ることを大なり小なり要求されるということもできる。この状態が一定期間続くと、一部の人はうつ病を発症する。その際、制止優位のうつ病に比べ、むしろ不安・焦燥優位のうつ病(8)が多い。また一部の人は、この状態から躁病の顕在発症に至る。

次に発症後の特徴な病態を職場のうつ病と双極障碍のそれぞれについて述べる。

三　不安・焦燥が前景化する職場のうつ病

うつ病というと、まず、何もする気が起きない、思考が止まってしまったなど、「生命の不断の歩みにブレーキがかかった」と表現するのがふさわしい制止症状が特徴とされる。しかし、これと並ぶもう一つの症状系列は「生命の歩みの乱調」と表現するのがふさわしい不安・焦燥（感）である。厳密にみると、これら二つの症状系列が様々な配分で認められることが多い（第五章参照）。職場結合性うつ病では、とりわけ会社に休まず行っているような事例では、制止に比べ不安・焦燥が前景に出る。

彼（彼女）らは、課された仕事を達成できなければ「リストラされてしまう」「降格になってしまう」「ローンを払えなくなってしまう」ので「大変だ」、などという不安・焦燥（感）に駆られて、這ってでも何とか出勤しようとする。その挙げ句に衝動的な色彩を帯びる傾向がある自殺企図に及ぶこともある。またこの不安・焦燥（感）の渦中で（動悸や冷や汗などが突然生じる）パニック（様）発作や（息苦しくなり、何度も呼吸運動を繰り返す）過喚気発作を起こし総合病院救急外来に運ばれることが少なくない。また、会社に行くといって家をでたものの、当人自身前後不覚な状態で遠く離れた町に行って警察に保護されるといった解離性遁走が出現することもある。

こうした多様な病像において、不安症状が前景に出た時、病院では、――往々にして精神科外来にも当てはまることだが――、うつ病とは考えず、単にパニック障碍あるいは不安障碍と診断されることが多い。解離性遁走の場合、うつ病の併存症状として解離症状が出現することが顧慮されないため解離性障碍とだけ診断されることが多い。不眠が強く訴えられれば、不眠症とだけ診断されることもある。

彼（彼女）らは、自分が病的であるとの自覚に乏しい。職場の周りの人も、本人が欠勤せず仕事は一応こなすので、異常に気付かないことが結構多い。しかし本人に（後から）よく聞いてみると本来と比べると集中力、能率が落ち、食欲低下、中途覚醒が既にあったことがわかる。それにもかかわらず、自分が病的とは全く思わなかったという言葉がよく聞かれる。この現象は、いわゆる内因性うつ病の発症により、心身両面の全面的な変化がもたらされたことによる病識欠如とみるべきものと考えられる。

制止に比べて不安・焦燥の症状が優位になる事情は、患者が自分の直面する状況に対し、いかなる態勢をとるのかに注目すると次のように理解できる。家から外に出て職場へ赴き仕事にとりかかる時、自己は他者のまなざしにさらされることから、人は裂開相にあるといえる(4・6)。他方、職場から帰宅し仕事から解放され家でゆっくりくつろぐ時、家（内）に閉じこもることができることから、人は内閉相にあるといえる。制止症状は、少なくともその一部の要素として、人が仕事から撤退して家で休む態勢をとる内閉相において形成された症状と捉えられる。心身困憊の状態にあって本能的な自己防衛的な制御機構が働き、エネルギーの放出を抑えるよう活動水準が下げられるのである。職場結合性うつ病で、一日中ベッドで体を横にしたり、寝ている事例がある。これなど内閉相のよい例だろう。

不安・焦燥は、心身困憊状態にある人が、何が何でも仕事をしなければと仕事に前向きの態勢をとる裂開相においで好んで出現する。ある患者は、夜一二時頃仕事を終え帰宅し、床について二時間もしないうちに目が覚めてしまい、残っている仕事をしなければ上司に怒られると思い、車で職場に向かう。その途中で動悸、冷や汗を伴う激しい不安に襲われる。この種の事例が入院すると、動きに乏しい制止優位の病像が出現してくることが多い。つまり、同じ一人の患者で、当人の置かれた状況に対しいかなる態勢をとるかで、不安・焦燥優位の病像、制止優位の病像のいずれも出現し、両者の移行もみられるはずである。

四　摂食障碍が前景にでる職場のうつ病

女性では、これは会社で働く女性や主婦に多いのだが、①気分障碍を基盤に摂食障碍を併発する群、および②

気分障碍にとって変わる形で摂食障碍が中心的な病態となる群があるように思う。こうした成人期にはじめて発症する摂食障碍の増加も、主婦の仕事を含む仕事関連の負荷と関連している今日的な現象といえる。

事例　四〇代　女性　既婚

元来活動的で高い知能をもち、摂食障碍の既往はない。会社で勤務し、同時に家事もこなしてきたが、会社での仕事が増え帰宅時間が遅くなったなか、不眠、情動不安定になったのに引き続き、意欲・集中力低下、不安感が出現した。仕事の「ストレスのため」ひたすら過食を続けたという。そのため、著しい体重増加をきたし、糖尿病の診断を受けた。内科からの紹介で精神科受診となった。

この事例では、職場での仕事課題が増え、不安・焦燥優位のうつ病がまず出現し、二次的に過食症が続発している。過食が習慣化した後はうつ病の症状は軽減しており、この時点で、操作診断上はうつ病から摂食障碍（過食症）へと病名が変更になる。しかし微細にみると、基本病態は、職場結合性うつ病とみるのが適切な病態で、治療もこの診たてで奏功している。

五　逸脱行動が前景化する職場結合性双極気分障碍

軽躁病相や躁病相、混合状態の時、アルコール多飲や性的逸脱、連日の社内メールによる職場に対する非難を含む社内での攻撃的言動や行動などが出現し、気分障碍の認識がないまま、問題人物とだけみなされ、会社で悪い評価が与えられる事例もある。次のような事例がそのいい例だろう。

事例　四〇代男性　既婚

元来明朗、社交的で仕事面でも周囲から高い評価を受けていた。X年一月他社と製品の開発でしのぎを削る開発部門に抜擢される。深夜まで続くこともある仕事を、休むことなくこなしていた。

X年八月、妻に「仕事をする自信がない。自分の命は長くないかもしれない」と暗い表情でもらすことがしばしばあった。いつも仕事の納期に追われながら、仕事は続けていた。体重減少が認められ、本来に比べると、仕事の集中力が下がっていた。ある時、パニック（様）発作のため内科を受診し、不安障碍と診断され低用量の抗不安薬が処方された。以後、この時以外は、病院への受診はしていない。

X＋一年一月、突然、妻に相談なく高級車の購入契約をした。さらに、これまでなかったことだが、水商売の女性との接触が始まり、多額の借金をかかえた。家族は本人の逸脱行動に愛想をつかし、別居生活となる。突然、夜に出社し明け方まで仕事をした後、家に一旦帰り、定刻に出社することが何度かあった。X＋一年三月、橋桁から飛び降り自殺を図った。救急部搬送となり、一命をとりとめた。前日まで出勤しており、会社の同僚は異常に気がつかなかったという。外科的治療の後、精神科病棟に移った。

この事例は性的逸脱行動のため、家族、職場からも困った人物と見なされ、精神疾患の可能性については全く考えられないまま長い期間が過ぎた。自殺企図ではじめて、双極性障碍の診断がなされ、治療により寛解にいたった。比較的若い青年で、職場での過重労働を基盤に混合状態を中心病像にした双極性障碍を発症し、攻撃的行動と情緒不安定が際立つと、横断面のみをみて、主要な病態はパーソナリティにあると判断され、境界性パーソナリティ障碍の診断がつけられることもあるので、注意を要する。

六 アルコール依存が前景化する職場結合性気分障碍（双極性気分障碍）

アルコール依存の事例のなかには、背景に気分障碍、とりわけ双極性障碍が存在しているものがある。かつてはアルコール依存というと、もともと飲酒癖が若い時から続いている筋金入りのアルコール依存が主流だったように思うが、気分障碍が増加している現代日本においては、病歴をよく調べると気分障碍が最初に出現し、これに引き続く形でアルコール依存が出現する事例が増える傾向にある。とりわけ男性では、職場関連の気分障碍にこのパターンが認められるように思う。一般に気分障碍を基盤にもつアルコール依存では、①躁病相、混合状態においてのみアルコール依存が出現する群と、②気分障碍はほとんど目立たなくなり、アルコール依存が前景に出て、診断からするとアルコール依存としかいえない、気分障碍からアルコール依存への病態変遷群が区別できるだろう。

事例　四〇代　男性　既婚

大手ＩＴ企業ですでに一〇年以上勤め、周囲から良好な一定の評価を得てきた。グローバル化の進行にともない仕事課題が質、量ともに上がり、毎晩遅くまで仕事をすることが続いた。当初、自分としてはやりがいを感じ、負担には思わず大きなプロジェクトを引き受けこなした。次第に倦怠感や集中力低下、また入眠困難、中途覚醒が出現してきた。不眠に対処する関係もあって酒量が増え、お酒を飲んで出勤したり、仕事中に飲酒するなどの問題行動をおこすようになり、会社で注意され、休職を命じられる。一カ月あまりの復職後、頭が動かず、仕事が手につかず、食事量も低下し元気がなく、はじめて精神科を受診した。

要求される仕事密度の上昇、労働時間の延長のなか、もともと高いレベルの仕事をこなす能力を備える本事例は、当初、適応性軽躁状態によって約三年あまりは破綻をきたすことなく仕事をこなしたが、次第にうつ状態に陥り、そのうちアルコール依存が目立ってくる。抑うつのため、始めて精神科での治療が始められた。職場結合性気分障碍（双極Ⅱ型障碍）に合併するアルコール依存の事例である。

七　自殺・自傷行為をきたす好発病態

概して、精神疾患における自殺というと、うつ病がまず第一に問題にされる。しかし、いま提示した事例三、つまり性的逸脱行動といった問題行動まで引き起こした躁的成分優位の混合状態のなかで仕事を続け、挙げ句の果てに自殺が試みられた中年男性例によく示されるように、気分障碍における自殺の危険因子として抑うつと躁の要素が併存している混合状態をあげなくてはならない。

加えて、気分障碍においてアルコール依存の合併は自殺危険因子であることは最近よく指摘されていることである。この見解に関し、アルコール依存により抑うつが悪化するといった事象などいくつかの要因が考えられるが、われわれの視点からはアルコール依存の合併自体に混合状態の関与があると考えられることから、アルコール依存が自殺リスクであるという見解は、少なくとも一部は気分障碍の自殺リスクが混合状態であるという見解に帰着するものである。

八　ＡＤＨＤ（注意欠如・多動症）と診断される職場結合性双極性障碍（双極Ⅱ型障碍）

最近ＡＤＨＤの診断名が普及していることも関係して、職場で仕事が忙しくなってから、物忘れが増えたり、多動になり精神科クリニックを受診し、注意欠如・多動症と診断される事例が増えている。そのなかには患者自身、ADHDだと自己診断して外来受診してくる事例もある。また職場の上司が当人の度重なる仕事のミスをみてADHDだから、精神科を受診するよう助言され来院してくる事例もある。その一部は、明らかに職場で課される仕事を機に始まる双極性障碍（正確には軽度の躁病相をもつ双極Ⅱ型障碍）が基本病態と診るべき事例である。治療的にも双極Ⅱ型障碍の治療が奏功する。他方、もともと注意欠如・多動症の傾向があり、職場で多忙になって注意欠如・多動症が顕在化したと見なされる事例もある。

翻ってみると、職場での仕事達成を迅速かつ正確に課されることを要求される現代産業社会において、就労者は自ずと多動を強いられ、注意力がすべてにいきわたらなくなり、ミスが増えることは容易に予想できる。医療過誤が多発している医療現場はその好例であるだろう。多動／注意欠如という点で、現代社会がADHDと一定の相似性をもっていることには間違いないだろう。

Ⅳ　治療

一　全般的指針

家から外に出て職場へ赴き仕事に取りかかる時、人は他者の眼差しへと開かれる態勢をとる一方、職場から帰宅し仕事から解放され家でくつろぐ時、社会から自己を閉ざす態勢をとる。それぞれの相は、「裂開相」「内閉相」（加藤）[11]と呼ぶことができ、人間の毎日の生活は、裂開相と内閉相が円環状に継起することにより首尾よく進むといえる。

人間の生物学的な基本リズムである覚醒と睡眠は、人が生きる態勢に注目すれば、それぞれ裂開相と内閉相に属すとみることができる。この視点は、職場結合性気分障碍の病態理解、治療を進めるうえで有用である。要するに、現代社会は裂開相が内閉相に比べ明らかに多くなり、このことが不安症優位の職場のうつ病、あるいは適応性軽躁状態に引き続く職場結合性双極障碍を増やす誘因になったと考えることできる。

職場結合性うつ病の発病要因として①心身疲労と②挫折体験をあげた。きわめて図式的ながら治療の大きな流れを述べると、治療はこれら二つの要因に順々に焦点をあてる形で進めるのがよい。すなわち治療の第一段階は、「ソフトな内閉相」の態勢を保持し、心身疲労に焦点を当てた心身の休息が適応となる。第二段階は「ソフトな内閉相」から「ソフトな裂開相」の態勢の保持へと重点をゆっくり移し、挫折体験を修復すべく、ささやかな自己実現の体験をレベルを上げながら積み重ねていくことである。病期で言えば、あらまし治療の第一段階は職場結合性気分障碍（うつ病・双極性障碍）の極期ないし急性期に、第二段階は回復期にそれぞれ対応する。

治療をはじめるにあたり、――これは外来でも入院でも同じことだが――、患者に、また同時に配偶者をはじめとした家族に、病気の説明をして理解をもとめる必要がある。多くの患者は、仕事が過重で、そのため体と精神が疲弊状態にあるという説明を聞くと、「確かにそうです」と納得してくれる。参考までに付け加えると、私は、職場結合性気分障碍について、仕事の負荷による「可逆的な脳の心身症」と捉えるのがふさわしいと考え、患者にこの説明をする。

あわせて、不眠や動悸、食欲低下、体重減少など身体的変化に注意を促し、休養の必要があることを指摘するのは治療導入に有効である。

軽症例では、外来で十分、治療可能で、患者に診断、病態、治療的対応の概要を説明してあげるだけで、不安がかなり軽減する事例がある。中等症の症例では、入院しないまでも少し職場を休む必要がある。短い期間、たとえば二週間ほど仕事から自由になるだけでかなりの回復をみせる患者が少なくない。

しかしながら、仕事があるからどうしても休めないと強く主張する患者がいる。その場合、本人のやる気をまずは尊重する態度が必要で、本人の合意が得られなければ本人の判断にゆだねるのがよい。医師の意見を一方的に押付けるやり方は、患者のプライドを傷つけ、これがあらたな挫折体験になってしまうことが危惧される。「待ち」の姿勢をとると、少し時間が経ってから患者は「先生の指示に従います」、と言ってくることがある。勿論、明らかな希死念慮が認められる場合はその限りではない。

中等症レベルの患者のなかには、仕事は負担であるものの、本人の好きな庭の手入れやゲーム、散歩等はやろうとすれば、できる状態にあるものがかなりいる。自宅で休みながらも、本人ができることはするよう指導する。ささやかな自己達成感の時間をもつことは、自己治癒力をはぐくむ。一日中ベッドで休んでいることは、かえってリズム障碍としての気分障碍を悪化させる危険もある。

希死念慮がつよいうつ病や躁病性の多弁、多動が顕著な躁病など、判断能力と自律性に大きな支障をきたしている「精神病段階」(4・5)の気分障碍は、総合病院精神科病棟、ないしストレスケア病棟での入院加療が適応となる。その大枠を述べる。

① 第一段階 休息、内閉相の保持

仕事から離れ心身の休息を十分とってもらうため、少なくとも初期は、大部屋よりも一人部屋がよい。個室のベッドで横になり、ぼやーとしていたり、時に午睡し、一日中ゆっくりしている生活をしばらく続けていき、徐々に回復していくことが多い。したがって、あらためて述べるまでもないが入院（治療）初期は、レクレーション活動の導入は控えたほうがよい。近年、心臓外科や神経内科をはじめとしてさまざまの臨床科で、早期からのリハビリテーションが推奨される機運にあるが、職場結合性気分障碍については積極的なリハビリテーションへの導入は決して急いではならないだろう。

他面で、職場の人との接触は当初避けるよう取り計らう必要がある。仕事に関係することには手を出さないよう指示する。同時に、職場の上司や人事課の人、あるいは産業医に病状を伝え、理解を求めておくのがよい。家族の頻回の面会が患者にとり早期退院、早期職場復帰を陰に陽に促すメッセージになることがあるので注意を要する。勿論その場合は、面会を制限する。

②　第二段階　ソフトな裂開相でのささやかな自己実現

ある程度心身疲労がとれてきたら、散歩や買い物に行ったり、あるいは本人の負担にならない範囲でリワークレクレーションに参加したりしてもらうようにする。その過程で、自己身体の感覚と時間感覚が回復し、本来の自然な生命のリズムが戻ってくる。この点については後に論じる。

二　職場との連携

職場結合性気分障碍では、職場が気分障碍発症の引き金になっている以上、原則、何らかの職場への働きかけが必要となる。

外来でも入院でも、職場復帰の段階になったら、職場の上司や人事課の人に病院に足を運んでもらい、病状を説明し職場復帰について理解を求めることが望ましい。職場のほうでもどう対応したらよいのか分からず困っていることもあるので、是非主治医の助言が望まれる。労働安全衛生法の改正のおかげで、主治医は職場にメンタルヘルスを配慮した患者の対応について助言しやすくなっており、必要に応じ配置転換について提言するのが望ましい。長時間勤務ならば、この体制を是正するよう患者から職場に願いでるよう指示する。こうした職場連携は治療行為の重要な一つの局面となる。事実、適切な配置転換によってすっかり元の元気を取り戻し、仕事をしている事例がかなりの数ある。

三　パワハラ事例

わが国では、職場での上司からの一方的ないじめ、過干渉から部下がうつ状態になる事例が散見される。ここ最近の労災申請では「パワハラ」を訴える事例が急激にふえ、認定されるのも一九八七件中二五七件（一二％）で、パワハラ事案が占める率が高くなっている(14)。

職場が多忙で余裕がなく、不慣れな部下に対する注意、指導がきつくなり、個人的な感情をぶつけることが多いように思われる。そのなかには、上司の側のストレスが高くなり、そのストレス発散の対象として、ある特定の部下が選ばれる一群がある。そこには無意識の機制によって相手に対する攻撃性の感情がわいてくるといった形の神経症的機制が働いている事例が多いように思われる。実際、いじめをしている上司は自分のパワハラ行為について全く自覚がないことがかなりある。女性上司による男性職員へのいじめの場合もある。そうした背景には、職場での仲間意識の希薄化、また上司を含む社員が仕事で忙しく心のゆとりをなくしていることもあげられる。端的にいえば、職場の人間関係が、潤いをなくし、ギスギスしたものになっているように思う。

ある大企業の下請け会社で、上司が毎日のように特定の部下に、仕事とは無関係の個人的な内容の本人を侮辱する言葉を発し、また他の従業員の前でその人の仕事の至らない点をあからさまに何度も批判した。その被害者となった職員は、不眠、食欲低下、また高血圧が出現し、内科を受診していた。新聞記事でパワーハラスメントのことを知り、これがそうかと思い産業医のもとを訪れ、パワーハラスメントによる「うつ病」と診断された。産業医は総務課にこの問題を伝え、被害者を配置転換する措置が講じられ、うつ病は治っている。

この事例のように、パワハラ事例では、総務課に相談し、早期に職場の配置転換を講じるのが最大の治療であるように思われる。

Ⅴ　リワークデイケア

職場のメンタル不調者に対し、薬物療法だけでは限界がある事例では一層のこと、リワークデイケアは非常に効果的である。私が担当医として参与している施設でのリワークデイケアの実際をかいつまんで述べる。きわめて概括的な言い方になるが、人間には誰でも逆境を跳ね返す自己回復力・レジリアンスがそなわっているという考えのもと、リワークデイケアでは、「身体」の次元での主体の組み直しと「精神」の次元での主体の組み直しを目指すことを基調としている。

われわれの施設は、自然に恵まれた環境を利用して、病院の敷地内の農地で他のメンバーやスタッフと一緒に、野菜を育てたり、収穫の作業にあたる作業療法もとりいれ、地を踏みしめてゆっくり歩くことを大切にしている。太陽の光を浴び、四季折々の自然に触れながら体を動かすことも、うつ病等の心身失調の整復に効果的だと手ごたえを感じている。こうして大地にしっかり根ざす体が育成され、「身体」の次元での主体の組み直しがなされていくと考えられる。

大正時代、松沢病院で呉秀三院長の後押しで「ドクターモッコ」とあだ名をつけられた加藤普佐次郎(7)は、看護長前田則三とともに統合失調症を中心とした入院患者を対象に、抗精神病薬のない時代に作業療法を実践し、薬物療法無しにしては目ざましい治療成果をあげた。この単純素朴な手法で行った牧歌的な作業療法が、気分障碍圏の外来患者を対象にしたリワークデイケアにも適応できることは意味深いと思う。

身体的運動に加え、リワークデイケアでは、自身の病いを振り返り、文章に著す課題を励行している。その手引きとして、うつ病・気分障碍関連の本を読んでもらいながら、メンバーの自身の病いの語りをする。担当医、スタッフはメンバーの書いたものを読ませてもらい、これをもとに対話をする。これはなかなか効果的で、メンバーから教わることも多々ある。こうして「精神」の次元での主体の組み直しが進んでいくと考える。

既にリワークデイケアから巣立ち、立派に職場復帰をしているメンバーの語りを、一部改変していくつかとりあげる。

「始めは肩こり、頭重感、めまい、だるさや疲労感が生じた」「次第に恐怖感や不安感、焦燥感が現れるようになった」。

うつ病初期を想起した語りである。うつ病が始まるとき、肩こり、頭重感，目まいなど、身体症状が先行していることを印象的に語っており、職場結合性うつ病を「メンタル不調」というより「心身失調」と捉えた方が適切であることを教えてくれる。これに続き、「最もひどい時には、会社に行こうとすると不安感が強くなり、出勤中の車内で強いめまいを感じた」とも回想する。この語りは、職場結合性うつ病での不安の特徴をよく示し、まさに家から出て職場に向かう途上、つまり「裂開相」でパニック発作が出現していることがわかる。

発病状況について次のような語りをするメンバーもいた。

「うつ病になる直前の状況としては、部署移動になり、仕事がすべてはじめてのものになった。自分でも努力はしたものの、はじめての作業は手間取り、時間内に終わらせることは難しかった」。「そのため、時間外に残業という形で仕事を済ませるものの、それでは上司から求められる仕事課題を消化・達成することは出来なかった。必然、上司より叱責を受けることも多くなった」。「当時は自らの不甲斐無さに辟易し、仕事を辞めようと思っていた。こうして整理してみると、私は『職場結合性うつ病』の発病状況に陥ってしまっていた」。

拙著『職場結合性うつ病』[11]を読んだこのメンバーは、自身がうつ病になる前の職場での様子を思い起こし、自分の病いについて「職場結合性うつ病」であると専門的な術語を使い、言語化ができている。発病状況を医学的な言説も加えて想起していることは意義深く、病識の獲得という点でも治療的といえる。

同様に発病状況を専門用語で語り直すメンバーもいる。

「部署異動は今回三回目で、その都度新しい業務を一から習得する一方、その分野の制度や法律など専門知識を自分でも勉強していたので、やりきれない業務は自主的に休日出勤してこなしていた」。「そのため、家に帰っても仕事のことが頭から離れず、休日も仕事をしなければ、と思ってもやる気になれず、仕事は片付かず、追い詰められていく一方だった」。「仕事から解放されてくつろいでいる『内閉相』がなく、常に『裂開相』であったと思う。今思えば、うまく休むことができていなかったのだと思う」

このメンバーも拙著を読み、自分のメンタル不調の発病状況を「内閉相」「裂開相」の術語でもって納得にいたったといえる。「家に帰っても、土曜、日曜にも仕事のことが頭から離れない」という言葉は印象的である。職場結合性うつ病・双極性障碍における不眠の要因として、仕事課題を達成できないという不全感・挫折感の要因が大きいことが察せられる。この語りの作業は、再発防止につながるだろう。

発病に先立つ前駆期の状態を、専門用語を使いつつ印象深く語るメンバーもいた。

「以前の職場でも、やむを得ない残業が多く、あまり疲れは感じてはいなかったが、これは本能的な『適応性軽躁状態』だったのかと振り返る」。「その状態が一定期間続いたことで、うつ病や躁病の顕在発病に陥ったのか、と思った」。「職場結合性うつ病では、身体的静養と精神的静養を取る必要があるということを読み、リワークデイケアに来ながら、仕事は休んでいいんだとほっとした」

専門書に照らしあわせながら自分のメンタル不調を振り返るこの語りも示唆に富む。残業が多いなか、疲れは感じることなく仕事をしていた時期につき「適応性軽躁状態」だったという理解も、自身の病についての理解を深め、病識の獲得に繋がっていることが窺える。仕事は「休んでいいんだ」という納得も印象的である。これも専門書を手引きにして得られた病いの了解の語りである。

それまで社会人として活躍していたメンバーにとり、うつ病等で仕事を休むことは、大きな挫折で、心的外傷となる。その時の休職の正当性について専門書に啓発されて見事な理解をするメンバーもいた。

「うつ病はそのリズム性が失調をきたしていることから、『社会のリズムから身を引いて自己のリズムを再調整する』ことが重要であると知り、なるほど休職の意味はそういうところにあるのかとわかった」。

確かに職場結合性気分障碍を抱える人は、「社会のリズムから身を引いて自己のリズムを再調整する」ことが重要である。その際、リワークデイケアに通うことは意義深い。リワークデイケア参加すること自体が新たな生活リズムであると語ってくれるメンバーもいた。

「リワークでは、決まった時間に起き、車で施設へ向かい、人と会話し、一握りの小さな達成感と疲労感を得て帰宅し眠りに就く」。「こんな当たり前のことが、繰り返し行われることの大切さ、『日常』を過ごすことの難しさを教えてくれた気がする」。

この語りは、リワークデイケアに毎日通うという営為が、日常のリズムを取り戻す契機となることをよく教えてくれる。

拙著を読み、多忙な現代社会に対する洞察をしているメンバーも複数いた。

「(テレンバッハがうつ病の病前性格として提起した)メランコリー親和型の組織で働くことにより、(本来の性格はメランコリー親和型でないにもかかわらず)従業員もメランコリー親和型に染まってしまうという指摘はとても新鮮だった」。「昨今の厳格な管理主義、コンプライアンス徹底、お客様満足度の重視といった『正しいこと』が、うつ病患者を量産しているとしたら何と皮肉なことか」。

現代の職場が就労者に要望する規範が「(偽性)メランコリー親和型」と特徴づけられていることを受けての、当事者ならではの鋭い見解である。

「確かに公務員になる人は得てして生真面目な性格であり、私自身も几帳面、良心的、勤勉であろうとする、典型的なメランコリー親和型なのだと思いますが、『職場結合性うつ病』という概念を知るにつれて、自分の置かれている職場環境にもその原因があるように思いました」。

この指摘も現代社会に対する鋭い洞察である。専門書を読み、自身の発病過程について社会的文脈からも理解を深めることは、自身のパーソナリティを柔軟かつ堅固なものにし、良好な職場復帰に寄与することと思う。リワークデイケアに参加して、いろいろな本を数多く読み、このことが自身の成長につながったことを語るメンバーもいた。

「科学的、物理的、宗教面等々の視点などさまざまな観点から自分の事柄に当てはめて見つめ直すことが出来た。この時間を持てたことは、とても大きな転機となったと言える」。

ついで同じメンバーは次のようにかつての自殺企図からの立ち直りを語る。

「もう何もしても無駄だ、総て終わりにしてしまった方が、余程楽になれる、そう思っていた自分に一筋の活路を思い出させてくれた」。

うつ病に陥り自殺企図をするほどの重篤な病態に陥ることは、うつ病のため仕事を休むことになったことと並び、大きなトラウマとなる。この語りは、①発病により自死を考えるほどの苦悩の重圧と②病いのため欠勤を余儀なくされる自尊心喪失という二重のトラウマからのたくましい外傷後成長をしていることをよく教えてくれる。この例のように、自身の病いを首尾よく締めくくる各メンバーに固有の言葉が語られていることが多い。次の語りもそのよい例である。

「この間、特にリワークでの経験、さまざまなものとの出会いが、以前の自分に足りなかった視点・観点を与えてくれ、精神面でも自ら潰れてしまうというリスク回避のスキルも身についたと思う」。

専門書を読む作業に媒介されて、自身の病いを想起し、理解を深めたリワークデイケアのメンバーによる一連の語りは、言語の次元での主体の組み直しと捉えることが可能である。自身が書いたことをもとにディケアスタッフや医師と対話をすることは、主体の組み直し作業をさらに進めるという思いを強くしている。同時に、メンバーが書いた語りを読み対話をすることは、スタッフや医師にも多少とも似た作用を及ぼし、医療者もメンバーと同じように言葉において自己の足場を柔軟かつ堅固なものにする効果をもつように実感している。

リワークデイケアのメンバーの語りは、メンバーが陥った苦悩がいかに深刻だったのか、そのトラウマを如実に指し示す。うつ病を発症し、絶望の淵に追いやられた彼（彼女）らは、寄る辺ない強烈な孤独を強いられる。これが第一のトラウマである。加えて、休職を余儀なくさせられることは第二のトラウマとなる。

リワークデイケアに参加して自身の病いを振り返り、言葉で記す作業において、そうしたトラウマを引き受け、乗り越えていくことが重要となる。この作業において、うつ病を中心にした職場のメンタル不調についての専門書は、まず、仕事をするなかで生じた自分の病（心身不調）の過程を、精神医学の言説を準拠して、「なるほど」と理解・了解し、言葉でこのことを書き記すいわば記述の作業に寄与する。それは、自分の病誌（pathography）を記す作業で、自己の病を客観化して病識を獲得するよう導く。メンバーは、医学的言説の助けも借りて病いの語りを続け、暫定的ながら病いの締めくくりをするに至る。言語の次元で新たな主体の生成で、こうしてメンバーは外傷後成長、ひいては人間的成長を遂げ、病いの乗り越えがなされる。以上のように、リワークデイケア参加者が改善していく推移をまとめることができるように思う。

専門用語が多く、馴染みのない学術書を読む作業、また学術書に照らし、自己を想起して自分の病誌を記す作業ともに、高度な心的緊張を要する。それは生みの苦しみを伴う創造行為である。そうした作業を促進する要因として、同じ作業に取り組む仲間がいること、それを見守るスタッフがいることがあげられる。それだけでなく、メンバーは病いの語りをする際、担当医師、スタッフに読んでもらうことを前提にしていることが重要である。つまり、メンバーは担当医師、スタッフを宛名にして病いの語りをする。これが、学術書を読み、病誌を書く動機づけとなっている。したがって、そこに精神療法過程が暗黙の裡に始まっていることは容易に想定できる。

精神療法過程の第二段階は、医師を含むスタッフがメンバーの書いた事柄について印象を語り、コメントをする対話である。そこではスタッフは、メンバーの書いた事柄が啓発的で、いろいろ教えられる点が多いと感謝することが多い。その時メンバーが師で、スタッフは生徒になっている。こうしてメンバーとスタッフの間で相互承認をする機会が熟する。メンバー、スタッフともに新たな学びをして、目ざましい成長を遂げ、人生観の新たな紡ぎ出しがなされることもあるだろう。この時期が、精神療法過程の第三段階といえる。外来での面接に比べ、リワークデイケアでは実り多い精神療法過程が繰り広げられると思う。

はじめてデイケア通所をするのに、強い抵抗・忌避感を抱くメンバーも多いことを知っておかなければならない。次の語りは示唆的である。

「一人暮らしで家に閉じこもる事を憂慮されデイケアセンターへの通所を提案されたが、通所の為に申請が必要な『障害受給者証』を交付してもらうことへの拒否感があった」「そのためデイケアに通わず、自宅療養を選択した」。確かに、デイケアに通うのに、支払うお金の関係もあり、メンバーは「自立支援医療診断書（精神通院）」を担当医に書いてもらい、市役所に提出しなければならない。その時、メンバーは公的な仕方で自分が精神障碍者であることを認めることを要請されるわけである。これは自身のスティグマを助長する。そのため、このメンバーは一度参加予定をとりやめている。少し時間をあけた後参加し改善していくなか、「これが今回、一番反省したこと。あの時、早くデイケアに来ていれば良かった」と語っている。

確かに、もともとごく普通に会社で仕事を行ってきた人にとり、「精神通院」の言葉が括弧ながら明記されている「自立支援医療診断書（精神通院）」を提出した後のデイケア参加はハードルが高い。公費負担制度が適用されることは大変良いのだが、精神障碍と診断された書類を役所に提出することは、当人に屈辱感を呼び起こす可能性は十分考えられる。スティグマは、同様の苦悩をもった仲間と連帯することで、緩和されていく。仲間と共に屋外に出て野菜を育てたり、散歩をしたりして、仲間と共に過ごすこと自体で連帯感が生まれている。さらに、病いの語りをすることでスティグマは（否定し、保持し、高める意味で）止揚（aufheben）されていくことだろう。

第一二章　コロナ・パンデミックのなかの心身失調

通算五〇年になろうとする外来・病棟での研鑽を通じ、私は、精神障碍が時代の動きのなかで、また家庭環境、学校・職場環境の変化のなかで、いかに症状表出ないし病態が影響を受けるのか印象深く感じている。内科・外科疾患でも似たことがある程度あてはまるだろうが、精神科領域の方がより顕著だろう。たとえば、一九八〇年代、栃木県に創設された自治医科大学に移った頃、「狐が憑いた」「狐になった」と確信し、精神運動興奮を起こす憑依精神病がよく外来に受診になり、入院となった。いわゆる動物憑きで、この頃、日本の多くの地域で頻繁に認められた。

ところが、二〇〇〇年に入った頃からは狐憑きに代表される動物憑依は、ちょうど絶滅した動物かのように、臨床現場から姿を完全に消してしまった観がある。このことは大学病院だけでなく精神科病院でも同様である。最近は思春期の患者で、アニメのキャラクター（たとえば『鬼滅の刃』の登場人物）に取りつかれ、キャラクターになりきってしまうという「アニメ憑依」とでもいえる憑依が散見されている。長きにわたる私の臨床経験に照らしても、著しい変化である。

前章で論じたことだが、職場においては、高度産業社会が抬頭し始める一九九〇年頃から、特に日本では、仕事が複雑さを増すなか迅速にこなし、お客さんに奉仕の精神で手厚い配慮をすることを要請され、従業員の心身の力がこれらの要求についていけず、うつ病、あるいは双極性障碍を発症する職場結合性うつ病・双極性障害[1]が増加した。この傾向は現在も続いている。そうした動向とあいまって、過労自殺の増加、また労災認定事例が増えた。ICD－11では慢性職場ストレスに起因する燃え尽き（burn-out）を「職業現象」（occupational phenomenon）として特記している[14]。燃え尽きは職場結合性うつ病と重なるところが多い術語で、仕事荷重によるメンタルヘルス不調の増加が二一世紀にはいってから世界的に認められていることを示す。

高齢者についていうと、超高齢社会の日本では、七〇代、八〇代、そして九〇代の高齢初発のうつ病、不安障碍が増えている。これは超高齢社会の日本ならではの現象だと思う。なかでも、配偶者との死別を契機に寄る辺ない状態になり、うつ病、ひいては妄想性障碍を発症する死別関連の事例が目につく。また、うつ病－認知症の中間に位置づけるのがふさわしい、うつ病－認知症移行領域[2・8]の事例も多い。こうした事例は、私が研修を始めた頃にはまだ少なく、注目されていなかったように思う。現在、超高齢社会の先頭を走る日本は、高齢者の精神医学という点でも先進国だといえる。

二一世紀に入ってからの人類の歩みにおいて、二〇一九年一二月に始まったコロナ・パンデミック、そして二〇二二年二月に始まるロシアによるウクライナ侵攻は歴史に大きく記されることだろう。IT技術の目覚ましい進歩により即座に各種のメディアを通じ報道され、現地から離れた多くの国の人々に精神的動揺を与え、その挙句、精神障碍に陥る、あるいは再発（再燃）・増悪をきたす事例が増えているように思う。そうした事例を通じ、あらためて私は、精神障碍は時代とともに動いていることを印象深く感じている。コロナ・パンデミックとウクライナ戦争は、一瞬、映画を見ているのではないかと懐疑の念さえ禁じ得ない、世界を揺るがす人類史上でも未曽有の悪性の出来事で、私のこれまでの精神科臨床の歩みにおいても特別な意味をもつ。

医科歯科大学での私の研修指導にあたっていただいた（精神薬理学の第一人者であった）恩師の融道男先生は、研修医に向かって、担当医として治療をする以上、患者に対して、症状、病態、治療、経過をしっかり記述し、医学の進歩に寄与すべく何らかの形で発表する「義務がある」とよく説いた。また、（生物学的精神医学の基礎を築いた）島薗安雄先生は、精神病理学で何よりも大事なことは、理論ではなく、綿密な事例の記述だと強調された。ところが操作的診断が普及した影響もあるのか、最近、患者から謙虚に学ぶ姿勢をもって周到に診る習慣が廃れていっているように感じる。融・島薗両先生の言葉を思い出し、「確かにそうだ」と精神医学における記述の重要性をあらためて実感している。

そうした問題意識のもとに、コロナ・パンデミックに焦点をあて、事例の概略を記述する。コロナ禍が「遺伝子－言語複合体」としての人間の心身両面にいかなる影響を及ぼしているのかを考えるためのささやかな資料になると思う。なお匿名性保持のため、一部改変している。

日本では二〇二〇年四月一九日に緊急事態宣言が出された新型コロナのパンデミックは、二〇二四年に入り病勢が弱まってきて、二〇二三年五月八日に「五類感染症」に引き下げられた。二〇二四年八月時点でもなおコロナ感染症は続き終息していない。三年で終息をみたスペイン風邪をしのぐパンデミックである。

第一波からウィルスが目まぐるしく変異を繰り返すのに伴い、コロナワクチン接種が多少とも功を奏したのか、およそ第五波（二〇二一年七月）あたりからコロナウィルスは弱毒化し、その分、感染力が増していった。第六波（二〇二二年一月）あたりから特に、家庭内感染が増え、一人が感染するとあっという間に家族全員が罹患してしまう事例が増えた。三年を超えるコロナ感染症の経過を巨視的にみると、かなり乱暴な見方を承知でいうと、急性期から遷延期に入ったといえるかもしれない。こうして、「with コロナ」時代に入りだしたという見方が成り立つのだろう。

以下、第一波（二〇二〇年二月）から第七波（二〇二二年九月）までの時期のコロナ禍に影響される精神障碍の性状を提示したい。あくまで大づかみであるが、第一波から第四波の頃に事例化した精神障碍には重篤なものがより多く、第五波、六波、七波の時期には全体にむしろ軽症化しているという印象を受ける。コロナ禍の急性期と遷延期に私が経験した精神障碍につき、それぞれ代表的な事例をあげ、論じたい。

I　一・二・三・四波（二〇二〇年二月―二〇二一年六月）

一　気分障碍圏　妄想性うつ病初発事例

忙しい会社勤務をこなし、もともと社交性もあり、やり手の優秀な男性（七〇代前半）である。定年退職後自宅でゆっくり過ごしていた折り、二〇二〇年三月、コロナウィルスが騒がれるようになってから、発熱しているのではないかと毎日体温を何度も測った。しかし、熱はずっとなかった。「何もする気がなくなってしまう」抑うつに加え、不安、不眠、食欲低下による体重減少のため、四月に入り近くのメンタルクリニックを受診し、うつ病の診断で通院を始めた。後に振りかえって、「武漢でコロナが発生し、ニュースで一日何度も報道されて、大変なことになったと心配した」、それまでは、NHK大河ドラマを面白く見ていたのに、「コロナのことがあって、テレビで朝から晩までそのことばかり」「コロナのニュースすべて見入って見た」、そして「三月に入り、怖くなってテレビを見なくなった」という。約一カ月、武漢のなまなましいコロナ禍の映像をテレビでつぶさに見ていて、患者はただならない緊張、驚愕、不安に襲われたことが察せられる。

五月には、不安が強くなり、「自分が生きていられるのか」と心配になる。「自分は駄目だ、馬鹿だ」「こんな人間はいてはいけない」と言う。六月に入り、「コロナに罹った」「妻、子どもにうつしている」と言い出し、警察につかまると怯える。「自分の病気が犬にうつった」とも言い、それまで可愛がっていた犬に接触しないようになる。さらに「ほかの人に息子が感染させてしまう」と言い、息子が会社に行くのを止めようとする。

症候学的にまとめると、患者は自分がコロナに感染していると思い込む「コロナ心気妄想」（仮称）を抱き、これを基に家族、周囲の人に感染させ、悪いことをしていると確信する「コロナ加害妄想」（仮称）[3・5]を呈している。

入院適応のため、六月に紹介され来院。初診時、「くさい体で病院に行けない」という。入院は、「他の人に感染させてしまう」からできないと言う。病室の見学をしてもらい、説得に応じ入院となる。このように、入院時に「コロナ加害妄想」が著しかった。

世界で爆発的に広がるコロナ禍に連動する形で、発症をみた妄想性うつ病の事例である。入院加療をして比較的早期に寛解をみる経過からして、病態はうつ病性急性精神病で、従来診断では、典型的な妄想性うつ病が適切である。ただ、「コロナに罹った」「コロナを人に感染させてしまう」というコロナ心気主題、コロナ加害主題[3・5]が妄想の中心をなしている。以前にも感染を主題にしたこの主の妄想は観察されたが、これほど激しい妄想はなかったように思う。

本事例は、薬物療法、支持的精神療法で妄想は消退し、もとの元気な姿が見られるようになり、約二カ月で退院している。コロナのニュースを熱心に見ることはなくなり、見ても動揺することはなくなり、もともとの日常生活を過ごし、最終的に服薬はやめ、良好な寛解をみて終診となる。

躁うつ病を患う人は、もともとの性格からして、困った人がいれば自発的に面倒をみる世話好きで、テレビドラマで悲しい場面になるともらい泣きをするというように、周囲に対する感情的な共鳴性と他者配慮性が高い。近所の人が亡くなったことを知り、悲嘆を自分で全面的にもらい受けるかのように、いとも容易にうつ病を発症（ないし再発）することもある。提示した事例は元来、感情的共鳴性および他者配慮性が高い。私は、少なくとも自験例の躁うつ病事例の発症機制に関して、コロナ禍の衝撃がこの感情的共鳴性と他者配慮性を通じ、患者の心情を激しく触発して精神病性逸脱をきたしたと考える(3・5)。

二　統合失調症圏（妄想型）統合失調症初発事例

もの静かで優しくまじめな大学生（二〇代前半）で、一月下旬からコロナの影響で授業がなくなり、下宿のアパートで一人暮らしを続け、コロナのニュースをスマホでよく見ていた。二月に入り、コロナのことが心配になり、スマホでコロナのことを毎日調べるようになった。コロナに罹っているのではないかという心配が出てきた。四月に入り、カラオケ喫茶で一日過ごしたりしていた。友人に意味不明な内容のメールを送る。また家族にも「これまでありがとう」「世界が壊れてしまう」などと唐突なメールを送る。話がまとまらず、興奮していて様子がおかしいので、家族が本人を実家に連れ帰る。声を突然あげたり、泣き、落ち着かず、外に出ていってしまおうとする。

四月上旬、家族に連れられ外来初診。発熱、呼吸器症状はないが、カラオケにも行きかなり動きまわっているため、病院としてはコロナ感染に注意し、駐車場で窓越しで、医師はマスク、防護服をつけ話す。「脳と口が直結している」「自分の脳と友達の脳が直結している」「脳の共有が起った、友人と」「自分が男か女か」など興奮気味に語る。緊急入院の適応だったが、コロナ感染を心配し、外来で投薬して、訪問看護をし、一週間発熱等の身体症状がないことを確認して、入院とした。

患者は、「元々のきっかけは、自分がコロナを予言していたことなんです」、四月七日発令の「緊急事態宣言が気になる。国民のことを考える」と述べる。この言葉は、政府が出した緊急事態宣言が患者にとり世界没落を意味するメッセージとなったことを考えさせる。

入院時、気分高揚、多弁が目立つ。実際、患者は「頭がフル回転している」といろいろ話す。三月下旬から、自分が「殺される、狙われている」と思っていたとも述べる。コロナに関しては、「コロナウィルスのことは、今はあまり気にならないです」と語る。

病態として、急性期において、多弁、感情高揚が目立ち、広義の躁的状態が認められたものの、「脳と口が直結している」「自分の脳と友達の脳が直結している」という言葉に裏付けられる自我障碍、また「自分がコロナを予言していた」という言葉に示されると特有な妄想（予言体験、島崎敏樹[10]）などが認められることから、統合失調症妄想型と診断するのが妥当である。この診立てのもとに治療を進め、約三カ月で妄想、興奮はおさまり五カ月で退院し、外来加療とした。一時、集中力低下があったがこれもなくなり、曲がりなりにも学生生活に復帰している。

本事例では、一月武漢に始まるコロナ危機に触発されて、急性発症に先行する前駆期（二月、三月）に自分がコロナに感染するのではないかという不安（・危惧）が目立っていたが、コロナに感染したという「コロナ心気妄想」の結実には至らない。これに関連して、他人に感染させてしまうという「コロナ加害妄想」の出現はない。三月に始まる日本のコロナ禍に連動する形で、四月コロナ危機の衝撃によって患者の人格総体が揺さぶりをかけられたかのように一種の世界没落体験をもたらしたことが窺われる。妄想と躁的状態が優位で妄想型統合失調症と診てよい事例である。発病の状況因として、なにより一月武漢でのコロナ禍が報じられたこと、そして日本でも患者が発生し、コロナ危機が現実のものとなったことに加え、大学の授業がなくなり、生活リズムが奪われたことも挙げられる。

三　広義の神経症事例　不安障碍・混合性不安抑うつ障碍

神経質な細かさがあるが、人付き合いが良い七〇代前半の婦人である。子育てが終わり、町の認知症予防のパート・スタッフとして働くかたわら、仲間でフォークダンスの集まりを作り、毎週一回は皆と踊り、その会計係も引き受け、毎日明るく過ごしていた。三月コロナのため、それまでやっていた当人の役割がすべてなくなり、人と会う機会もなくなり、自宅で夫と二人だけで過ごすようになる。胃の調子が悪くなり、食事量が減る。それまでと打って変わって元気がすっかりなくなり、ちょっとしたことで不安になるようになる。四月下旬、近医内科受診。五月上旬精神科に紹介になる。

外来加療で一時改善したものの、六月下旬から再び不安が強くなる。日本でコロナが収束せず、かえってコロナ感染者がふえているニュースを見て、コロナの不安が悪化している。「世の中、終わりになっちゃう」とコロナの不安を述べる。「コロナになったら大変」と自分のことも心配する。「コロナがはやったら、自分は駄目」「どうしよう、どうしよう」と落ちつかなくなる。「集中力が出ない、この状態でコロナになると心配」とも述べる。「孫がコロナにかかったら大変」と近くに住んでいる娘や孫に会うことを控える。ニュースを見ても頭に入ってこないと集中力低下を認める。認知症の初期の可能性も考え、脳画像等の検査を行っているが、認知症は否定される。「コロナで何もなくなった」「やることがなくなった」とコロナのため自分の生きがいがなくなったことを嘆く。うつ病の診断のもとに抗うつ剤等を処方したが奏功せず、コロナ感染の遷延と並行するかのように、病態が遷延している。

まとめると、これは二〇二〇年三月に始まるコロナ禍による初発の事例で、町の活動等がなくなり、生きがい喪失が起り、抑うつが生じる一方、日本でコロナが収束せず遷延している七月頃から、自分がコロナに罹るのではないかという「コロナ感染心気不安」とでもいうべき心気症状が出現し、集中力低下、無気力などの制止症状と「コロナに罹患するのではないか」「世の中が終わりになっちゃうのではないか」というコロナ関連の不安が続いている。当初、診断的に不安を伴う中等度のうつ病と診て治療をしていた。しかし、抗うつ剤等の薬の効果が良くないこと、コロナ禍に平行して病像が推移し持続していることから、神経症性の病態が支配的と診た方が適切と思われる。ＩＣＤ－11⒂に即せば、不安症状と抑うつ症状が同程度に認められる、不安障碍のなかの「混合性不安障碍」の診断となる。これはプライマリケアの現場で多い病態である。

病態がこの種の神経症水準にある「混合性不安障碍」は、基本的には、次に述べるコロナ第五波、六波、七波に多く認められた。コロナのため「世の中が終わりになってしまうのではないか」というコロナそのものに由来する切迫感を伴う急性の不安は、神経症レベルの不安、精神病レベルの不安の区別を問わず、コロナ・パンデミックの初期（第一、二、三、四波）に特徴的で、コロナ・パンデミックの遷延期には認められなくなる。

コロナ禍を背景に元気をなくし気分が落ち込む一群の精神的失調に対して、「コロナうつ」という呼称が人口に膾炙していた。「コロナうつ」の少なくとも一部は混合性不安抑うつ障碍と診断されると思われる。しかし、このことは、全般的に言えることだが、脳内神経伝達物質の明らかな変化をきたし、患者に強く押し付けられる希死念慮をもたらす内因性うつ病(4)の病態に急激に移行することもある。提示事例では希死念慮は一切表出されなかった。その点でも少なくとも有意な内因性うつ病の存在はないと私は判断した次第である。しかし、この種の事例でも内因性うつ病の病態に陥り、希死念慮が出てくることに注意をすることを怠ってはならない。

以上あげた気分障碍圏、統合失調症圏、神経症圏いずれの事例も、それぞれ質に違いはあるものの、やや不正確な言い方だが広義の「急性ストレス反応」の色彩をもつ。武漢を端緒に恐ろしい速さで自己増殖的に広がり、人を死に至らしめる新型コロナウィルスの勢いは、人間に及ぼす圧倒的な強度をもっていた。それと類比的に、コロナ・パンデミック急性期に事例化した精神障碍は、高い強度をもつ急性病態を呈し、根底にはコロナ・パンデミックという「世界没落体験」にもどこかで通じる「了解不能な出来事」(11)そのものに対する不安・恐怖があったように思う。

Ⅱ　第五・六・七波（二〇二一年七月―二〇二二年九月）

コロナ・パンデミックは二〇二一年七月から九月頃までデルタ株による第五波を迎え、弱毒化が目立ち、感染力は増し、家族内感染が多くなった。そのような新型コロナの病勢の変化にすぐさま触発されて事例化する精神障碍が増え、その性状にも特徴的な変化が認められた。概して、コロナ・パンデミック遷延期に事例化した精神障碍は、コロナ禍に付随してもたらされた具体的な生活・仕事の変化を機縁にしているものが多くなっている。

一　家族全員コロナ陽性に伴う自殺企図事例

会社勤務の三〇代男性は、コロナ予防は慎重にしていたのだが、二〇二一年八月微熱が出て、検査をしたらコロナ陽性が判明した。同じ職場でコロナ陽性者が複数いたという。家では、本人の後、子どもが発熱し、検査で陽性と判明。さらに、妻、同居していた両親も陽性がわかり、家族全員、陽性となってしまった。本人だけ病状が重く、健康福祉センターの指示で隔離のためのホテルに移った。自分が家族にコロナを「うつしてしまった」と自分を責め、抑うつ的になる。「死ぬしかない」とホテルの部屋で自死を図り、総合病院救急部に入院となる。身体的に改善し、一週間後に精神科病院に転院となった。元気がなく、不眠、食欲不振があるが、罪責妄想の言葉が聞かれる。うつ病エピソードの診断のもと、薬物療法、支持的精神療法を行い、迅速な改善をみて、二カ月余りで退院し、外来通院しながら職場復帰を果たしている。経過良好で、数回の外来受診で治療は終了とした。

家族全員が患者を発端にコロナ陽性になったことをきっかけに、自殺企図を伴ううつ病に陥った事例である。経過は非常に良好なものであった。

付け加えると、第七波の時期の事例だが、自殺企図にまでいかなくとも、自分だけでなく家族もコロナ陽性が判明し、自分のせいだと自責的になり、不安・焦燥優位のうつ病になる事例の発生をみている。自宅に皆過ごし陰性になって外出をしてもよい段階になっても、なお自分は「コロナ陽性だ」と確信し、「家族に感染させてしまう」と確信し、落ち着かない。この事例では、コロナ・パンデミック遷延期でも、初期期に多かった「コロナ心気妄想」と「コロナ加害妄想」が認められた。

概して第五波・六・七波、つまりコロナ・パンデミック遷延期における精神障碍は、コロナ・パンデミック初期そして急性期と違い、今あげた三例もそうだが、コロナ・パンデミックという「了解不能な出来事」そのものに対する不安・恐怖は希薄になり、むしろコロナ・パンデミックから二次的に派生する具体的な日常生活のさまざまな破綻が誘因となって生じているものが多くなっていた。コロナ遷延期において、コロナ陽性、ないし罹患する人が周囲に増え、また家族内感染が珍しくなくなり、自分はコロナにかかっているのではないかといった「コロナ心気妄想」、また他人に感染させてしまうのではないかという「コロナ加害妄想」が観察されることは明らかに少なくなった。

二　自営業不振に伴う自殺企図事例

次のような自殺企図事例もあった。四〇代男性で、酒屋を経営している。国による自粛の政策の指針のため、酒が売れず経営が悪化し、二〇二一年八月頃から今後の展望が全く見えなくなり、一人で悩む。客の来ない店で暗澹とした思いで過ごすことがふえ、気持ちが落ち込み、生きていく自信がなくなる。死を考え、過量服薬をして救急病院に運ばれ、身体的改善をみた後、精神科病院に紹介されて入院加療を始める。明らかに活気に欠けるが、薬物療法・支持的精神療法により改善を認め、二カ月余りで退院し外来通院に切り替えた。仕事をはじめ、前向きの気持ちになってきている。この事例も自殺企図をしている点で、診断的には前例と同様、自殺企図を行っていることから「重症うつ病エピソード」となるが、状況反応性の性質をもち、改善は良好である。

これら二つの自殺企図事例は、コロナ禍において不幸にして自殺者が増加した事態を考える上で示唆に富む。国を挙げての自殺予防対策が功を奏し、年間三万人を優に超える時期が終わり、二〇一〇年から一九年まで一〇年連続して減少を続け、二〇一九年は計二万一六九人(一六/一〇万)で、これまでで最も少なかった。ところが、二〇二〇年七月に前年同月比二・六%増、八月一七・八%増、九月一〇・〇%増と七月以後毎月増加を続け、一〇月には実に三九・九%増という結果が、警察庁から報告されている。二〇二〇年全体では、自殺総数は二〇〇八一名(一六・七/一〇万)でその前の年二〇一九年に比べ四・五%の増加になった(6)。

こうした一群の自殺企図例の辺縁にある、コロナ禍を要因として自殺企図の挙に及ぶ事例も増えたことが推察される。コロナ禍に多少とも特化したメンタルヘルスのセクションの設置も望まれ、適切な治療対応がなされれば、取返しのつかない不幸な事態を防げることを、一般に知ってもらう啓蒙活動がなされてよいと考える。

三　自粛解除を契機にした「お祭り躁病」事例

コロナ・パンデミックがやや収まりだし、自粛命令が解除されたのを契機に、「お祭り躁病」を発症した事例(七〇代、女性)もあった。夫を亡くしてから友人とカラオケに興じたり、一緒に旅行にも行っていた患者は、コロナが始まって、親しい仲間や息子、娘、孫と会うこともができなくなり、一人寂しい思いをしながら、自宅で一人で過ごすようになる。この頃、軽い抑うつ状態にあったことが推察される。

コロナ感染者が減り、自粛解除の措置は解かれ二〇二一年一一月頃から患者は、少しずつ人と会いだす。仲間と旅行することが決まり、本人は前日から急に気分が高揚し、まるで遠足に出かける小学生のように、嬉しそうに部屋の中を動き回り、多数の知人に長く電話するようになる。旅行先のホテルでは一人マイクを話さず、爽快気分でカラオケを歌い続け、夜寝ないで喋りっぱなしになった。仲間の連絡で家族が迎えに行ったところ、「なぜ来たのか」と興奮する。家に帰ってからほとんど寝ず、落ち着かず、庭に出て行ったり来たりしていた。注意する嫁に対し怒鳴って暴力を振るい、嫁は泣いてしまい、警察介入となった。息子に対しても暴力を振るうため、精神科病院に入院になる。脳画像、脳波等の検査で異常は認められず、認知症は否定される。

入院当初は気分高揚、多弁・多動が著しく、典型的な躁病と診断される病態である。はじめての躁病エピソードで、これまで病院に行くほどの明らかな気分変動はなかったようである。子どもをしっかり育て、近所づきあいもよく、パーソナリティ機能は高い。薬物療法、精神療法で気分高揚が収まっていき、一時軽く抑うつ的となった後、正常な気分に戻り、三カ月余りで退院となり、良好な寛解をみている。

コロナによる自粛解除を契機に、事例化した七〇代初発の躁病である。長期間に及ぶ人と会えない不自由な自粛生活の時期に軽いうつ病相が生じ、自粛生活が解除されたのを機にして、一種の「荷下ろし」からのお祭りかのように軽度うつ病相から躁病相へと病態が転じた。第一波から第六波以後へのコロナ・パンデミックの推移を踏まえ全体をみると本事例は、当初から双極性感情障碍の発症をみていたと考えられる。

第五・六・七波の時期の外来通院事例の全体についてみると、――またこの二〇年余りの外来患者全般的にもあてはまることだが――、初診患者の診断名では、適応障碍レベルの不安障碍、またうつ病が非常に多い。病歴を聞いていくと、中年の人だと、コロナ禍にはいりコロナ対応の業務が増えて仕事に慣れない、仕事が増えた、若い人だと、コロナのため就職先が見つからない、既に決まっていた留学ができなくなったなど、コロナ禍での仕事の変化、進路変更、就職困難など、コロナ禍が長引いてさまざまな負荷、また不都合が要因になっている事例が多かった。

また、医療関係者では、発熱外来で働く看護師で、受診患者が多く、仕事加重のため心身疲弊をきたし、パニック発作となる事例や、総合病院看護師で、同僚がコロナ陽性になり休む職員が増えていた。そのため、二人分の業務をこなす必要にせまられ、燃え尽きて外来受診してくる事例も散見された。そうしたなかに、過重労働によるうつ病といった判断で労災認定となっている事例もある。医療関係の従事者だけでなく、ＩＴ関連の企業の従業員でコロナ禍のためかえって仕事が多くなり、燃え尽きに陥り、希死念慮をいだく精神病性（内因性）病態のため入院加療の適応となるなど明らかなうつ病を発症する事例もあった。

この時期、その一方でコロナ禍に入り、会社に出勤せず自宅で仕事をしたり、オンライン会議が多くなり、あるいは遠方への出張がなくなり、仕事加重が以前に比べ減っている従業員が増えた。そのため、職場結合性うつ病（双極性障碍）は全体として減った可能性もある。外来で以前に発症したこの種の患者を経過観察していて、コロナ禍の時期に入り病状が一層改善し、服用薬が減っている事例もかなりある。こうした点については、公的機関による厳密な疫学的調査が望まれる。

話が戻るが、第一波の時期においては、「病院崩壊」といわれるほど、コロナ感染患者の治療に携わる医療従事者は、（まだ原因がよくわからないコロナ罹患の恐怖を持ちながら）長時間の激務を余儀なくされた。ニューヨークの大学病院救急部の部長としてコロナ医療に献身的にかかわっていたローナ・ブリーン医師（四九歳、女性）が自死をしたことが、二〇二〇年四月二七日付けのアメリカの多くの新聞で「英雄」として報じられた(13)。人格的にも優れた非常に優秀な医師で、うつ病などの既往はまったくなく、誰にもまったく予測できない出来事であったという。日本なら過労自殺として労災認定される事例であると思われる。診断的には、もともと高いパーソナリティ機能を有していた人が、突然、自殺の挙に出てしまう点からしてうつ病ないし気分障碍を検討してよい病態を呈していた可能性がある。私の見地からすれば、職場での過重労働を契機に発症するうつ病は職場結合性うつ病（ないし職場結合性双極障碍）である。彼女がコロナ感染をしていることから、もう一つ考えておかなくてはならないのはウィルス感染後症候群（post-viral syndrome）で、その一つの病態としてうつ病が先鋭化した可能性である。いずれにしてしても、わが国なら労災認定事例となる不幸な病態である。また、コロナ医療にかかわっていた看護師で自死している事例が欧米で複数報告されている(12)。日本でも、コロナ・パンデミック急性期に、医療者でこうした不幸な事例があったことが想像される。

Ⅲ　グローバル世界関連性の精神疾患

コロナ第六波が猛威を振るっているさなか、二〇二二年二月二四日にロシア大統領プーチンの命令指揮下に、ロシアによるウクライナへの軍事進攻が突如始まった。街は無残に破壊され、無辜の市民が亡くなり国外に避難する人も増えるという暴挙である。この一連の行動はテレビで連日放映され、今でも続いている。いろいろな問題はあれ一定の定着をみ、人々の準拠枠となっている戦後民主主義の枠組みがあっというまに外されてしまった。暴君プーチンを首謀者とするロシアの暴力は、民主主義の基本ルールを反省なしに侵犯している点で、精神病性の逸脱行動である。

これに触発される形で、ウクライナの報道をテレビで見ていて、ロシア侵攻後一カ月もしないうちに、「爆弾が落ちてくる」「街が占領されてしまう」といった多少とも現実的な不安に始まり、夢のように全く別のさまざまな内容の幻覚・妄想が発展していく激しい精神病性の逸脱行動を呈した事例（七〇歳後半）があった。診断的には高齢初発の急性（多形性）精神病と診断するのがふさわしい病態である。またウクライナ侵攻の一カ月ほど前から、これを目ざとく先取り的に予知し、平和の平和が崩壊し大変なことになると、緊張病性興奮に陥った統合失調症再発事例（男性四〇代後半）もあった。二〇二一年八月、次いで翌年八月に死去された日本の精神病理学の権威の木村敏氏、また中井久夫氏が、それぞれ鋭い洞察により統合失調症に特徴的として提唱した、時代の動きをいち早く看て取るアンテ・フェストゥム（祭りの前）」（一九八一）[7]、あるいは「兆候空間」（一九八二）[9]というあり方が、この事例に非常によくあてはまることを感慨深く思った。

二例ともロシアによるウクライナへの軍事進攻に文字通り、「触発」された急性精神病である。こうした事例を目の当たりにして、一層のこと、グローバルな情報化の時代、疾患横断的に質の違いはあれ「グローバル世界関連性」の精神障碍が増えている印象を受けている。

本章では、コロナ禍を契機に精神疾患を初めて発症した事例を、第一波から第七波まで、つまり二〇二〇年二月から二〇二二年九月までのおよそ二年七カ月について報告した。その後の推移について一言付け加えておきたい。二〇二三年五月に「5類感染症」に引き下げられた頃から、あくまで私が働いている病院での経験だが、外来でも入院でもコロナ禍を契機に精神疾患を初めて発症した事例は激変した。私についていえば、「なし」である。最近（二〇二四年八月）について言うと、第一一波で感染する人が新たに増えている。しかしながら、コロナ禍を契機に発症する事例はみない。これは、いかに精神疾患が時代の動きに大きく左右されるのか教えてくれる現象である。

あとがき

灼熱の太陽の光が降り注ぐ縁側から外を眺めると、緑一面の水田が遠くまで広がる。左手には、ハスの葉が繁茂する蓮池が見える。青い空に溶け込む鮮烈な万緑。

朝早く起きて近くの林にかぶと虫を捕り行ったり、田んぼにタニシやイナゴを取りに行った。午後、縁側に出て、畑でとれたばかりのスイカを兄弟で競い合ってたくさん頬張り、畳の上で川の字になって昼寝。

幼少期を過ごした三河・挙母（今の豊田市）の「本地」は、私のネール・ボーデン（培地）で、懐かしい夏の光景である。

産婆さんに深夜来てもらって、馬小屋のような簡素な家で無事生まれた私は、七五年をすぎてなお人生の旅を続けることができている。両親、妻をはじめ多くの人々のおかげと、感謝の気持ちで一杯である。一人の独立した主体として生きているなか、他人をそれと知らずに傷つけたり、迷惑をかけているのは間違いなく、年を重ねるにつれ、負い目・罪責の念が増えてきて、しばしば内心忸怩たる思いに襲われる。

晩年のジャック・ラカンは、人間の歩みを、日本古来から大切な時にしつらえるしめ縄に類比される、ボロメオの輪の結び目を作っていく作業に準えた。論文を書いていく途上、思いもよらなかった新しい言葉の連鎖の結び目ができ、あらたに私が言葉のしめ縄で紡ぎ出されているように時々実感する。ささやかな暫定的な〈私〉の自己確信の時である。それは解消不能なメランコリーや不安に裏打ちされた括弧付きの「確信」で、決して安住できるような代物ではない。

単著を書きあげていく作業は、いつも私にとって記念碑的な結び目となっているように思う。今回の著作は、〈神〉から贈られた「残りの時」（パウロ・アガンベン）の新たな結び目になるのは間違いないだろう。これまでの拙い著作と一定の連続性と反復性があるように感じる。

私は医学部の学生時代に、自主的に一年休学をして、東大や都立大学で哲学の講義やゼミに参加した。それは、独りで自己を見つめ、生きることについて考えをめぐらす貴重な時間だった。確かに、青年時代の私は、自分自身に対する不確実感があった。この一種の実存的不安が、人間に対する精神病理学的な関心の基礎にあると思う。

外来通院のA氏はニーチェの「永劫回帰」を体験したといい、その出来事を言語新作を交えノートに書き連ねて、毎回の面接で私に見せてくれた。これに触発されて、私は難解なニーチェの本を再読し理解を深めることができた。このように私は、患者さんから多くの刺激を受け、教えてもらっている。私の愛すべき隣人であり、師である多くの患者さんなしには、拙著は生まれようがなく、深い敬意と謝意を表します。

ゲラを通読してみて、足取りはいまだに覚束なく、個人的な記録の性格が色濃い。しかしある程度の普遍妥当性はあると思う。いろいろご意見いただければ幸いである。

私に臨床・研鑽の機会を与えていただいている小山富士見台病院理事長・黒須治一先生に感謝します。一緒に臨床に取り組み、和気あいあいと談笑していただいている阿部隆明院長をはじめとした医局の諸先生に感謝します。また私の促しもあり二〇〇八年九月に小山富士見台病院院長に就任しながら、不幸にも病に倒れた故恩田浩一氏に心からの感謝と哀悼の意を表します。

原稿を読み示唆に富むコメントをいただいた稲川優太、箕輪真人（自治医大）、五島隆太、野村絵里香（医科歯科大)、山下真由(北里大)、曽我鷹平(筑波大)、小林亮子、清水洋位(小山富士見台病院)、矢嶋孝敏(株式会社やまと)諸氏に感謝します。

最後に、この著書の出版に快諾いただだいた金剛出版社長・立石正信氏に深く感謝します。あわせて、多大なご尽力いただだいた編集部中村奈々様をはじめとした金剛出版の諸氏に深くお礼申し上げます。

二〇二四年一〇月三日　下野にて

文献

第一章

（1）American Psychiatric Association：Diagnostic and Statistical Manual of Mental Disorders, Fourth Edition（DSM-Ⅳ）. American Psychiatric Publishing, Washington D.C, 1994（髙橋三郎、大野 裕、染矢俊幸訳）ＤＳＭ－Ⅳ 精神疾患の診断・統計マニュアル、医学書院、一九九六

（2）American Psychiatric Association：Diagnostic and Statistical Manual of Mental Disorders, Fifth Edition（DSM-5）. American Psychiatric Publishing, Washington D.C., 2013（日本精神神経学会日本語版用語監修、髙橋三郎、大野 裕監訳）ＤＳＭ－５ 精神疾患の診断・統計マニュアル、医学書院、二〇一四

（3）Berg S：Physician burnout：Which medical specialties feel the most stress [Internet]. Available from：www.medscape.com

（4）Blankenburg W：Verlust der natürlichen Selbtverständlichkeit. ein Beitrag zur Psychopathologie symtomarmer Schizophrenien. Enke F, Stuttgart, 1971（木村 敏、岡本 進、島 弘嗣訳）自明性の喪失―分裂病の現象学、みすず書房、一九七八

（5）Bleuler E：Demetia praecox oder Gruppe der Schizophrenien. Achaffenburg G. Hrsg. Handbuch der Psychiatrie, Spezieller Teil 4. Franz Deuticke, Leipzig, 1911（飯田 真、下坂幸三、保崎英夫、他訳）早発性痴呆または精神分裂病群、医学書院、四－四四頁、一九七四

（6）Freud S：Studien über Hysterie. Franz Deuticke, Wien, 1895（芝伸太郎訳）ヒステリー研究、フロイト全集2、岩波書店、一－三九〇頁、二〇〇八

（7）Freud S：Hemmung, Symptom und Angst. Internationaler Psychoanalytischer Verlag, Berlin, 1926（大宮勘一郎、加藤 敏訳）制止、症状、不安、フロイト全集19、岩波書店、九－一〇二頁、二〇一〇

（8）Griesinger W：Die Pathologie und Therapie der Psychischen Krankheiten für Aerzte und Studirende, 2. Auf. 1, Abdr. Verlag von Adolph Krabbe. Stuttgart, 1867（小俣和一郎、市野川容孝訳）精神病の病理と治療、東京大学出版会、二四七－三五三頁、二〇〇八

(9) 花村誠一：カオスの精神病理学への序文、臨床精神病理一三：一七－二八、一九九二
(10) 花村誠一：精神は分裂せず、ただ転態するのみ―オートポイエーシスの格率、精神神経学雑誌一〇〇：一七七－一八五、一九九八
(11) 原田憲一：意識障害を診わける、診療新社、一九八〇、再刊：金剛出版、二〇二四
(12) Israël L：L. Hystérique, le sexe et le médecin. Masson, Paris, 1983
(13) Janzarik W：Strukturdynamische Grundlagen der Psychiatrie. Ferdinand Enke, Stuttgart, 1988（岩井一正、古城慶子、西谷勝治訳）精神医学の構造力動的基礎、学樹書院、四九－一二〇頁、一九九六
(14) Jaspers K：Allgemeine Psychopathologie. Funfte Auflage. Springer Verlag, Berlin, 1948（内村祐之、西丸四方、島崎敏樹、岡田敬藏訳）精神病理学総論・上巻、みすず書房、一四八―一五七頁、一九五三
(15) 加藤 敏：分裂病の構造力動論―統合的治療にむけて、金剛出版、五六－六四頁、一九九九
(16) 加藤 敏：統合失調症の語りと傾聴―ＥＢＭからＮＢＭへ、金剛出版、一三八－一四六頁、二〇〇五
(17) 加藤 敏：職場結合性うつ病、金原出版、一二－二四頁、二〇一三
(18) 加藤 敏：精神病理・精神療法の展開―二重らせんから三重らせんへ、中山書店、一八〇－二〇二頁、二〇一五
(19) 加藤 敏：ＤＳＭ－５を理解するための基礎知識第一二回 パーソナリティ障害およびパーソナリティ障害代替モデル、精神神経学雑誌一一七（二）：一四六－一五一、二〇一五
(20) 加藤 敏：統合失調症の診断―言語の病理と感情の病理、精神科診断学九：四－二二、二〇一六
(21) 加藤 敏：グリージンガーの精神医学体系の吟味―現代精神医学を照らす、精神神経学雑誌一二二（九）：六六六－六八二、二〇二〇
(22) 木村 敏：分裂病の現象学、弘文堂、二〇二－二〇三頁、一九七五
(23) Kraepelin E：Psychiatrie Ein Lehrbuch für Studierende und Ärzte. Unveränderter Abdruk der Achte Auflage. Bd Ⅲ. Teil Ⅱ Kliniche Psychiatrie. Verlag von Johann Ambrosius Barth, Leipzig, 1913（西丸四方、西丸甫夫訳）精神分裂病、みすず書房、一九八六
(24) Kobayasi T, Kato S：Depression-dementia medius：between depression and the manifestation of dementia symptoms. Psychogeriatrics 11（3）：177-182, 2011
(25) Lacan J：Écrits. Éditions du Seuil, Paris, 1966（宮本忠雄、竹内迪也、高橋 徹、佐々木孝次訳）エクリⅠ、佐々木孝次、三好暁光、早水洋太郎訳）エクリⅡ、佐々木孝次、海老原英彦、芦原 眷訳）エクリⅢ、弘文堂、一九七二、一九七七、一九八一
(26) Lacan J：Le Séminaire livre X L' angoisse. Seuil, Paris, 2004（小出浩之、鈴木國史、菅原誠一、他訳）不安、上・下、岩波書店、二〇一七
(27) Lingiardi VN, McWilliams N：The Psychodynamic Diagnostic Manual, 2nd Edition. Guilford Press, New York, 2017

（28）宮本忠雄：言語と妄想—危機意識の病理、平凡社、二〇五—二五九頁、一九七四
（29）Müller-Suur H：Das Schizophrene als Ereignis. Kranz H, Hrsg：Psychiatrie Heute. Thieme, Stuttgart, pp81-93, 1962
（30）長井真理：「つつぬけ体験」について、臨床精神病理二：一五七—一七二、一九八一
（31）清水光恵、加藤 敏：「発病期の核心点」の反復的想起について—統合失調症の発病に関する自伝的記憶の精神病理学的考察、精神神経学雑誌一〇四（九）：七五八—七八〇、二〇〇二
（32）Saussure F：Cours de linguistique générale. Payot, Paris, 1916（小林英夫訳）一般言語学講義、岩波書店、一九七二
（33）Tellenbach H：Melancholie：Problemgeschichte Endogenität Typologie Pathogenese Klinik. Spinger, Berlin/Göttingen/Heidelberg, 1961（木村 敏訳：メランコリー、みすず書房、一九七八／改訂増補版、一九八五）
（34）安永 浩：分裂病の論理学的精神病理—「ファントム空間」論、医学書院、一九七七
（35）Wieck HH：Zur klinischen Stellung des Durchgangs-Syndromen. Schweiz Arch Neurol Psychiatr 88：1345, 1956
（36）Wittgenstein L：Philosophische Untersuchungen. Suhrkamp Verlag, Frankfurt, 2003（藤本隆志訳）哲学探究、ウィトゲンシュタイン全集八、大修館書店、二〇頁、三三二頁、一九七六
（37）World Health Organization：(PDF) Clinical Descriptions and Diagnostic Requirements for ICD-11 Mental, Behavioural or Neurodevelopmental Disorders. https://iris.who.int/bitstream/handle/10665/375767/9789240077263-eng.pdf?sequence=1（本としては近刊）

第二章

（1）American Psychiatric Association：Diagnostic and Statistical Manual of Mental Disorders, fifth Edition, DSM-5. American Psychiatric Publishing, Washington, D.C., 2013（髙橋三郎、大野 裕監訳）ＤＳＭ－５ 精神疾患の診断・統計マニュアル、医学書院、七五五—七七四頁、二〇一四
（2）Foucault M:Les Anormaux：Cours au Collège de France, 1974-1975. Seuil, Paris, 1999（慎改康之訳）異常者たち、ミシェル・フーコー講義集成5、筑摩書房、二〇〇二
（3）Foucault M:Naissance de la Biopolitique：Cours au Collège de France, 1978-1979. Seuil, Paris, 2004（慎改康之訳）生政治の誕生、ミシェル・フーコー講義集成8、筑摩書房、二〇〇八
（4）Griesinger W：Die Pathologie und Therapie der psychischen Krankheiten für Aerzte und Studirende, 2. Auf, 2Abdr. Verlag von Adolph Krabbe, Stuttgart, 1867（小俣和一郎、市野川容孝訳）精神病の病理と治療、第二版、第二刷、東京大学出版会、二〇〇八
（5）Jaspers K：Allgemeine Psychopathologie. 5Aufl. Springer, Berlin, 1959（内村祐之、西丸四方、島崎敏樹、岡田敬藏訳）精神病理学総論 上巻、岩波書店、一八五—二〇〇頁、一九五三

（6）Kant I:Kritik der reinen Vernunft. Hartknoch, Riga, 1781（原佑訳）カント全集第四巻、五巻、六巻　純粋理性批判上中下、岩波書店、一九六六、一九七三、一九六六
（7）Kant I : Kritik der praktischen Vernunft. Hartknoch, Riga, 1788（深作守文訳）カント全集第七巻　実践理性批判、岩波書店、一九六五
（8）加藤 敏：ＤＳＭ－５を理解するための基礎知識第一二回　パーソナリティ障害およびパーソナリティ障害代替モデル、精神神経学雑誌一一七（二）：一四六－一五一、二〇一五
（9）加藤 敏：現代精神医学における正常／異常概念の検討、（神庭重信、松下正明編：精神医学の思想（専門医のための精神科臨床リュミエール三〇）、中山書店、二八－四七頁、二〇一二
（10）加藤 敏：衛生パスポート（pass sanitaire）の義務化は自由侵害（liberticide）か？、日仏医学四二：一－四、二〇二〇
（11）Kernberg O : Borderline personality organization. J Am Psychoanal Assoc 15（3）: 641-685, 1967
（12）Kraepelin E:Psychiatrie Ein Lehrbuch für Studierende und Ärzte. Unveränderter Abdruk der Achte Auflage. Bd Ⅰ. Ⅱ. Ⅲ. Ⅳ. Verlag von Johann Ambrosius Barth, Leipzig, 1909, 1910, 1913, 1915（西丸四方、遠藤みどり訳）精神医学総論、伊藤 徹訳）老年性精神疾患、遠藤みどり訳）心因性疾患とヒステリー、遠藤みどり、稲浪正充訳）強迫神経症、西丸四方、西丸甫夫訳）躁うつ病とてんかん、西丸四方、西丸甫夫訳）精神分裂病、みすず書房、一九九四、一九九二、一九八六、一九八九、一九八六、一九八六
（13）Meyer A : Winters EE（ed）The collected papers of Adolf Meyer. Ⅵ. Ⅱ. The Johns Hopkins Press, Batimore, 1951
（14）Schneider K : Die psychopathischen Persönlichkeiten. Deuticke, Leipzig, 1923（懸田克躬、鰭崎 轍訳）精神病質人格、みすず書房、三一－一三頁、一九五四
（15）World Health Organization : The ICD-10 Classification of Mental and Behavioural Disorders : Clinical descriptions and diagnostic guidelines. World Health Organization, 1992（融 道男、中根允文、小見山実、岡崎祐士、大久保善朗訳）ＩＣＤ-10 精神および行動の障害―臨床記述と診断ガイドライン、医学書院、一九九三
（16）World Health Organization :（PDF）Clinical Descriptions and Diagnostic Requirements for ICD-11 Mental, Behavioural or Neurodevelopmental Disorders. https://iris.who.int/bitstream/handle/10665/375767/9789240077263-eng.pdf?sequence=1（本としては近刊

第三章

（1）American Psychiatric Association : Diagnostic and Statistical Manual of Mental Disorders, Fourth Edition（DSM-Ⅳ）. American Psychiatric Publishing, Washington D.C., 1994（髙橋三郎、大野 裕、染矢俊幸訳）ＤＳＭ－Ⅳ　精神疾患の診断・統計マニュアル、医学書院、一九九六

（2）American Psychiatric Association：Diagnostic and Statistical Manual of Mental Disorders, Fifth Edition（DSM-5）. American Psychiatric Publishing, Washington D.C., 2013（日本精神神経学会日本語版用語監修、髙橋三郎、大野 裕監訳）ＤＳＭ－５ 精神疾患の診断・統計マニュアル、医学書院、二〇一四

（3）Andreasen N：DSM and the death of phenomenology in America：An Example of Unintended Consequences. Schizophr Bull 33 (1)：108-112, 2007

（4）Beers CW：A Mind That Found Itself. Doubleday Company, Garden City, 1908（加藤普佐次郎、前田則三訳）わが魂にあふまで、羽田書房、一九四九、江畑敬介訳）わが魂にあうまで、星和書店、一九八〇

（5）Beers CW：A Mind That Found Itself. Doubleday Company, Garden City, 1908（加藤普佐次郎抄訳）わが魂に遇ふまで―わが精神病院生活の体験記、救治会会報、五九、五三－七五、一九四〇

（6）Binder R：Let's Claim Our Future. APA Daily Atlanta May 14-18. American Psychiatric Association, 2016

（7）加藤 敏：創造性の精神分析―ルソー・ヘルダーリン・ハイデガー、新曜社、二二三－二三九頁、二〇〇二

（8）加藤 敏：人の絆の病理と再生―臨床哲学の展開、弘文堂、一五〇－一五一頁、二〇一〇

（9）加藤 敏：精神病理学による補完を必要とするＤＳＭ－５、臨床精神医学四三（増刊号）：三三一－三三九、二〇一四

（10）加藤 敏：精神病理・精神療法の展開―二重らせんから三重らせんへ、中山書店、二五九－二八一頁、二〇一五

（11）加藤 敏：暗黙の裡に生じる陽性転移、陰性転移、逆陽性転移、逆陰性転移、（加藤 敏監修、阿部隆明、小林聡幸、他編：症例に学ぶ精神科診断・治療・対応、金原出版、六－八頁、二〇一五

（12）加藤 敏：ウィトゲンシュタインにおける哲学的思索と宗教的思索の同時並行的発展、日本病跡学雑誌九二：四〇－六二、二〇一六

（13）Jaspers K（1922）：（藤田赤二訳）ストリンドベリとヴァン・ゴッホ、ヤスパース選集三六、理想社、二四五頁、一九八〇

（14）Kretschmer E：Körperbau und Character. Springer Verlag, Berlin, Göttingen, Heidelberg, 1955（相場 均訳）体格と性格―体質の問題および気質の学説によせる研究、文光堂、一八四－二二八頁、一九六〇

（15）Laing RD：The Divided Self：An Existential Study in Sanity and Madness. Penguin, Harmondsworth, 1960（阪本健二、志貴春彦、笠原 嘉訳）ひき裂かれた自己―分裂病と分裂病質の実存的研究、みすず書房、一九七一

（16）Loch AA, Guarniero FB, Lawson FL et al：Stigma toward schizophrenia：do all psychiatrists behave the same? Latent profile analysis of a national sample of psychiatrists in Brazil. BMC Psychiatry 13：92, 2013

（17）Schneider K：Kliniche Psychopathologie, 6 Aufl. Georg Thieme Verlag, Stuttgart, 1962（平井静也、鹿子木敏範訳）臨床精神病理学、文光堂、一四八－一四九頁、一九七五

（18）精神保健福祉行政のあゆみ編集委員会編：精神保健福祉行政のあゆみ―精神衛生法施行五〇周年（精神病者監護法施行一〇〇周年）

記念、中央法規出版、二〇〇〇
（19）精神保健福祉研究会監修：四訂 精神保健福祉法詳解、中央法規出版、二〇一六
（20）Wittgenstein L：Denkbewegungen Tagebücher 1930-1932, 1936-1937.（Hrausg：Somavilla I）（MS183）. Haymon Verlag, Innsbruck, 1997（鬼界彰夫訳）ウィトゲンシュタイン哲学宗教日記 1930-1932/1936-1937、講談社、二〇〇五
（21）Wittgenstein L：Tractatus Logico-Philosophicus：Logisch-Philosophische Abhandlung（Edition Suhrkamp）. Suhrkamp Verlag, Berlin, 1963（藤本隆志、坂井秀寿訳：論理哲学論考、法政大学出版局、一九六八、奥 雅博訳）論理哲学論考（ウィトゲンシュタイン全集一）、大修館書店、一－一二二頁、一九七五、野矢茂樹訳）論理哲学論考、岩波書店、二〇〇三
（22）World Health Organization：（PDF）Clinical Descriptions and Diagnostic Requirements for ICD-11 Mental, Behavioural or Neurodevelopmental Disorders. https://iris.who.int/bitstream/handle/10665/375767/9789240077263-eng.pdf?sequence=1（本としては近刊

第四章

（1）Aristotelēs：Peri psychēs.（桑子敏雄訳）心とは何か、講談社、一六－二二頁、一九九九
（2）Austin JL：How to Do Things with Words. Oxford University Press, Oxford, 1960（坂本百大訳）言語と行為、大修館書店、一九七八
（3）Ellenberger HF：The Discovery of the Unconscious : The History and Evolution of Dynamic Psychiatry. Basic Books, New York, 1970（木村 敏、中井久夫監訳）無意識の発見―力動精神医学発達史 上巻、弘文堂、二七九－二八〇頁、一九八〇
（4）Freud S：Zur Psychopathologie des Alltagslebens. Gesammelte Werke, Bd4. S. Fischer, Frankfurt am Main. Über Vergessen, Versprechen, Vergreifen, Aberglaube und Irrtum 1901. Bd 18 in Gesammelte Werke S. Fischer, Frankfurt am Main, 1968（高田珠樹訳）日常生活の精神病理学にむけて―度忘れ、言い違い、取りそこない、迷信、勘違いについて、フロイト全集7、岩波書店、二〇〇七
（5）Freud S：Die Traumdeutung. 1900. Gesammelte Werke, Bd 2/3. S. Fischer, Frankfurt am Main, 1998（新宮一成訳）夢解釈Ⅰ フロイト全集4、岩波書店、一二五頁、二〇〇七
（6）Freud S : Hemmung, Symptom und Angst. 1926、BD19, Gesammelte Werke S. Fischer（大宮勘一郎、加藤 敏訳）制止、症状、不安、フロイト全集19、岩波書店、五七－五八頁、二〇一〇
（7）Griesinger W：Über psychische Reflexactionen：Mit einem Blick auf das Wesen der psychischen Krankheiten. Archiv für phisiologische Heilkunde, Bd2. Hirschwald, Berlin, pp76-113, 1843
（8）Griesinger W：Die Pathologie und Therapie der psychischen Krankheiten für Aerzte und Studirende. Verlag von Adolph Krabbe, Stuttgart, 1845

（9）Griesinger, W.：Die Pathologie und Therapie der psychischen Krankheiten für Aerzte und Studirende, 2, Aufl, 2, Auf, 2, Abdr. Verlag von Adolph Krabbe, Stuttgart, 1861, 1867（小俣和一郎、市野川容孝訳）精神病の病理と治療、東京大学出版会、二〇〇八
（10）花村誠一：精神は分裂せず、ただ転態するのみ―オートポイエーシスの格率、精神神経学雑誌一〇〇（三）：一七七―一八五、一九九八
（11）Heinroth JCA：Lehrbuch der Störungen des Seelenlebens oder der Seelenstörungen und ihrer Behandlung. Fr, Chr, With. Vogel, Leipzig, 1818（西丸四方部分訳）狂気の学理―ドイツ浪漫派の精神医学、中央洋書出版、一九九〇
（12）Herbart JF：Psychologie als Wissenschaft：neu gegründet auf Erfahrung, Metaphysik, und Mathematik, Bd 2. Unzer, Königsberg, 1824
（13）Hulshoff Pol HE, Schnack HG, Bertens MGBC et al：Volume changes in gray matter in patients with schizophrenia. Am J Psychiatry 159（2）：244-250, 2002
（14）石田 昇：新撰精神病学、南江堂、一九〇六（復刻版 創造出版社、一九七五
（15）Jaspers K：Allgemeine Psychopathologie. Ein Leitfaden für Studierende, Ärzte und Psychologen. Verlag von Julius Springer, Berlin, 1913（西丸四方訳）精神病理学原論、みすず書房、一九七一
（16）Jaspers K：Allgemeine Psychopathologie, Fünfte Auflage. Springer-Verlag, Berlin, 1948（内村祐之、西丸四方、島崎敏樹、岡田敬藏訳）精神病理学総論、上・中・下巻、岩波書店、一九五三、一九五五、一九五六
（17）川喜田愛郎：近代医学の史的基盤、上巻、岩波書店、四七六―五四七頁、一九七七
（18）川喜田愛郎：近代医学の史的基盤、下巻、岩波書店、六二〇頁、一九七七
（19）Kraepelin E：Psychiatrie Ein Lehrbuch für Studierende und Ärzte, 5Auf. Bd II. Verlag von Johann Ambrosius Barth, Leipzig, p425, 1896
（20）呉 秀三：精神病学集要 第二版、前・後編、吐鳳堂書店、一九一五（復刻版、創造出版社、一九七二
（21）Lacan J：Écrits. Éditions du Seuil, Paris, 1966（宮本忠雄、竹内迪也、高橋 徹、佐々木孝次訳）エクリⅠ、佐々木孝次、三好暁光、早水洋太郎訳）エクリⅡ、佐々木孝次、海老原英彦、芦原 眷訳）エクリⅢ、弘文堂、一九七二、一九七七、一九八一
（22）Magendie F：Précis élémentaire de physiologie. Méquignon-Marvis, Paris, 1816
（23）Magistretti P, Ansermet F, ed：Neurosciences et Psychanalyse. Odile Jacob, Paris, 2010
（24）大森荘蔵：言語・知覚・世界、紀伊國屋書店、二八三―二九二頁、一九七一
（25）Pinel P：Traité Medico-philosophique sur l. Aliénation Mentale, ou la Manie. Richard, Caille et Ravier, 1800（影山任佐訳）精神病に関する医学＝哲学論、中央洋書出版部、二八三―二九二頁、一九九〇
（26）Platōn：Philebus.（田中美知太郎訳）ピレボス―快楽について、パルメニデス ピレボス（プラトン全集四）、岩波書店、二三二

－二五四頁、一九七五
（27）清水加奈子、加藤 敏：死別関連精神障害の研究動向─診断学と精神病理学の周辺から、精神神経学雑誌一二一：三二九－三四三、二〇一九
（28）内村祐之：精神医学の基本問題─精神病と神経症の構造論の展望、医学書院、一－二〇頁、一九七二
（29）Wunderlich CRA：Geschichte der Medicin：Vorlesungen gehalten zu Leipzig im Sommersemester 1858. Ener und Seubert, Stuttgart, 1859
（30）Wunderlich CRA：Das Verhalten der Eigenwärme in Krankheiten. O. Wigand, Leipzig, 1870
（31）World Health Organization：（PDF）Clinical Descriptions and Diagnostic Requirements for ICD-11 Mental, Behavioural or Neurodevelopmental Disorders. https://iris.who.int/bitstream/handle/10665/375767/9789240077263-eng.pdf?sequence=1（本としては近刊
（32）Zeller A：Zweiter Bericht über die Wirksamkeit der Heilanstalt Winnenthal, vom 1. März. 1837 bis zum 29. Februar 1840. Med. Coresp. Bl. d. Würtembg, Medinvereins. Bd10, pp129-136（宇野昌人訳）古典紹介、精神医学二〇（三）：三一九－三三〇、一九七八

第五章

（1）American Psychiatric Association：Diagnostic and Statistical Manual of Mental Disorders, Fifth Edition（DSM-5）. American Psychiatric Publishing, Washington D.C., 2013（日本精神神経学会日本語版用語監修、髙橋三郎、大野 裕監訳）ＤＳＭ－５ 精神疾患の診断・統計マニュアル、医学書院、二〇一四
（2）Bleuler E：Dementia Praecox or Grouppe der Schizophrenien. Aschaffenburg G. Hrsg. Franz Deuticke, leizig/Wien, 1911（飯田 真、下坂幸三、保崎秀夫、安永 浩訳）早発性痴呆または精神分裂病群、医学書院、三九三－五頁、一九七四
（3）Ciompi L：Ist die chronische Schizophrenie ein Artefact?. Argumente und Gegenargumente. Fortschr. Neurol. Psychiat 48（5）：237-248, 1980
（4）Conrad K：Die beginnende Schizophrenie. Versuch einer Gestaltanalyse des Wahns. Georg Thime Verlag Stuttgart, 1971（山口直彦、安 克昌、中井久夫訳）分裂病のはじまり─妄想のゲシュタルト分析の試み、岩崎学術出版社、一九九四
（5）Craddock N, Owen MJ：The biginning of the end for the Kraepelinian dichotomy. MJ. BJP 186：364-366, 2005
（6）Griesinger W：Die Pathologie und Therapie der psychischen Krankheiten für Aerzte und Studirende. Verlag von Adolph Krabbe, Stuttgart, 1845
（7）Griesinger W：Die Pathologie und Therapie der psychischen Krankheiten für Aerzte und Studirende, 2, Aufl, 2, Auf, 2, Abdr. Verlag von Adolph Krabbe, Stuttgart, 1861（小俣和一郎、市野川容孝訳）精神病の病理と治療、東京大学出版会、二〇〇八

（8）Griesinger W：（traduit par Dr Dr Doumic）Traité des maladies mentaux. Adrien Delahaye, Libraire-Editeur, Paris, 1865
（9）Griesinger W：（translated by CL Dorertson, J Rutherford）Mental Pathology and Therapeutics. William Wood Commapany, New York, 1882
（10）Griesinger W：Ueber Irrenanstalten und deren Weiter-Entwicklung in Deutshland Arch. f Psych.Nervenk. Bd1,H1 1868
（11）Griesinger W：Vortrag zur Eröffnung der psychiatrischen Klinik zu Berlin am2, Mai, 1867 Arch. Psychiat. Nervenkr. 1：143-158, 1868/1869
（12）花村誠一：精神は分裂せず、ただ転態するのみ―オートポイエーシスの格率、精神神経学雑誌一〇〇：一七七―一八五、一九九八
（13）Janzarik W：Strukturdynamische Grundlagen der Psychiatrie. F. Enke, Stuttgart, 1988（岩井一正、古城慶子、西村勝治訳）精神医学の構造力動的基礎、学樹書院、一九九六
（14）加藤 敏：分裂病の構造力動論―統合的治療にむけて、金剛出版、一九九九
（15）加藤 敏：生物学的精神医学と精神病理学の架橋の試み、統合失調症の語りと傾聴―EBMからNBMへ、金剛出版、二一七―二三三頁、二〇〇五
（16）加藤 敏：統合失調症の診断―分子物学および精神病理学の見地から、精神病理・精神療法の展開―二重らせんから三重らせんへ、中山書店、一四四―一六四頁、二〇一五
（17）加藤 敏：内因性うつ病の病態―現象学‐人間学の見地から、精神病理・精神療法の展開―二重らせんから三重らせんへ、中山書店、一六五―一七九頁、二〇一五
（18）Kobayashi T, Kato S：Depression-dementia medius：Between depression and the manifestation of dementia symptoms. Psychogeriatrics 11（3）：177-182, 2011
（19）Kraepelin E：Psychiatrie Ein Lehrbuch für Studierende und Aerzte. 5Auf. Verlag von Johann Ambrosius Barth, Leipzig, pp425-470, 1896
（20）Kraepelin E：Psychiatrie Ein Lehrbuch für Studierende und Aerzte. 6Auf. Band II. Verlag von Johann Ambrosius Barth, Leipzig, pp137-214, 1899
（21）Kraepelin E：Psychiatrie Ein Lehrbuch für Studierende und Ärzte. Unveränderter Abdruk der Achte Auflage. Bd I. Algemeine Psychiatrie. Verlag von Johann Ambrosius Barth, Leipzig, 1909（西丸四方、遠藤みどり訳）精神医学総論、みすず書房、二一頁、一九九四
（22）Kraepelin E：Psychiatrie Ein Lehrbuch für Studierende und Ärzte. Unveränderter Abdruk der Achte Auflage. Bd III. Teil II Kliniche Psychiatrie. Verlag von Johann Ambrosius Barth, Leipzig, 1913（西丸四方、西丸甫夫訳）精神分裂病、みすず書房、五頁、

一九八六
(23) Kraepelin E : Psychiatrie Ein kurzes Lehrbuch für Studierende und Ärzte. Dritte, vielfach umgearbeitete Auflage. Verlag von J Ambr, Abel, Leipzig, 1889（内沼幸男、松下昌雄訳）パラノイア論、医学書院、三頁、一九七六
(24) Kraepelin E : Psychiatrie Ein Lehrbuch für Studierende und Ärzte. Unveränderter Abdruk der Achte Auflage. Bd III. Teil II Kliniche Psychiatrie. Verlag von Johann Ambrosius Barth, Leipzig, 1913（西丸四方、西丸甫夫訳）躁うつ病とてんかん、みすず書房、二三一頁、一九八六
(25) Kraepelin E : Die Erscheinungsformen des Irreseins. Zschr. f. ges. Neurol. u. Psychiatr 62 : 1-29, 1920（臺弘訳）精神病の現象形態、（松下正明・影山任佐編）現代精神医学の礎1　精神医学総論、時空出版、三〇五－三三七頁、二〇一二
(26) Lacan J : Le Séminaire livre III : Les Psychoses（1955-1956）. Seuil, Paris, 1981（小出浩之、鈴木國文、川津芳照、笠原 嘉訳）精神病 上・下、岩波書店、一九八七
(27) 永田俊彦：精神分裂病の急性症状消褪直後の寛解後疲弊病相について、精神医学二三（二）：一二三―一三一、一九八一
(28) Pinel F : Traité Medico-philosophique sur l'Aliénation Mentale, ou la Manie. Richard, Caille et Ravier, 1800（影山任佐訳）精神病における医学＝哲学論、中央洋書出版、一九九〇
(29) 上田宣子、林 三郎、高内 茂：対人接触欠損妄想症（Janzarik）について、精神医学二〇（七）：七〇九－七一七、一九七八
(30) Pinel F : Traité Medico-philosophique sur l'Aliénation Mentale, ou la Manie. Richard, Caille et Ravier, 1800（影山任佐訳）精神病における医学＝哲学論、中央洋書出版、一九九〇
(31) 上田宣子、林　三郎、高内 茂：対人接触欠損妄想症（Janzarik）について、精神医学二〇（七）：七〇九－七一七、一九七八

第六章

(1) American Psychiatric Association : Diagnostic and Statistical Manual of Mental Disorders, Fifth Edition（DSM-5）. American Psychiatric Publishing, Washington D.C., 2013（日本精神神経学会日本語版用語監修、髙橋三郎、大野 裕監訳）ＤＳＭ－５精神疾患の診断・統計マニュアル、医学書院、二〇一四
(2) Binswanger L : Drei Formen missglückten Daseins : Verstiegenheit, Verschrobenheit, Manieriertheit. Niemeyer Verlag, Tübingen, 1956（宮本忠雄監訳）思い上がり ひねくれ わざとらしさ―失敗した現存在の三形態、みすず書房、一九九五
(3) Blankenburg W : Der Verlust der natürlichen Selbstständlichkeit : ein Beitrag zur Psychopatologie symptomarmer Schizophrenien. Enke F, Stuttgart, 1971（木村 敏、岡本 進、島 弘嗣訳）自明性の喪失―分裂病の現象学、みすず書房、一九七八
(4) Ey H : La conscience. Presses Universitaires de France, Paris, 1960（大橋博司訳）意識、みすず書房、九三－一一四頁、一九六九

（5）Griesinger W：Die Pathologie und Therapie der psychischen Krankheiten für Aerzte und Studirende, 2. Auf, 2Abdr. Verlag von Adolph Krabbe, Stuttgart, 1867（小俣和一郎、市野川容孝訳）精神病の病理と治療、第二版、第二刷、東京大学出版会、二〇〇八
（6）井上弘寿、加藤敏、塩田勝利：非定型精神病像を伴う気分障害（DSM）の1例における精神病理学的検討—器質力動論（Ey）と構造力動論（Janzarik）に力点をおいて、精神医学五四（一二）：一一七九－一一八九、二〇一二
（7）加藤敏：Griesinger の精神医学体系の吟味—現代精神医学を照らす、精神神経学雑誌一一二（九）：六六六－六八二、二〇一〇
（8）木村敏：分裂病の現象学、弘文堂、一九七五
（9）木村敏：自己・あいだ・時間—現象学的精神病理学、弘文堂、一九八一
（10）厚生労働省：令和二年（二〇二〇）患者調査の概況（https://www.mhlw.go.jp/toukei/saikin/hw/kanja/20/index.html
（11）Kraepelin E：Compendium der Psychiatrie：Zum Gebrauchte für Studierende und Ärzte. Leipzig, 1883
（12）Kraepelin E：Psychiatrie：Ein Lehrbuch für Studierende und Ärzte, 5Auf. Bd Ⅱ. Verlag von Johann Ambrosius Barth, Leipzig, 1893
（13）Kraepelin E：Psychiatrie：Ein Lehrbuch für Studierende und Ärzte. Unveränderter Abdruk der Achte Auflage. Bd Ⅲ. Teil Ⅱ Kliniche Psychiatrie. Verlag von Johann Ambrosius Barth, Leipzig, 1913（西丸四方、西丸甫夫訳）躁うつ病とてんかん、みすず書房、一九八六
（14）Kraines SH：Weight gain and other symptoms of the ascending curve. Psychosomatics 13（1）：23-33, 1972
（15）Kretschmer E：Körperbau und Charakter：Untersuchugen zum Konstitutions Problem und zur Lehre von den Themperamenten. Springer, Berlin, 1921（相場均訳）体格と性格—体質の問題および気質の学説によせる研究、文光堂、一九六〇
（16）Saarinen A et al：Magical thinking in individuals with high polygenic risk for schizophrenia but no non-affective psychoses：A general population study. Mol Psychiatry 27（8）：3286-3293, 2022
（17）World Health Organization：The global burden of disease：2004 update.2 March 2004. The global burden of disease：2004 update（who.int
（18）World Health Organization：（PDF）Clinical Descriptions and Diagnostic Requirements for ICD-11 Mental, Behavioural or Neurodevelopmental Disorders. https://iris.who.int/bitstream/handle/10665/375767/9789240077263-eng.pdf?sequence=1（本としては近刊

第七章

（1）Andreasen N：DSM and the Death of Phenomenology in America：An Example of Unintended Consequences. Schizophrenia Bulletin 33（1）：108-112, 2007

(2) Dilthey W : Ideen über eine beschreibende und zergliedernde psychologie. Verlag der Königlichen Akademie der Wissenschaften, Berlin, 1894（丸山高司訳）記述的分析的心理学、ディルタイ全集第3巻—論理学・心理学論集、法政大学出版局、六三八－六七一頁、二〇〇三
(3) Freud S : Die Frage der Laienanalyse. Internationalen Psychoanalytischen Verlag, Wien, 1926（石田雄一、加藤 敏訳）素人分析の問題、フロイト全集19、岩波書店、一〇五－一八九頁、二〇一〇
(4) Husserl E : Logishe Untersuchungen. Max Niemeyer, Halle, 1922（立松弘孝、松井良和、赤松 宏訳）論理学研究2、みすず書房、一九七〇
(5) Jaspers K : Allgemeine Psychopathologie. Ein Leitfaden für Studierende, Ärzte und Psychologen. Verlag von Julius Springer, Brelin, 1913（西丸四方訳）精神病理学原論、みすず書房、一九七一
(6) Jaspers K : Allgemeine Psychopathologie. Fünfte Auflage, Springer-Verlag, Berlin, 1948（内村祐之、西丸四方、島崎敏樹・岡田敬藏訳）精神病理学総論、上・中・下、岩波書店、一九五三、一九五五、一九五六
(7) Jaspers K : Allgemeine Psychopathologie. Neunte, unveränderte Auflage, Springer-Verlag,,Berlin, Heidrberg, New York, 1973
(8) Jaspers K : Philosophie I, Philosophische Weltorientierung. Julius Springer, Berlin, 1932（武藤光朗訳）哲学的世界定位（哲学Ⅰ）、創文社、一九六四
(9) Jaspers K : Philosophie II, Existenzerhellung. Julius Springer, Berlin, 1932（草薙正夫、信太正三訳）実存開明（哲学Ⅱ）、創文社、一九六四
(10) Jaspers K : Philosophie III, Metaphysik. Julius Springer, Berlin, 1932（鈴木三郎訳）形而上学（哲学Ⅲ）、創文社、一九六九
(11) Jaspers K : Über leibhaftige bewuβtheiten（Bewβtheittäushungen）: Ein psuchopathogishes Elemntarsymptom. Zs. f Pathopsychogie Bd2 : 151-161, 1913（藤森英之訳）実体的意識性（感覚性錯誤）について—一つの精神病理学的要素症状、精神病理学研究2、みすず書房、三六一－三七三頁、一九七一
(12) Jaspers K : Strindberg und Van Gogh : Versuch einer pathographischen Analyse unter vergleichender Heranziehung von Swedenborg und Hölderlin. Ernst Bircher Verlag, Leipzig, 1922（藤田赤二訳）ストリンドベリとヴァン・ゴッホ—スウェーデンボリ及びヘルデルリーンとの比較例証による病歴誌的分析の試み、ヤスパース選集三六、理想社、一九八〇
(13) 加藤 敏 : 統合失調症の語りと傾聴—EBMからNBMへ、金剛出版、二一九頁、二〇〇五
(14) 加藤 敏 : 狂気内包性思想の系譜と狂気内包性精神病理学、精神医学史研究二四（一）: 七九－九六、二〇二〇
(15) 加藤 敏 : ヤスパースにおける「高次の了解」と治療的視点—内海論文「精神病理学の基本問題—ヤスパースの了解概念をめぐって—」に触発されて、精神神経学雑誌一二四（六）: 三八二－三九一、二〇二二

（16）Kisker KP : Die phänomenologische Wendung Ludwig Binswangers. Jahrb. Psychol. Psychotherap.u.med.Anthropl.8 : 142,1962
（17）Lacan J : Le Séminaire livre III : Les Psychoses（1955-1956）. Seuil, Paris, 1981（小出浩之、鈴木國文、川津芳照、笠原 嘉訳）精神病 上巻、岩波書店、一九八七
（18）松本卓也、加藤 敏：要素現象の概念―統合失調症への寄与、精神神経学雑誌一一四（七）：七五一－七六三、二〇一二
（19）松本卓也、加藤 敏：要素現象による統合失調症の診断、精神科治療学二七（一二）：一五一三－一五一九、二〇一二
（20）宮本忠雄：実体的意識性について―精神分裂病における他者の現象学、精神神経学雑誌六一（一〇）：一三一六－一三三九、一九五七
（21）宮本忠雄：言語と妄想―危機意識の病理、平凡社、二〇五－二五九頁、一九七四
（22）内海 健：精神病理学の基本問題―ヤスパースの「了解」概念をめぐって、精神神経学雑誌一一三（九）：五四五－五五四、二〇一一

第八章

（1）Asperger H : Die〝Autistischen Psychopathen〟im Kindesalter. Archiv für Psychiatrie und Nervenkrankheiten, 117 : 76-136, 1944（池村義明抄訳）児童期における自閉精神病質者、精神科治療学一七（四）：四九九－五〇八、二〇〇二
（2）American Psychiatric Association : Diagnostic and Statistical Manual of Mental Disorders, Fifth Edition（DSM-5）. American Psychiatric Publishing, Washington D.C., 2013（日本精神神経学会日本語版用語監修、髙橋三郎、大野 裕監訳）ＤＳＭ－５ 精神疾患の診断・統計マニュアル、医学書院、二〇一四
（3）American Psychiatric Association : Diagnostic and Statistical Manual of Mental Disorders, Fourth Edition（DSM-Ⅳ-TR）. American Psychiatric Association, Washington D.C., London, 2000（髙橋三郎、大野 裕、染矢俊幸訳）ＤＳＭ－Ⅳ－ＴＲ精神疾患の診断・統計マニュアル、医学書院、九五頁、六五三頁、二〇〇二
（4）de Clérambault GG : Automatisme Mental. Laboratoires Delagrange, Le Plessis-Robinson, 1992
（5）Freud S : Hemmung, Symptom und Angst. Internationaler Psychoanalytischer Verlag, Berlin, 1926（大宮勘一郎、加藤 敏訳）制止、症状、不安、フロイト全集19、九四－九七頁、岩波書店、二〇一〇
（6）花村誠一：精神は分裂せず、ただ転態するのみ―オートポイエーシスの格率、精神神経学雑誌一〇〇（三）：一七七－一八五、一九九八
（7）Heidegger M : Sein und Zeit. Niemeyer, Halle, 1927（原佑・渡辺二郎訳）存在と時間、世界の名著六二、中央公論社、一九七一
（8）石井高明：幼児自閉症の診断と治療、日本医事新報二四五九：二七－三四、一九七一
（9）Janzarik W : Strukturdynamische Grundlagen der Psychiatrie. Enke, Stuttgart, 1988（岩井一正、古城慶子、西村勝治訳）精神医学の構造力動的基礎、学樹書院、五四－一五八頁、一九九六
（10）Janzaik W : Schizophrene Verläufe Eine strukturdynamische Interpretation. Springer, Berlin, 1968
（11）Jon B（Eds）: Prevalence of autism spectrum disorder among children aged 8 years : Autism and developmental disabilities

monitoring network, 11 Sites, United States, 2014. Surveillance Summaries 67（6）: 1-23, 2018
（12）Kanner L : Autistic disturbances of affective contact. Nervous Child 2 : 217-250, 1943（牧田清志訳）情緒的接触の自閉的障害（松下正明・影山任佐編集）現代精神医学の礎Ⅳ―気分障害・非定型精神病／児童精神医学／精神科治療／社会精神医学・司法精神医学、時空出版、二〇六－二五九頁、二〇一〇
（13）勘角嘉代・山松質文：一自閉症児の成長記録―母親の手記と音楽療法、蒼樹書房、六頁、一九七三
（14）加藤 敏：分裂病の構造力動論―統合的治療にむけて、金剛出版、一九九九
（15）加藤 敏：統合失調症の語りと傾聴―EBM から NBM へ、金剛出版、二一七－二三三頁、二〇〇五
（16）加藤 敏：精神病理・精神療法の展開―二重らせんから三重らせんへ、中山書店、一五一－一五五頁、二〇一五
（17）加藤 敏：ウィトゲンシュタインにおける哲学的思索と宗教的思索の同時並行的な発展、日本病跡学雑誌九二：四〇－六二、二〇一六
（18）加藤 敏：狂気内包性思想の系譜と狂気内包性精神病理学、精神医学史研究二四（一）：七九－九六、二〇二〇
（19）栗田 広：二歳半以後より五歳までに、精神発達の崩壊を示した九児童例―〝折れ線型自閉症〟との関連について、精神医学二四（九）：九三九－九四八、一九八二
（20）Lacan J : Le stade du miroir comme formateur de la fonction du Je telle qu'elle nous est révélée dans l'expérience psychanalytique. Écrits. Éditions du Seuil, Paris, 1966（宮本忠雄訳）〈わたし〉の機能を形成するものとしての鏡像段階―精神分析の経験がわれわれに示すもの、エクリⅠ、弘文堂、一二九頁、一九七二
（21）Lacan J : La famille. Éditions du Seuil, 2001（宮本忠雄・関 忠盛訳）家族複合、哲学書房、一九八六
（22）Minkowski E : La schizophrénie : Psychopathologie des schizoïdes et des schizophrènes. Payot, Paris, 1927（村上 仁訳）精神分裂病―分裂病性性格者及び精神分裂病者の精神病理学、みすず書房、九一－一一三頁、一九五四
（23）Rutter M, Shaffer D : DSM-Ⅲ : A step forward or back in terms of the classification of child psychiatric disorders? J Am Acad Child Psychiat 19（3）: 371-394, 1980
（24）Sullivan S : Schizophrenia as a Human Process. Norton, New York, 1962（中井久夫、安 克昌、岩井圭司、他訳）分裂病は人間的過程である、みすず書房、一九九五
（25）Tellenbach H : Melancholie : Problemgeschichte, Endogenität, Typologie, Pathogenese, Klinik. Springer-Verlag, Berlin, 1974（木村 敏訳）メランコリー、みすず書房、五六－六九頁、一九七八
（26）融 道男：精神分裂病の薬理、中外医学社、二〇一－二〇三頁、一九八三
（27）若林慎一郎：幼児自閉症の折れ線型経過について、児童精神医学と隣接領域一五：二一五－二三〇、一九七四
（28）Wittgenstein L : Philosophische Untersuchungen. Suhrkamp Verlag, Frankfurt, 2003（藤本隆志訳）哲学探究、ウィトゲンシュ

タイン全集八、大修館書店、一五六－一五七頁、一九七六
(29) World Health Organization：(PDF) Clinical Descriptions and Diagnostic Requirements for ICD-11 Mental, Behavioural or Neurodevelopmental Disorders. https://iris.who.int/bitstream/handle/10665/375767/9789240077263-eng.pdf?sequence=1（本としては近刊

第九章

(1) American Psychiatric Association：Diagnostic and Statistical Manual of Mental Disorders, fifth ed（DSM-5）. American Psychiatric Publishing, Washington D.C., 2013（日本精神神経学会日本語版用語監修、髙橋三郎、大野 裕監訳）ＤＳＭ－５ 精神疾患の診断・統計マニュアル、医学書院、二〇一四
(2) American Psychiatric Association：Diagnostic and statistical manual of mental disorders, Fourth Edition, Text Revision（DSM-IV-TR）. American Psychiatric Publishing, Washington D.C., 2000（髙橋三郎、大野 裕・染矢俊幸訳）ＤＳＭ－Ⅳ－ＴＲ精神疾患の診断・統計マニュアル、医学書院、二〇〇二
(3) Asperger H：Die〝Autistischen Psychopathen〟im Kindesalter. Archiv fr Psychiatrie und Nervenkrankheiten 117：76-136, 1944
(4) Bleuler E：Dementia Praecox oder Gruppe der Schizophrenien. Franz Deuticke, Leipzig, 1911（飯田 真、下坂幸三、保崎秀夫、他訳）早発性痴呆または精神分裂病群、医学書院、一九七四
(5) Fitzgerald M：Autism and Creativity：Is There a Link between Autism in Men and Exceptional Ability? Brunner-Routledge, London, 2004（石坂好樹、花島綾子、太田多紀、他訳）アスペルガー症候群の天才たち―自閉症と創造性、星和書店、二〇〇八
(6) Fitzgerald M：The Genesis of Artistic Creativity：Asperger's Syndrome and the Arts. Jessica Kingsley Publishers, London, 2005（井上敏明監訳、倉光弘己、栗山昭子、林 知代訳）天才の秘密―アスペルガー症候群と芸術的独創性、世界思想社、二〇〇九
(7) Gilberg C：Clinical and neurological aspects in six family studies of Aasperger's syndrome. In U Frirh（ed）：Autism and Asperger's syndrome. Cambridge University Press, Cambridge, 1991
(8) Grandin T：Emergence Labeled Autistic. Arena Press, California, 1986（カニングハム久子訳）我、自閉症に生まれて、学習研究社、一九九四
(9) Grandin T, Parek R：The Autistic Brain：Thinking Across the Spectrum. Houghton Mifflin Harcourt, New York, 2013（中原ゆかり訳）自閉症の脳を読み解く―どのように考え、感じているのか、ＮＨＫ出版、二〇一四
(10) 飯田 真、中井久夫：天才の精神病理―科学的創造の秘密、中央公論社、一二五－一五六頁、一九七二
(11) 加藤 敏：高機能自閉症・アスペルガー症候群におけるレジリアンス―テンプル・グランディンに学びながら、（加藤 敏編著：レジリアンス・文化・創造、金原出版、七一－九二頁、二〇一二
(12) 加藤 敏：シモーヌ・ヴェイユにおける摂食障碍と博愛思想―摂食障碍理解への一寄与、精神神経学雑誌一一二（四）：四〇二－

四一一、二〇一〇
（13）加藤 敏：ウィトゲンシュタインにおける哲学的思索と宗教的思索の同時並行的な発展、日本病跡学会誌九二：四〇–六二、二〇一六
（14）加藤 敏：狂気内包性思想の系譜と狂気内包性精神病理学、精神医学史研究二四（一）：七九–九六、二〇二〇
（15）Kretschmer E : Körperbau und Charakter : Untersuchugen zum Konstitutions Problem und zur Lehre von den Themperament-en. Springer, Berlin, 1921（相場 均訳）体格と性格―体質の問題および気質の学説によせる研究、文光堂、一九六〇
（16）Kretschmer E : Geniale Menschen. Springer-Verlag, Berlin, 1958（内村祐之訳）天才の心理学、岩波書店、一九八二
（17）Monk R : Ludwig Wittgenstein : The Duty of Genius. Jonathan Cape, London, 1990（岡田雅勝訳）ウィトゲンシュタイン―天才の責務、みすず書房、一一三頁、一九九四
（18）Williams D : Nobody Nowhere : The Extraordinary Autobiography of an Autistic. Times Books, New York, 1992（河野万里子訳）自閉症だったわたしへ、新潮社、一九九三
（19）Wing L : Asperger's syndrome: A clinical account. Psychol Med 11 : 115-129, 1981
（20）Wittgenstein L : Logisch-philosophische Abhandlung. Routledge & Kegan Paul, London, 1922（藤本隆志、坂井秀寿訳）論理哲学論考、法政大学出版局、一九六八
（21）Wittgenstein L : Philosophische Untersuchungen. Blackwell, Oxford, 1953（藤本隆志訳）哲学探究、ウィトゲンシュタイン全集八、大修館書店、一九七六
（22）Wittgenstein L : Denkbewegungen : Tagebücher 1930-1932, 1936-1937（MS183）. Haymon Verlag, Innsbruck, 1997（鬼界彰夫訳）ウィトゲンシュタイン哲学宗教日記、一九三〇–一九三二／一九三六–一九三七、講談社、二〇〇五
（23）Wolff S, Barlow A : Schizoid personality in childhood : A comparative study of schizoid, autistic and normal children. J Child Psychol Psychiatry 20（1）: 29-46, 1979

第一〇章

（1）芥川龍之介（一九二七）：西方の人、芥川龍之介全集第五巻、筑摩書房、一九五–二〇九頁、二〇九頁、一九五八
（2）de Bont R : Schizophrenia, evolution and the borders of biology : On Huxley et al.'s 1964 paper in Nature. History of Psychiatry 21 : 144-159, 2010
（3）Deleuze G, Gattari F : Mille Plateaux. Capitalisme et Schizophrénie 2. Ed Minuit, Paris, 1980（宇野邦一・田中敏彦・小沢秋広他訳）千のプラトー―資本主義と分裂症、河出書房新社、一九九四
（4）Fuse-Nagese Y, Miura J, Namura I et al : Decline in the severity or the incidence of schizophrenia in Japan : A survey of university students Asian Journal of Psychiatry 24 : 120-123, 2016

（5）布施泰子、安宅勝弘、丸谷俊之、加藤 敏：統合失調症の世界的疫学と負荷―世界疾病負荷研究二〇一六の結果から、Global Epidemiology and Burden of Schizophrenia : Findings from the Global Burden of Disease Study 2016. 精神科治療学 三九（四）：四五五－四五八、二〇二四
（6）Guloksuz S, van Os J : The slow death of the concept of schizophrenia and the painful birth of the psychosis spectrum. Psychol Med 48（2）: 229-244, 2018
（7）Hardin GJ：文献（2）より引用
（8）Huxley J, Mayr E, Osmond H, Hoffer A : Schizophrenia as a genetic morphism. Nature 204 : 220-221, 1964
（9）Jaspers K : Strindberg und Van Gogh : Versuch einer pathographischen Analyse unter vergleichender Heranziehung von Swedenborg und Hölderlin. Ernst Bircher Verlag, Leipzig, 1922（藤田赤二訳）ストリンドベリとヴァン・ゴッホ―スウェーデンボリ及びヘルデルリーンとの比較例証による病歴誌的分析の試み、理想社、一九八〇
（10）Kanegae S, Nakane H, Imamura A et al : Epidemiological survey of first-episode psychosis in Nagasaki, Japan : Is the incidence rate of schizophrenia changing? Acta Med. Nagasaki 64（3）: 101-109, 2021
（11）加藤 敏：構造論的精神病理学―ハイデガーからラカンへ、弘文堂、一九九五
（12）加藤 敏：分裂病と文化、分裂病の構造力動論―統合的治療にむけて、金剛出版、一三一－四一頁、一九九九
（13）加藤 敏：生物学的精神医学と精神病理学の架橋の試み、統合失調症の語りと傾聴―ＥＢＭからＮＢＭへ、金剛出版、二一七－二三三頁、二〇〇五
（14）加藤 敏：精神病理・精神療法の展開―二重せんから三重らせんへ、中山書店、二〇一五
（15）Kretschmer E : Körperbau und Charakter : Untersuchugen zum Konstitutions Problem und zur Lehre von den Themperamenten. Springer, Berlin, 1921（相場 均訳）体格と性格―体質の問題および気質の学説によせる研究、文光堂、一九六〇
（16）Kretschmer E : Geniale Menschen. Springer-Verlag, Berlin, 1958（内村裕之訳）天才の心理学、岩波書店、一九八二
（17）Lacan J : Le Séminaire livre III : Les Psychoses（1955-1956）. Seuil, Paris, 1981（小出浩之、鈴木國文、川津芳照、笠原 嘉訳）精神病 上・下、岩波書店、一九八七
（18）Legge SE, Santoro ML, Periyasamy S et al : Genetic architecture of schizophrenia : A review of major advancements. Psychol Med 51（13）: 2168-2177, 2021
（19）MacGrath MJ, Saha S, Welham J et al : A systematic review of the incidence of schizophrenia : The distribution of rates and the influence of sex, urbanicity, migrant status and methodology. BMC Medecine 2 : 13, 2004
（20）宮田善文、加藤 敏：統合失調症圏の病態における放浪、精神科治療学二六（四）：四三七－四四四、二〇一一

（21）野口正行、加藤 敏：統合失調症の発病率と症状についての文化精神医学知見、精神医学四七（五）：四六四－四七四、二〇〇五
（22）Power RA, Steinberg S, Bjornsdottir G et al : Polygenic risk scores for schizophrenia and bipolar disorder predict creativity. Nat Neurosci 18（7）: 953-955, 2015
（23）Pries LK, Dal Ferro GA, van Os J et al : Examining the independent and joint effects of genomic and exposomic liabilities for schizophrenia across the psychosis spectrum. Epidemiology and Psychiatric Sciences 29 : 1-10, 2020
（24）Pries LK, Klingenberg B, van Os J et al : Polygenic liability for schizophrenia and childhood adversity influences daily-life emotion dysregulation and psychosis proneness. Acta Psychiatr Scand 141（5）: 465-475, 2020
（25）Saarinen A, Lyytikäinen P, Hietala J et al : Magical thinking in individuals with high polygenic risk for schizophrenia but no non-affective psychoses-a general population study. Molecular Psychiatry 27（8）: 3286-3293, 2022
（26）Schreber DP : Denkwürdigkeiten eines Nervenkranken, O. Mulze, Leipzig, 1903（渡辺哲夫訳）ある神経病者の回想録、講談社、二〇一五
（27）Solmi M, Seitidis G, Mavridis D et al : Incidence, prevalence, and global burden of schizophrenia - data, with critical appraisal, from the Global Burden of Disease（GBD）2019. Mol Psychiatry 28（12）: 5319-5327, 2023
（28）Stevens A, Price J：Evolutionary Psychiatry : A new beginning, Second Edtion. Routledge, London and Philladelphia, pp133-162, 2000
（29）土屋賢治：統合失調症は減っているのか？ そだちの科学三六：三六－四〇、二〇二一
（30）Zubin J, Margaziner J, Steinbauer SR：The metamorphosis of schizophrenia：From chronicity to vulnerability. Psychol Med 13(3): 551-571, 1983

第一一章

（1）ASSOCIATION France BURN OUT : Burn out［Internet］. Available from : https://asso-franceburnout.fr/
（2）Bauman F：Le guide anti-burn out. Édtion Josette Lyon, Paris, 2010
（3）Beard MG：Neurasthenia, or nervous exhaustion. Boston Med Surg J 3 : 217-220, 1869
（4）Freudenberger HJ：Burn-Out：The High Cost of High Achievement. Bantam Books, New York, 1980
（5）Foucault M：Les Anormaux : Cours au Collège de France, 1974-1975. Seuil, Paris, 1999（慎改康之訳）異常者たち、ミシェル・フーコー講義集成五、筑摩書房、二〇〇二
（6）Haute Autorité de Santé：Repérage et prise en charge cliniques du syndrome d'épuisement professionnel ou burnout. Recommandation de bonne pratique［Internet］. Available from : https://www.has-sante.fr/

（7）加藤普佐次郎：精神病者に対する作業治療並びに開放治療の精神病院に於ける之れが実施の意義及び方法、精神神経学雑誌二五（七）：一七六－一八四、一九二五（秋元波留夫編著：作業療法の源流、金剛出版、二〇〇七－二四一頁、一九七五
（8）加藤 敏：現代日本における不安・焦燥型うつ病の増加、精神科一（四）：三四四－三四九、二〇〇二
（9）加藤 敏：職場結合性うつ病の病態と治療、精神療法三二（三）：二八四－二九二、二〇〇六
（10）加藤 敏：職場結合性気分障碍（職場結合性うつ病・双極性障碍）、治療九三（一一）：二三五二－二三六二、二〇一一
（11）加藤 敏：職場結合性うつ病、金原出版、二〇一三
（12）Kato S : La dépression liée au travail au Japon à l'époque de la mondialisation. Perspective Psy 52（4）: 340-348, 2013
（13）厚生労働省：労働安全衛生調査、二〇二二（www.jalsha.or.jp/wordpress/wp-content/uploads/2022/11
（14）厚生労働省：令和四年度「過労死等の労災補償状況」、二〇二四（https://www.mhlw.go.jp/stf/newpage_33879.html
（15）文部科学省：令和四年度公立学校教職員の人事行政状況調査について、二〇二二（www3.nhk.or.jp/news/html/20221226/k10013935131000.html
（16）西本郁子：時間意識の近代―「時は金なり」の社会史、法政大学出版部、二〇〇六
（17）岡崎 翼、加藤 敏：「職場関連」気分障害患者の臨床特性―非関連群との比較、精神神経学雑誌一一三（六）：五三七－五五三、二〇一一
（18）人事院：文献地方公務員の健康状況等調査、二〇二二（www.jil.go.jp/kokunai/blt/backnumber/2022/08_09/k_07.ht html
（19）World Health Organization : Burn-out an "occupational phenomenon": International Classification of Disease［Internet］. Available from : https://www.who.int/news/item/28-05-2019-burn-out-an-occupational-phenomenon-international-classification-of-diseases
（20）World Health Organization :（PDF）Clinical Descriptions and Diagnostic Requirements for ICD-11 Mental, Behavioural or Neurodevelopmental Disorders. https://iris.who.int/bitstream/handle/10665/375767/9789240077263-eng.pdf?sequence=1（本としては近刊

第一二章

（1）加藤 敏：職場結合性うつ病、金原出版、二〇一三
（2）加藤 敏、小林聡幸：うつ病－認知症移行領域―うつ病と認知症の関連、精神科治療学二〇（一〇）：九八三－九九〇、二〇〇五
（3）加藤 敏：コロナ危機においてはじめて発症、あるいは再燃した精神障碍―自殺予防に向けて、日本医師会COVID-19有識者会議（https://www.covid19-jma-medical-expert-meeting.jp/
（4）加藤 敏：内因性うつ病の病態―現象学－人間学の見地から、精神病理・精神療法の展開―二重らせんから三重らせんへ、中山書店、一六五－一七九頁、二〇一五

（5）Kato S : Troubles mentaux liés au Covid-19 au Japon, en 2020 : Realités cliniques et considérations psychopathologiques. Perspective Psychiatrique 60 : 281-190, 2021
（6）警察庁：令和2年の自殺者数について（10月末の報道値）統計データ（www.mhlw.go.jp/content/R2kakutei-01.pdf
（7）木村 敏：分裂病の現象学、弘文堂、二〇二一二〇三頁、一九七五
（8）Kobayasi T, Kato S：Depression-dementia medius：Between depression and the manifestation of dementia symptoms. Psychogeriatrics 11（3）：177-182, 2011
（9）中井久夫：分裂病と人類、東京大学出版会、一九八二
（10）島崎敏樹：精神分裂病における人格の自律性の意識の障碍、人格の病、みすず書房、一三五－一三七頁、一九七六
（11）Müller-Suur H：Das Schizophrene als Ereignis. Kranz H, Hrsg：Psychiatrie Heute. Thieme, Stuttgart, pp81-93, 1962
（12）Rome NS : Italian nurse commits suicide as another 683 people die from coronavirus［Internet］. Available from : https://www.telegraph.co.uk/
（13）Watkins A, Rothfeld M, William K et al：Top E.R. Doctor Who Treated Virus Patients Dies by Suicide. New York Times［Internet］. April 27, 2020. Available from : https://www.nytimes.com
（14）World Health Organization : Burn-out an〝occupational phenomenon〟: International Classification of Disease［Internet］. Available from : https://www.who.int/news/item/28-05-2019-burn-out-an-occupational-phenomenon-international-classification-of-diseases
（15）World Health Organization：（PDF）Clinical Descriptions and Diagnostic Requirements for ICD-11 Mental, Behavioural or Neurodevelopmental Disorders. https://iris.who.int/bitstream/handle/10665/375767/9789240077263-eng.pdf?sequence=1（本としては近刊）

［初出一覧］

序（書き下ろし）

第一部　総論

第一章　精神科診断の基本視座─私の場合（『精神医学』第六三巻第五号、六〇五‐六一三頁、二〇二一年）

第二章　ＩＣＤ‐11パーソナリティ症における社会的コンテクストを勘案した動的視点の臨床的有用性（第四六回日本精神病理学会シンポジウム パーソナリティ症とは何か？［二〇二三年一〇月二〇日］）

第三章　精神科医が精神疾患に対して抱くスティグマ─精神疾患に対する高次の了解の要請（『精神神経学雑誌』第一一九巻第九号、六七二‐六八四頁、二〇一七年）

第二部　グリージンガー・クレペリン・ヤスパース

第四章　Wilhelm Griesinger─神経生理学と力動精神医学に焦点をあてて（『精神神経学雑誌』第一二五巻第三号、二二六‐二三七頁、二〇二三年）

第五章　Griesinger の精神医学体系の吟味─現代精神医学を照らす（『精神神経学雑誌』第一二二巻第九号、

六六六-六八一頁、二〇二〇年）

第六章　グリージンガーの感情障碍論（1861）からクレペリンの感情障碍論（1883）への推移―ＤＳＭ-５、ＩＣＤ-11にも目を配って（『精神医学史研究』第二七巻第二号、七三-九五頁、二〇二三年）

第七章　『精神病理学総論』（Ｋヤスパース）の今日的意義（『臨床精神医学』第四三巻第二号、一三一-一四二頁、二〇一四年）

第三部　自閉症

第八章　臨床精神病理学から乳幼児期顕在発症自閉症（カナー型）に焦点をあてる―自閉症覚え書き（『仁明会精神医学研究』第一六巻第二号、一七-三四頁、二〇一九年）

第九章　自閉スペクトラム症における創造性―傑出人に注目して（『臨床精神医学』第四八巻第一〇号、一一九三-一二〇五頁、二〇一九年）

第四部　グローバル化が進む二一世紀の病態変遷

第一〇章　進化精神医学の問題枠からみる統合失調症―分子生物学と精神病理学から（第一一九回日本精神神経学会学術総会シンポジウム「進化精神医学」の現在と展開［二〇二三年六月二四日］）

第一一章　職場結合性うつ病―コロナ危機を踏まえて（『精神科』第三七巻第三号、二一三-二二二頁、二〇二〇年）

第一二章　時代のなかでグローバル世界と共に動く精神障碍（『外来精神医療』第二三巻第一号、三八-五三頁、

二〇二二年）

あとがき（書き下ろし）

※本書収録にあたり加筆修正を施した。

著者略歴

加藤　敏（かとう さとし）

1949年　愛知県に生まれる

1975年　東京医科歯科大学医学部卒業、同大学神経精神科研修医

1976年　INTERIM ECFMG CERTIFICATE 取得

1977年　自治医科大学附属病院シニアレジデント

1982年　自治医科大学精神医学教室講師

1985年～1986年　ストラスブール大学医学部精神医学教室留学
（フランス政府給費留学生）

1995年　自治医科大学精神医学教室助教授

2000年　自治医科大学精神医学教室主任教授

2015年　小山富士見台病院院長、自治医科大学名誉教授

2023年　小山富士見台病院名誉院長、自治医科大学名誉教授

（主著）

『構造論的精神病理学―ハイデガーからラカンへ』（弘文堂）1995

『分裂病の構造力動論―統合的治療にむけて』（金剛出版）1999

『創造性の精神分析―ルソー・ヘルダーリン・ハイデガー』（新曜社）2001

『統合失調症の語りと傾聴―EBMからNBMへ』（金剛出版）2005

『人の絆の病理と再生―臨床哲学の展開』（弘文堂）2010

『職場結合性うつ病』（金原出版）2013

『精神病理・精神療法の展開―二重らせんから三重らせんへ』（中山書店）2015

など

（共編著）

武田雅俊・加藤敏・神庭重信著
　『Advanced Psychiatry：脳と心の精神医学』（金芳堂）2007

加藤敏編著
　『新世紀の精神科治療　第7巻語りと聴取』（中山書店）2008

加藤敏・八木剛平編著
　『レジリアンス 現代精神医学の新しいパラダイム』（金原出版）2009

加藤敏編著『レジリアンス 文化・創造』（金原出版）2012

加藤敏・神庭重信・中谷陽二・武田雅俊・鹿島晴雄・狩野力八郎・市川宏伸編著
　『現代精神医学事典』（弘文堂）2011

石郷岡純・加藤敏編著
　『薬物療法を精神病理学的視点から考える』（学樹書院）2015

加藤敏監修、阿部隆明・小林聡幸・塩田勝利編集
　『症例に学ぶ精神科診断・治療・対応』（金原出版）2015

など

グローバル化時代《かじだい》の精神病理学《せいしんびょうりがく》

精神科臨床《せいしんかりんしょう》の基本視座《きほんしざ》

2024年11月 1日 印刷
2024年11月10日 発行

著　者　加藤　敏
発行者　立石　正信
発行所　株式会社金剛出版
〒112-0005　東京都文京区水道1-5-16
電話 03-3815-6661　振替 00120-6-34848

装丁　臼井新太郎
印刷・製本　太平印刷社
組版　古口正枝

ISBN978-4-7724-2076-1　C3047　©2024 Printed in Japan

統合失調症の語りと傾聴

EBMからNBMへ

[著]=加藤 敏

●A5判 ●上製 ●255頁 ●定価 **3,960**円

● ISBN978-4-7724-0889-9 C3047

精神科臨床の基本として統合失調症治療に
NBMの視点を導入することを試み,
患者の語りに対する治療者の傾聴,
また精神療法的接近の仕方を探る。

中井久夫 拾遺

[著]=中井久夫
[編]=高 宜良

●四六判 ●上製 ●392頁 ●定価 **3,960**円

● ISBN978-4-7724-1981-9 C3011

臨床領域・学問領域ごとに
第一人者が展開する集合知の結晶であり,
公認心理師時代を迎えた
臨床心理学の新基準スタンダード。

病いのレジリアンス

ナラティヴにおける虚偽主題

[著]=大塚公一郎

●A5判 ●上製 ●296頁 ●定価 **5,280**円

● ISBN978-4-7724-1951-2 C3011

「心の病いにとって治療とは何か？」
精神病患者の語りに耳を傾け,
患者の苦悩の内的世界を再構築し,
現代における精神疾患の病理を問う。

価格は10%税込です。